Harald Straßburg

AZIDOSE-FASTEN

*die natürliche Art,
den Körper zu entschlacken*

*Ein Ratgeber und Begleiter
für diese besondere Fastenzeit*

NEU

mit Anhang:

*„Gesund und vital mit Basenkost"
- Ideenschatz für die basische Küche -*

mit vielen Beschreibungen und Rezepten für die basische Küche

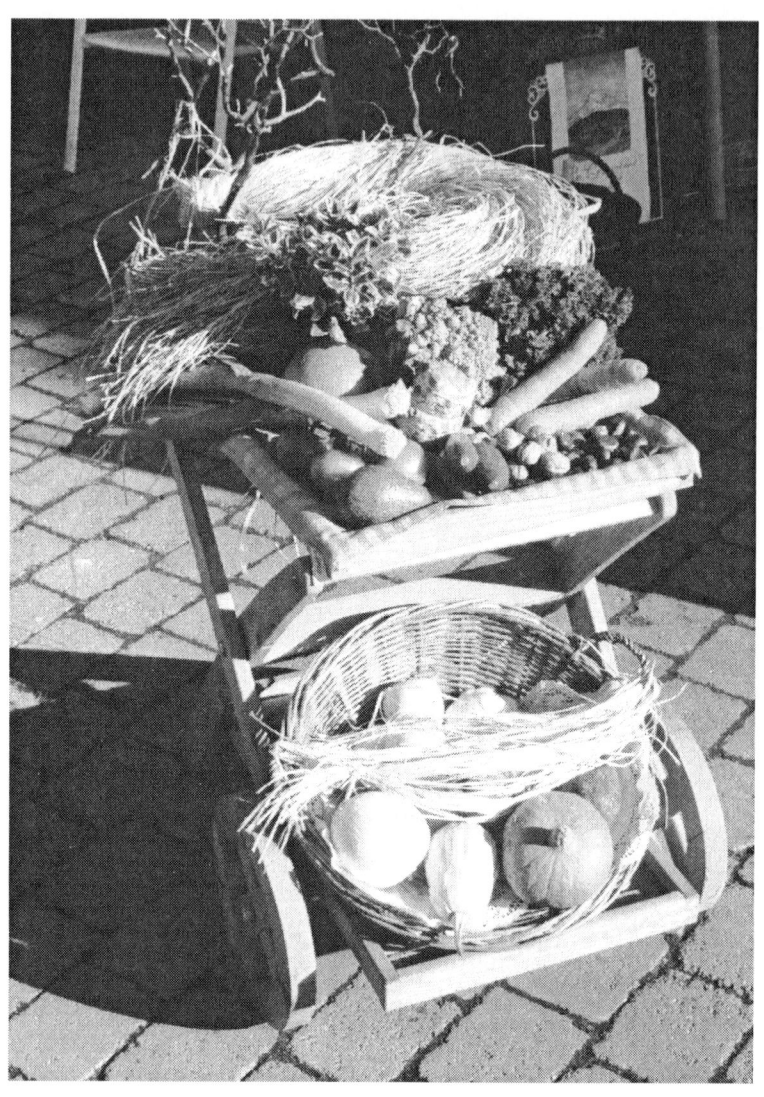

AZIDOSE-FASTEN

*die natürliche Art,
den Körper zu entschlacken*

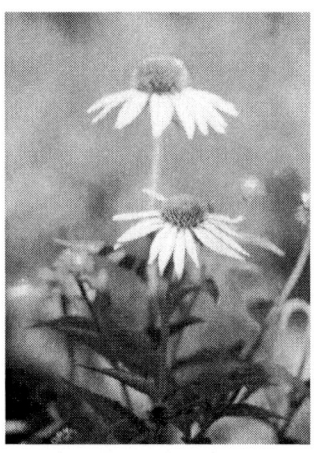

Gesunde und natürliche Ernährung

Entsäuerung   *Wohlbefinden*

***Ein Ratgeber und Begleiter
für diese besondere Zeit des Loslassens***

von und mit

***Harald Straßburg
- Azidose-Berater -***

www.ganzheitliche-gesundheitsvorsorge.de

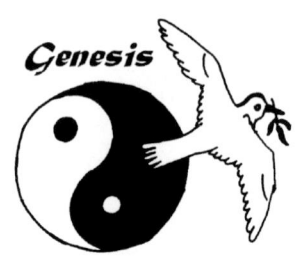

ISBN 3-9807184-2-5

Copyright by Verlag Genesis
Tel.: 07254-70090
eMail: genesis_verlag@yahoo.de

Alle Rechte vorbehalten.

Nachdruck, auch auszugsweise, sowie Übersetzungen in andere Sprachen nur mit schriftlicher Genehmigung des Verlags.

Fotos und Zeichnungen:	Claudia und Harald Straßburg
Herstellung:	Books on Demand GmbH, Norderstedt

Überarbeitete und erweiterte dritte Auflage Sommer 2003

*So wie der Baum nicht endet
an der Spitze seiner Wurzeln
oder seiner Zweige,
so wie der Vogel nicht endet
an seinen Federn und seinem Flug,
so wie die Erde nicht endet
an ihrem höchstem Berg:*

*So ende auch ich nicht
an meinem Arm, meinem Fuß, meiner Haut,
sondern greife unentwegt nach außen,
hinein in allen Raum und alle Zeit
mit meiner Stimme und meinen Gedanken,*

*denn meine Seele
ist das Universum.*

*(Norman H. Russel,
Cherokee-Indianer)*

Inhaltsverzeichnis

Ein Wort im Voraus 9
Persönlicher Nachruf 12
Die Azidose-Therapie 14
Der Säure-Basen-Haushalt 20
Die körpereigene Säureausleitung 27
Der Werdegang der Verschlackung 30
Die Heilkost 33
Zusammensetzung der basenüberschüssigen Kost
im Rahmen des Azidose-Fastens 36
Heilkrisen 38
Ein ganz normaler Tag
oder: Unsere Essensgewohnheiten 42
Ein Fastentag - wie er aussehen könnte 46
Die Darmreinigung durch Bittersalz und Einlauf 51
Schematische Darstellung des Verdauungstrakts 53
Lavage 57
Die Bauch-Selbstmassage nach Dr. Collier 58
Die Kopf-Gesicht-Selbstmassage 63
Der Rumpfwickel nach Kneipp 66
Der Leberwickel als täglicher Fastenbegleiter 69
Die Einnahme von Rebasit 69
Der pH-Wert 72
Die pH-Liste 74
Die wichtigsten Bauchformen und
Körperhaltungen nach Dr. Mayr 75
Der Stuhl 78

Die Haut und die entsprechende basische Körperpflege 82
Ihr ganz persönliches Basenbad 92
Milchsäure oder: Die Körperchemie des Menschen 96
Andere Wege der Reinigung 99
Diabetes - Zuckerkrankheit im Rahmen
des Säure-Basen-Haushaltes 112
Azidose und Kuhmilch 115
Azidose und Psyche 120
Naturschlaf 122
Noch ein paar Gedanken 125
Fastenkalender 128
Die Fastenzeit ist vorbei - wie geht's weiter? 130
Schlußgedanke 135
Persönliches Nachwort 136

Anhang:
Gesund und vital mit Basenkost 137
Frühstück 143
Gemüserezepte 145
Die Kartoffel, unser wichtigstes Nahrungsmittel 164
Rezepte zur Kartoffel 168
Hirse, ein besonderes Korn 178
Rezepte zur Hirse 179
Reis, ein wichtiges Grundnahrungsmittel 185
Original Basmati-Reis 190
Rezepte zum Reis 193
Soja, eine pflanzliche Vielfalt 203
Rezepte zur Soja 209

Fette und Öle, hochwertig und kalorienreich *220*

Essig, eine „saure" Angelegenheit?.. *231*

Nüsse, Kastanien und Ölfrüchte, das etwas andere Obst *232*

Rezepte mit Nüsse *240*

Trockenfrüchte, süße Basenlieferanten *243*

Die Tomate, eine paradiesische Frucht *245*

Keime und Sprossen, wertvolle Lebensspender *247*

Die einzelnen Sprossenfamilien *250*

Hülsenfrüchte, ergänzende Lebensmittel *259*

Keimliste *262*

Rezepte zu den Sprossen *266*

Die wichtigsten Vitamine, Mineralien und Spurenelemente in unserer Nahrung *270*

Die Würze in der Speise *278*

Salate *283*

Suppen und Eintöpfe *295*

Aufstriche *313*

Tees und Teemischungen *316*

Basisch-coole Drinks *325*

Süßes *330*

Die Säure-Basen-Wertigkeit der Lebensmittel *337*

Empfehlenswerte Literaturliste *340*

Rezepte-Verzeichnis *341*

Wichtiger Hinweis *350*

Quellennachweis *351*

Ein Wort im Voraus

Es gibt in der Natur Pflanzen, die - je nach Veranlagung - saure oder basische Böden bevorzugen. Der Mensch ist jedoch eine basische Pflanze: Sie wird klein und runzlig, wenn sie verkommt (sauer wird), und sie kann wieder aufblühen, wenn sie wieder gepflegt (basisch) wird.

Ich habe dieses Buch als Hilfe und kleinen Leitfaden für all die Menschen geschrieben, die den Mut haben, einen neuen Schritt nach vorn zu wagen - für sich und ihre Gesundheit. Unabhängig von der Zeit des Fastens, also der Reinigung und Entschlackung, sondern auch in der übrigen Zeit. Für all diejenigen, die von einseitigen Diäten, Abmagerungskuren, Abführmitteln und ähnlichem die Nase voll haben. Und für all diejenigen, die auf dem großen gesundheitlichen Weg sind, aber die für sich richtige und gut verträgliche Ernährungsweise noch nicht gefunden haben - also auch für SIE.

Besonders für SIE, die Sie sich entschlossen haben, diesen etwas anderen Weg der Entschlackung zu gehen. Sie wissen ja: Was dem einen gut tut und hilft, verhält sich bei dem anderen neutral, dem Dritten kann es schaden. Das bedeutet, was für einen Menschen gut ist, eignet sich noch lange nicht für alle anderen Menschen. Genauso verhält es sich mit unserer Gesundheit, speziell unserer Ernährung. Deshalb ist es wichtig, die für sich bestverträgliche Ernährungsweise an sich selbst herauszufinden, d.h., die Nahrungsmittel der individuellen Situation und der Leistungsfähigkeit der Verdauungsorgane anzupassen. Essen Sie deshalb nur, was aus eigener Erfahrung gut vertragen und als leicht bekömmlich empfunden wird. Denn auch gesunde Nahrungsmittel, wie z.B. Vollkornprodukte und Rohkost, können schaden, wenn davon mehr gegessen wird als verdaut werden kann - wenn es der Stoffwechsel nicht verarbeiten kann.

Die beste Voraussetzung zur Bewahrung und Wiedererlangung der Gesundheit sowie zur Vorbeugung von Krankheiten ist eine naturgemäße Ernährung.

Unsere Nahrungsmittel sollten deshalb so natürlich wie möglich sein, d.h., sie sollten natürlich angebaut und nur in dem Maß verarbeitet sein, wie es für unsere Verträglichkeit notwendig ist.

Ebenso sollten wir unsere Eßgewohnheiten überdenken. Statt das Essen hastig und im Übermaß hinunterzuschlingen, sollten wir es in Ruhe und Dankbarkeit genießen, jeden Bissen gründlich kauen und einspeicheln. So ist das Sättigungsgefühl früher erreicht und hält länger an.

Versuchen Sie einmal, Ihre Speise mit etwas süßer Sahne, frischer Butter oder einem hochwertigen, kaltgepreßten Öl „abzurunden", wenn der Kochvorgang beendet und die Speise auf etwa 60° abgekühlt ist. Sie erhält dadurch eine feine Note, und Ihr Verdauungsapparat kann sie leichter verarbeiten.

Wenn Sie diesen Weg des Fastens gehen, sollten Sie es bewußt tun - aus dem Bauch heraus - für sich selbst. Weil Sie selbst den Wunsch haben, etwas für Ihre Gesundheit zu tun.

Wichtig hierbei ist vor allem, daß Sie die Entsäuerung nicht mit innerem Widerstand über sich ergehen lassen, sondern sie freudig und mit Bewußtsein durchführen. Dann werden Sie doppelten Nutzen daraus ziehen können.

Sie sollten es jedoch nicht tun, weil Sie sich vom Partner oder von Freunden dahingehend gedrängt fühlen oder etwa glauben, sich für jemanden ändern zu müssen. Dann ist es der falsche Weg, halbherzig gegangen, und Sie werden keine Freude und auch kein Durchhaltevermögen haben. Stehen Sie dazu, tun Sie es für sich! Sie werden an jedem Schritt ihre Freude haben und dabei Ihre ganz persönlichen Erfolge erzielen.

Mein besonderer Dank gilt der Frau, der ich meine Azidose-Kenntnisse in Theorie und Praxis verdanke, die ich persönlich kennen und schätzen gelernt und in der ich eine Seelenverwandte gefunden habe: Frau Dr. med. Renate Collier, Naturheilärztin aus Steyerberg.

Auch danke ich Herrn Hans-Peter Lindenmann vom Maienfelser Culinarium für seine interessanten und aufschlußreichen Ausführungen bezüglich seiner besonderen wertvollen Speiseöle, Essige, ätherischen Öle und natürlich des Basmati-Reis´.

In diesem Buch habe ich die in meinen Azidose-Fastenkursen und in meiner Praxisarbeit gesammelten Erfahrungen sowie meine eigenen Gedanken dazu niedergeschrieben, mit den Erfahrungen anderer in der Azidose-Therapie arbeitenden Menschen abgestimmt und daraus eine für jeden leicht verständliche Anleitung gemacht.

Es ist mein Wunsch, daß dieses Buch für Sie ein Lebensbegleiter wird. Beginnen Sie deshalb noch heute, etwas für sich und Ihre Gesundheit zu tun.
Verschieben Sie es nicht auf morgen, sonst wird aus dem Morgen vielleicht ein ganzes Leben - und das wäre schade.

Achten Sie auf Ihre Gesundheit;
es gibt viele Krankheiten, aber nur eine Gesundheit!

Harald Straßburg　　　　　　　　　*Rheinhausen, im Januar 2000*

Persönlicher Nachruf

Eine große Heilkundige
ist von uns gegangen

Am 07. Juli 2001 ist Frau Dr. Renate Collier, Naturheilärztin in Steyerberg, im Alter von 82 Jahren überraschend und friedlich eingeschlafen.

Ihr Leben war von Arbeit und Hilfsbereitschaft geprägt. Mit ihrem Lebenswerk, der Entdeckung und Erforschung der praktischen Bedeutung des Säure-Basen-Haushaltes und dessen Umsetzung in eine tiefgreifende und äußerst wirksame Therapie, hat sie unzählig vielen Menschen geholfen, zu ihrer eigenen Gesundheit zurückzukehren bzw. gar nicht erst krank zu werden. Es lag ihr sehr am Herzen, „den Menschen zu helfen, bevor sie unheilbar krank werden".

Ich bin stolz und dankbar, einer der „Jünger der ersten Stunde" von Renate Collier zu sein. Ich danke ihr, daß ich die Azidose-Therapie in Theorie und Praxis von ihr erlernen durfte. Und ich freue mich, ihr Werk fortführen zu dürfen.

Ihr Tod hat mich tief berührt. Durch ihre persönliche Freundschaft und ihr enormes Wissen wurde ich reich beschenkt, wofür ich sehr dankbar bin.

Ich werde Dir, liebe Renate, immer ein ehrendes Andenken im Herzen bewahren.

Harald Straßburg

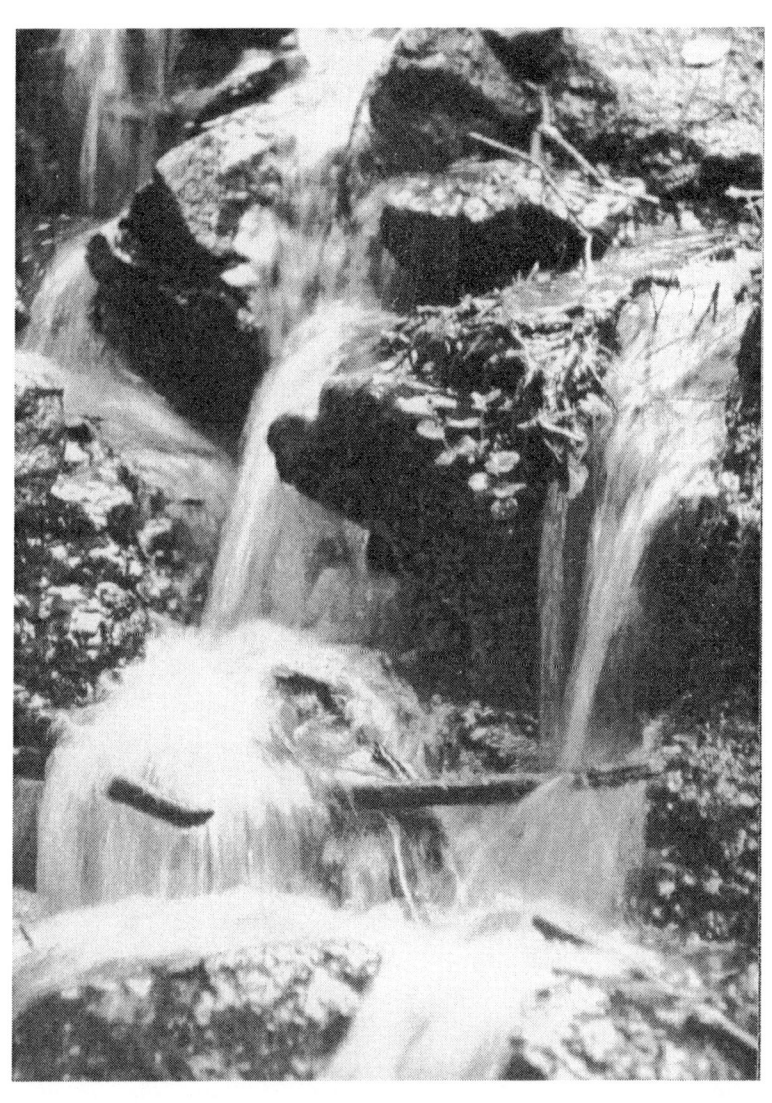

Wasser

Reinigung und Bewegung

Die Azidose-Therapie

Die Azidose-Therapie steht unter dem Motto
"vorbeugen - lernen - heilen":
Erkrankungen vorbeugen, indem wir lernen,
gesund zu leben und durch gesunde Lebensweise
die Heilung zu unterstützen.

Die Azidose-Therapie, wie sie hier beschrieben wird, wurde von Frau Dr. med. Renate Collier, Naturheilärztin, während ihrer nun schon über 45jährigen ärztlichen Tätigkeit entwickelt. Sie arbeitete anfangs als Kneippärztin und studierte dann die Methoden der Darmsanierung bei Dr. Mayr. In dieser Zeit erkannte sie bereits die wichtige Rolle des Bindegewebes für die Gesundheit und entwickelte eigene Methoden zur Behandlung des Gewebes. Nach 10jähriger Arbeit stieß sie in den Schriften von Dr. Sander ("Der Säure-Basen-Haushalt des menschlichen Organismus", in denen die Entstehung der Azidose beschrieben wird) auf die theoretische Erklärung ihrer erfolgreichen Arbeit. Auf diesen Grundlagen hat sie die Azidose-Therapie weiterentwickelt.

Sie beruht vor allem auf diesen Ansätzen, nämlich
1. *der Darmsanierung nach den Prinzipien von Dr. Mayr,*
2. *der Sanierung des Säure-Basen-Haushalts nach Dr. Sander und*
3. *den Massagemethoden nach Dr. Collier.*

Was bedeutet "Azidose"?

Der Begriff „Azidose" kommt aus der lateinischen Sprache, „Acidum" bedeutet Säure.
Wir sprechen von der Übersäuerung des Bindegewebes, der latenten (verborgenen, heimlichen) Azidose, weil sie verborgen, ohne deutliche Symptome wirkt und nur bei Verschlimmerung ins Blut übergeht (siehe auch „Der Werdegang der Verschlackung").

Das zentrale Thema der Azidose ist der Säure-Basen-Haushalt, er ist von grundlegender Wichtigkeit für alle Stoffwechselvorgänge im Körper.
Unter dem Begriff "Säure-Basen-Haushalt" verstehen wir - in Kurzform ausgedrückt - das Verhältnis bzw. Mißverhältnis zwischen Säuren und Basen (Mineralstoffen) im Körper, also das Verhältnis der Mineralstoffe und seiner sauren Gegenspieler, wie es unter normalen Umständen aussehen sollte und wie es bei den meisten Menschen tatsächlich (leider) aussieht.
Eine Übersäuerung liegt dann vor, wenn im Körper mehr Säuren als Basen vorhanden sind, als es auf lange Sicht mit der Gesundheit des Körpers vereinbar ist.
Es geht jedoch keinesfalls darum, sich säurefrei zu ernähren, sondern das richtige Gleichgewicht zwischen Säuren und Basen zu finden. Es geht um das Finden der persönlich richtigen Ernährungsweise, abgestimmt auf den ganz persönlichen Stoffwechsel und die ganz persönliche Verdauung. (Nähere Ausführungen können Sie nachlesen in "Der Säure-Basen-Haushalt – ein Basisgeschehen im Organismus".)

Wie entsteht die Azidose ?

Zum einen erzeugt unser Körper selbst ständig Säuren (bei der Energiegewinnung), die normalerweise auch ständig aus dem Körper ausgeschieden werden.
Zum anderen nehmen wir durch unsere Nahrung Säuren auf, bzw. sie entstehen bei der Verwertung der Nahrung im Körper (Stoffwechsel), die aber ebenfalls bei „gesundem" Stoffwechsel wieder ausgeschieden werden

Zur Entstehung der Azidose kommt es immer dann, wenn
a) mehr Säuren aufgenommen oder produziert werden, als der Körper ausscheiden kann, und wenn
b) gleichzeitig weniger Basen gegessen werden, als der Körper zur Aufrechterhaltung eines gesunden Gleichgewichts zwischen beiden Faktoren braucht.

*Als **weitere mögliche Ursache der Azidose** ist die Verdauungsschwäche zu sehen. Das bedeutet eine Unterfunktion von Magen, Leber, Galle und Dünndarm sowie Darmträgheit und -schwäche des Dickdarms, was aufgrund zu langer Lagezeit im Darm zu Gärungs- und Fäulnisprozessen führt. Dazu kommen Ausscheidungsschwächen von Nieren und Haut und der allzu bekannte Bewegungsmangel, was mangelhafte Kohlensäureabatmung über die Lungen und mangelhafte Freisetzung der Säuren aus dem Bindegewebe bedeutet. Auch Umweltgifte und Elektrosmog sind ebenso Ursachen wie auch die Überlastung des Nervensystems durch Anspannung, Streß, Ärger usw.*

Dies könnte uns zu folgender Erkenntnis führen:
„Fröhliche Menschen werden seltener krank."

Wir können und müssen die Möglichkeiten in Angriff nehmen, die wir selbst beeinflussen können.
***Falsche Ernährung** ist ein wichtiger Faktor in der Entstehung der Azidose. Um das Gleichgewicht des Säure-Basen-Haushalts von der Kindheit bis ins hohe Alter aufrecht zu erhalten, müssen wir uns so ernähren, daß wir (als gesunde Menschen)*
- *viermal so viele Basen wie Säuren essen (d.h., 80 % Basen, 20 % Säuren),*
   und wir müssen
- *so essen, daß unser Verdauungssystem gesund bleibt.*

Bei starker Übersäuerung sollten wir für eine gewisse Zeit eine 100%ige Basenkost (Azidose-Fasten) einhalten, um dann bei Normalisierung des Darm- und Gewebezustandes auf ein gesundes Säure-Basen-Gleichgewicht zu kommen.
Aber was tun wir statt dessen?
Unser Säure-Basen-Verhältnis ist eher umgekehrt. Wir essen sehr viele säureüberschüssige Nahrungsmittel, vor allem zu viel Fleisch - der Bundesdurchschnitt liegt bei 250 g pro Person und Tag. Und wir essen falsch: Wir kauen zu wenig, essen zu hastig, zu viel und zur falschen Zeit.

Das alles sind Faktoren, die auf Dauer unser Verdauungssystem schädigen und damit unsere Gesundheit untergraben. Basische Nahrungsmittel haben oft nur einen geringen Anteil an der Ernährung. Dazu kommt noch ein wichtiger Faktor: Wenn zuviel Eiweiß gegessen wird, lagert es sich ebenfalls im Bindegewebe ab. Die Säure lagert sich besonders gern daran ab, und beides zusammen führt zu einer Verdickung und Verhärtung des Bindegewebes.

Wie ist der Grad der Azidose feststellbar?

Durch Betasten des Unterhaut-Bindegewebes kann der Grad der Übersäuerung mit dem sog. Diagnosegriff nach Dr. Collier festgestellt werden. Die Zähigkeit des Gewebes wird erfühlt durch Tasten, Anheben und Abrollen der Haut, wobei die Häufigkeit und Verteilung von Verhärtungen Rückschlüsse auf die Ansammlungen von Säuren und damit auf die Azidose im Körper zulassen.

Und das geht ganz einfach: Sie nehmen das Gewebe an verschiedenen Bereichen Ihres Körpers (Arm, Bein, Rücken o.a.) zwischen Daumen und Zeigefinger, ziehen es etwas hoch und erhalten so eine etwas dickere Hautfalte.

Zur Beurteilung, ob nun eine Azidose vorliegt und wie stark sie ausgeprägt ist, reicht folgende Regel aus: Je dicker und härter die Hautfalten sind, die an den verschiedenen Stellen gemessen werden, und je mehr Stellen diese azidotischen Veränderungen aufweisen, um so stärker ist die Azidose ausgeprägt.

Die Folgen der Azidose sind breit gefächert.

Die am häufigsten vorkommenden und bekanntesten Folgen der Azidose sind die Überlastung der Ausscheidungsorgane (Haut, Schleimhäute der Atemwege, des Magen-Darm- und Urogenitaltraktes) sowie die Ablagerung von Säuren im Unterhaut-Bindegewebe, wodurch eine Unterversorgung der Organe mit Sauerstoff und Nährstoffe sowie eine Unterfunktion der Leber (Beeinträchtigung der Entgiftung) entsteht.

*Ebenso können folgende **Krankheitsbilder** auftreten:*
Chronische Ekzeme (Neurodermitis), Eiterneigung (Akne, Furunkel) und chronische Schleimhautkatarrhe der Atemwege (Bronchitis, Stirn- und Nebenhöhlenkatarrhe), des Darmtraktes (Magenschleimhautentzündung, Dickdarmentzündung) und des Urogenitaltraktes (gutartige Geschwülste - Zysten und Scheidenentzündungen).
Weitere Folgen sind z.B. Allergien, Abwehrschwäche, Nierensteine, Arthrosen, Gicht, Rheumatismus, Osteoporose, Karies, chronische Kopfschmerzen, Übergewicht, Migräne, Müdigkeitserscheinungen und letztendlich Schlaganfall und Herzinfarkt.
(Siehe auch „Der Werdegang der Verschlackung")

Welche Möglichkeiten haben Sie zur Behandlung der Azidose ?

Bei der Behandlung der Azidose geht es vor allem um
1. den Ausgleich des Basenmangels durch Zufuhr von Basen,
2. die Reduzierung der Säurezufuhr und
3. die Reduzierung der Säureproduktion (vor allem jene durch Gärung im Darm),
4. die Entfernung des Säuredepots im Unterhaut-Bindegewebe (um ihrer eigentlichen Aufgabe als Zwischenspeicher - nicht als Dauerspeicher - wieder gerecht zu werden).

Zu 1.: Basen lassen sich auf zwei Arten zuführen:
*- Durch **basenüberschüssige Ernährung** (welcher als natürlicher Weg der bessere Weg ist), und*
*- durch Einnahme von **basischen Salzen** (Mineralsalzen, z.B. Rebasit)*
Hierdurch wird eine Ergänzung des Basenvorrats im Körper und eine Loslösung von noch mehr Säuren aus dem Gewebe erreicht.

*Zu 2.: Die Zufuhr von Säuren wird automatisch reduziert durch die **basenüberschüssige Ernährung** (basische Heilkost).*

*Zu 3.: Die Reduzierung der Säureproduktion erfolgt
a) durch die **basische Heilkost**, wodurch die Gärung verringert bzw. verhindert wird, und
b) mit der **Darmsanierung** (Behandlung und Regenerierung des Darms nach den Prinzipien von Dr. Mayr) durch regelmäßige Bauchmassage (bringt eine wesentliche Verbesserung des Darmgewebes und seiner Funktion) und Darmreinigung durch Bittersalz und Einlauf, wodurch der Darm gesünder wird und Darmträgheit und Darmgärung abnehmen.*

*Zu 4.: Die Entfernung der sich im Gewebe angesammelten Säuren, Schlacken und Eiweiße erfolgt zum einen durch ein spezielles Gewebe-Rollverfahren (**Azidose-Massage nach Dr. Collier**).
Die Durchblutung des Unterhaut-Bindegewebes wird angeregt und das Lymphsystem aktiviert, wodurch die zugeführten Basen besser an die Säuren gelangen können und eine bessere Loslösung der Säureansammlungen und deren Ausscheidung erfolgen kann. In hartnäckigen Fällen kann diese Maßnahme durch Schröpfen ergänzt werden (durch das Aufsetzen von Saugglocken erfolgt eine Lockerung des Gewebes).
Des weiteren werden durch die Reduzierung der Säurezufuhr weniger Säuren im Unterhaut-Bindegewebe zwischengelagert; die Basen können für die Leerung alter Depots verwendet werden. Durch die Erhöhung der Basenzufuhr stehen mehr Basen zur Verfügung, weshalb mehr Säuren gelöst und ausgeschieden werden können.*

*Als weitere Behandlungsmöglichkeit steht das eigene Tun, wo uns viele Möglichkeiten zur Verfügung stehen; z.B. Spaziergänge, Sport, Bäder, Basenbäder, Trockenbürsten des ganzen Körpers (dann heiß und kalt duschen und mit trockenem Tuch intensiv warm reiben), Kneippwickel, Sauna- und Dampfbadbesuche.
Und nicht zu vergessen die Bauch-Selbstmassage nach Dr. Collier zur Anregung der Darmperistaltik. Hierdurch kann die Ablösung und Ableitung von Säuren unterstützt werden.*

Durch gleichzeitige Anwendung dieser Maßnahmen ist es möglich, den Säure-Basen-Haushalt und damit die Azidose in relativ kurzer Zeit nachhaltig zu verbessern und vor allem auch eine neue Azidosebildung zu verhindern.

*Dieses Ziel habe ich mir gesetzt in der **Azidose-Fastenzeit**. In dieser Zeit wird bewußt auf säureüberschüssige Nahrungsmittel verzichtet, wodurch den im Körper festsitzenden Schlacken die Grundlagen entzogen werden. Unterstützt wird der Entschlackungsvorgang durch die Zufuhr basenüberschüssiger Nahrungsmittel, gezielte Darmreinigung und die vorgenannte Azidose-Massage nach Dr. Collier, wodurch die Ausleitung der überflüssigen Schlacken über die Lymphbahnen angeregt wird. Es ist eine Fastenzeit auf eine etwas andere Art - mit einer einfachen, gesunden, natürlichen und basenreichen Ernährung, viel Bewegung an frischer Luft - und viel Ruhe.*

*Wichtig hierbei ist die Lebenseinstellung, das innere Befinden - die innere Harmonie. Und die Bereitschaft zur Änderung. Das heißt, **Verantwortung zu übernehmen für die eigene Gesundheit, für sich selbst.***

Der Säure-Basen-Haushalt
- ein Basisgeschehen im Organismus -

*Sie haben es bestimmt auch schon erlebt: Sie fühlen sich abgeschlagen, müde und lustlos, obwohl Ihre Arbeit nicht so anstrengend war. Dazu stellen sich Kopfschmerzen ein, Sie schlafen miserabel, auch Ihre Konzentration läßt nach. Und Ihr Hausarzt findet nichts - seine Diagnose lautet dann: "Organisch gesund". Doch damit sollte für Sie die Angelegenheit nicht erledigt sein. Ihr Problem könnte die Folge Ihres unausgeglichenen Stoffwechsels, einer **Übersäuerung** sein.*

Die Übersäuerung gehört heute schon zu den Zivilisationskrankheiten. Hauptsächlich liegt das an unserer Ernährung und am Mangel an Bewegung.

Aber nicht nur der Mensch, sondern auch unsere Umwelt ist davon betroffen: Der saure Regen schadet Wäldern und Wiesen, der Säure-Basen-Haushalt auf der ganzen Welt ist mittlerweile gestört. Der natürliche pH-Wert z.B. vom Meerwasser beträgt eigentlich 8 - 8,5, liegt somit im basischen Bereich. Doch der pH-Wert von Seen und Flüssen ist inzwischen auf unter 6 gerutscht. In einem derart sauren Milieu beginnt das Fischsterben, andere Tiere, Pflanzen und Organismen folgen. Säuren befinden sich im Wasser, im Boden, in den Pflanzen und natürlich auch in Gemüse, Obst, Getreide, Fleisch und Fisch. Mit jedem Essen und jedem Getränk verändern wir den Stand von Säuren und Basen im Körper. Wir führen ständig Säuren und/oder Basen zu. Wichtig hierbei ist der Ausgleich im Körper: Säuren und Basen sollen immer im Einklang miteinander stehen. Für die Arbeit des Organismus' ist das leicht basische Milieu ideal. Ständige Übersäuerung dagegen macht krank. Das Problem heute ist, daß viele Menschen übersäuert sind, es aber nicht wissen.

Was verstehen wir unter Säuren und Basen ?

Beides sind chemische Verbindungen. Säuren enthalten Wasserstoffatome (H), die, in Flüssigkeit gelöst, wieder abgegeben werden. Basen enthalten eine Hydroxylgruppe (OH - Sauer- und Wasserstoffverbindung). Treffen nun Säuren und Basen aufeinander, werden die Säuren neutralisiert und gehen neue Verbindungen ein - es entstehen neutrale Salze. So gesehen vernichten die Basen die Säuren im Körper, es geschieht eine Neutralisation oder Abpufferung der Säuren.

Säuren und Basen sind beide notwendig, nur ein Zuviel davon ist schädlich.

*Wir leben mit unseren Zellen, unserem Blut und unseren Knochen in einer chemischen Balance zwischen Säuren und Basen. Diese Balance ist ein Fließgleichgewicht, das zwischen Säure- und Basenfluten - ausgelöst durch Salzsäure- und Natronschübe des Magens - hin und her pendelt.
Pauschal ausgedrückt sind unsere Zellen schwach sauer mit einem durchschnittlichen pH-Wert von 6,9. Unser Blut, das uns als Energietransporteur und Mineralstoffdepot dient, ist die chemische Achse unseres Lebens und bleibt möglichst konstant auf einem basischen pH-Wert von ca. 7,35. Der basische Gegenpol zu unseren etwas sauren Zellen sind die Knochen mit einem basischen pH-Wert von ca. 8,1.*

Die Säure, vorneweg die Salzsäure, gehört zu unserem Organismus ebenso wie der Bereich der Basen, vorneweg das Natron. Ohne den Wärmespender "Säure" könnten wir nicht leben. Die Salzsäure im Magen ist dort ein lebensnotwendiger Schutz gegen eingedrungene Viren und Bakterien. Ebenso steht sie im Mittelpunkt wichtigster Verdauungs- und Stoffwechselprozesse. Unsere heutigen Zivilisationskrankheiten sind das Ergebnis einer Überlastung an Säuren.

Die nun schon viel zitierten Säuren haben aus verschiedenen körperlichen und seelischen Quellen ihren Ursprung. Auf der einen Seite stehen Genüsse aus Fleisch, Kaffee, Cola, Zucker u.a. ebenso wie Blähungen, Fäulnis und Gärung im Darm. Andererseits haben wir Streß, Ärger, Lärm, Angst, Enttäuschung und Überanstrengung. Um einige Beispiele zu nennen, beschert uns z.B. das Fleisch die Harnsäure und Colagetränke die Phosphorsäure. Weiterhin haben wir die verschiedensten Gase, die bei den Gärungs- und Fäulnisprozessen im Darm entstehen und zu giftigen Säuren umgewandelt werden. Eine weitere Möglichkeit ist die Bildung der Milchsäure durch körperliche Überanstrengung, und als Resultat haben wir den bekannten Muskelkater. Eines der schlimmsten Folgen ist wohl der Herzinfarkt. Ihn kann man als ausgeprägte Durchblutungsstörung bezeichnen.

Er wird hervorgerufen durch eine Steifheit der roten Blutkörperchen infolge eines Übermaßes an Säure. Diese Starre wird als mögliche häufigste Herzinfarktursache angesehen.

Glücklicherweise haben wir nicht nur Säurelieferanten, sondern auch Basenspender. Wichtige Lieferanten hierfür sind Kräutertees, Gemüse, Salate und Obst. Natürlich sind auch psychische Faktoren wie Muse und Muße, gute Musik, Liebe und Harmonie von Bedeutung für basische Körperreaktionen. Ebenso wichtig sind basische Bäder, die in der Lage sind, die zwecks Ausscheidung nach außen dringenden Säuren aus dem Körper zu ziehen. Nicht vergessen werden sollten Licht und Luft, die gleichfalls wichtige Basenspender für unsere Gesundheit sind.

Die ersten Anzeichen einer Übersäuerung *sind Müdigkeit, Antriebsschwäche, Energielosigkeit, Konzentrationsstörungen, Nervosität, Reizbarkeit, Durchblutungsstörungen mit kalten Händen und/oder Füßen, vermehrte Schweißproduktion, Schweißfüße, Kopfschmerzen, Verdauungsbeschwerden, Bindegewebsschwäche (das Bindegewebe dient als "Säurelagerplatz").*

Kennzeichen für einen	
sauren **Stoffwechsel** *sind*	*basischen* **Stoffwechsel** *sind*
erhöhter Puls und Blutdruck, angespannte Muskeln, erhöhte Körpertemperatur,	*niedriger Puls und Blutdruck, entspannte Muskeln, herabgesetzte Körpertemperatur,*
erhöhter Stoffwechsel, Schlafprobleme, schnelle Übermüdung, verstecktes Unwohlsein,	*verminderter Stoffwechsel, gesunder Schlaf, hohe Ausdauer, gute Laune und Wohlbefinden.*

Auch die Laune hängt vom Stoffwechselgeschehen im Körper ab. Wer öfter grundlos schlechte Laune hat bzw. "sauer" reagiert, der könnte tatsächlich übersäuert sein.

Säuren sollten normalerweise über die Nieren ausgeschieden werden. Bei einer Übersäuerung sind die Nieren jedoch überlastet, und so muß der Körper diese Säuren zwischenlagern. Das Hauptdepot ist das zwischen den Zellen liegende Bindegewebe. Dadurch wird aber gleichzeitig die Versorgung der Zellen (Austausch von Nährstoffen und "Abfällen" zwischen Zellen und Blut) verhindert, so daß diese auf Dauer geschädigt werden. Das Bindegewebe kann gezielt entlastet werden durch basenüberschüssige Lebensmittel, basenbildende Mineralstoffdrinks und schweißtreibende Aktivitäten, die den Stoffwechsel und die Ausscheidung anregen. Zusätzlich können die Nieren durch viel Trinken aktiviert werden (am besten täglich ca. 3 Liter ausschwemmenden Kräutertee).

Der Körper kann die anfallenden Säuren ohne eine ausreichende Anzahl von Basen nicht neutralisieren und legt ein Zwischenlager an, um sie später zu neutralisieren. Gelingt das nicht mehr, werden das Bindegewebe und die Leber zum Endlager der Säuren. Der Körper nimmt nun dauerhaft mehr Säure auf, als er verkraften kann. Der Zustand, in der noch einige freie Basen im Blut als Puffer dienen, wird als **latente Azidose** bezeichnet (siehe Kapitel "Azidose-Therapie").

Was kann Übersäuerung im Körper anrichten?

Säuren vermindern die Abwehrkraft. Übersäuerung schwächt den Körper. Haut, Mund- und Nasenschleimhaut sind angegriffen und können ihre Schutzfunktion nicht mehr vollständig aufrechterhalten. Krankheitserreger dringen leichter in den Körper ein. Bakterien, Viren und Pilze werden vom Immunsystem nicht schnell genug erkannt bzw. nicht abgewehrt. Eine Krankheit breitet sich aus - typisch sind Erkältungen und Infektionen an den Organen, die von der Übersäuerung am meisten betroffen sind: Verdauungstrakt, Bindegewebe und Haut.

*Ein weiteres Problem sind **Durchblutungsstörungen** durch Übersäuerung. Wenn die Übersäuerung andauert und nicht neutralisiert wird, werden die roten Blutkörperchen starr und unflexibel, können nicht mehr durch die feinen, dünnen Adern gleiten und verstopfen diese. Dadurch wird das umliegende Gewebe und die kleinen Gefäße aller Organe nicht mehr so gut durchblutet. Sind auch die Herzkranzgefäße davon betroffen, wird das Herz nicht mehr ausreichend mit sauerstoffhaltigem Blut versorgt. Auf längere Sicht droht der Herzinfarkt oder ein Schlaganfall durch Blutpfropfen.*

*Eine weitere Stoffwechselerkrankung ist die **Zellulitis**, im Volksmund auch "**Orangenhaut**" genannt. Dieses Problem der häßlichen Dellen an Po und Oberschenkeln kennen und fürchten vor allem Frauen. Zellulitis ist kein ästhetischer Mangel, sie entsteht durch einen gestörten Stoffwechsel, wobei Übergewicht, Übersäuerung und eine Hormonstörung zusammenwirken. Statt Salben aufzutragen sollten die Betroffenen abnehmen und eine Entsäuerungstherapie beginnen. Viel Bewegung ist ebenso von Vorteil. Sobald das Bindegewebe als Säurelager entgiftet ist und die Nieren nicht mehr überlastet sind, normalisiert sich auch der Hormonhaushalt wieder (die hormonproduzierende Nebennierenrinde ist nämlich abhängig von den Nieren und deren Durchblutung).*

*Wer an **Sodbrennen** leidet, kann das unnatürliche Aufsteigen seiner Magensäure in der Speiseröhre erleben. Oft sind die brennenden Schmerzen nachts schlimmer. Die Speiseröhre hat eine empfindlichere Schleimhaut als der Magen und kann sich bei andauerndem Sodbrennen entzünden. Ursachen für Sodbrennen können fette oder extrem süße Mahlzeiten, süße Limonaden, Rauchen, Alkohol, hoher Kaffeekonsum und Dauerstreß sein. Ebenso kann bei Übergewicht oder Schwangerschaft Sodbrennen auftreten, wenn im Bauchraum zu wenig Platz ist.*

Die Folge hiervon ist ein Druck auf den Magen, der die Magensäure nach oben schiebt. Bei Schwangeren ist das Ende nach neun Monaten in Sicht; wer zu dick ist, sollte abspecken.

Die Übersäuerung sollte immer als erstes Warnzeichen angesehen werden.

Deshalb ist es grundsätzlich wichtig, daß unsere tägliche Ernährung zu 80 % aus basenüberschüssigen und zu 20 % aus säureüberschüssigen bzw. säurebildenden Lebensmitteln besteht.

Nur so kann auf lange Sicht - vielleicht für ein ganzes Leben - ein gesunder Säure-Basen-Haushalt aufrechterhalten und eine dauerhafte Gesundheit beibehalten werden.

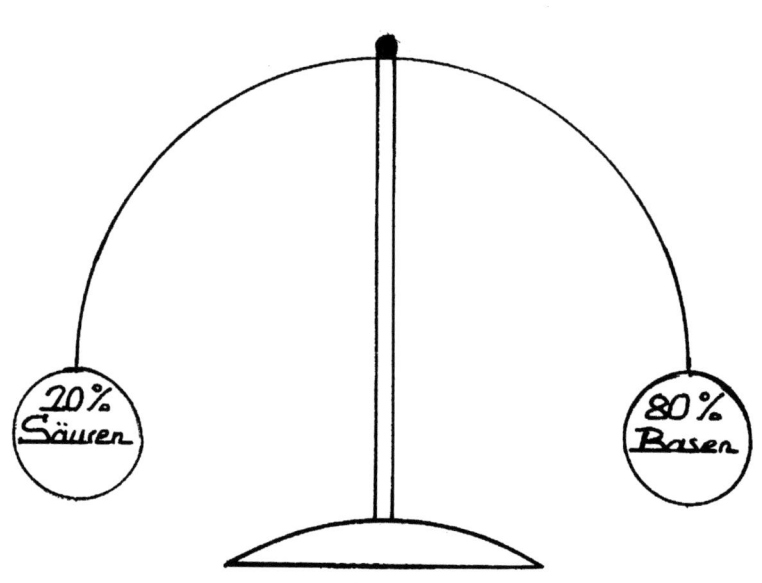

Die körpereigene Säureausleitung

Die aufgenommene Nahrung wird vom Körper verarbeitet und in die für ihn wichtigen Stoffe aufgespalten (Stoffwechsel). Die Kohlehydrate liefern u.a. Energie für die Muskeln, Eiweiße werden in Aminosäuren zerlegt, die u.a. die Zellen erneuern. Aber auch Säuren werden zerlegt und unschädlich gemacht.
Während des Stoffwechsels entstehen Abfallstoffe, Schlacken und Säuren, die normalerweise über die Nieren mit dem Urin ausgeschieden werden. Deshalb ist es wichtig, viel zu trinken. Je mehr Flüssigkeit den Körper durchspült, um so besser können die Nieren arbeiten, und mehr Stoffwechsel- und Säurereste werden ausgespült. Im Gegensatz zu früheren Zeiten, als die anstrengende körperliche Arbeit die Ausscheidung der Schlacken und Säuren durch Bewegung, Schweiß und verstärkte Atmung garantierte, bewegen sich viele Menschen heute viel zu wenig. Stundenlanges Sitzen am Arbeitsplatz, kein Schwitzen - die Folge ist eine verringerte Ausscheidung von Säuren und Stoffwechselschlacken.

In den Verdauungsorganen werden die Säuren mit Hilfe von basischen Säften neutralisiert. Je mehr Säuren aufgenommen werden, um so mehr Basen werden benötigt. Der Körper benötigt bei der Entsäuerung die gleiche Menge Basen wie die zu vernichtende Menge an Säuren.

Säuren werden über Nacht neutralisiert und am Morgen über den Urin ausgeschieden. Wichtig hierfür ist ein abendlicher energiereicher Mineralstoffschub für die Stoffwechselprozesse und Neutralisierungsvorgänge. Werden die Säuren in der Nacht aus Mangel an den vorgenannten Mineralstoffen nicht neutralisiert, sind sie bei vielen Menschen in „Wassersäcken" unter den Augen (mit Wasser verdünnt) sichtbar. Diese Flüssigkeit kann durch die Tränenkanäle – von unten nach oben – hinausgedrückt werden. Diese Möglichkeit der Entschlackung über die Tränenkanäle ist relativ unbekannt.

Die Entsäuerung beginnt schon im **Mund**. *Die Nahrung wird durch Kauen zerkleinert und mit dem Speichel aufgespalten, der durch sein leicht basisches Milieu die Säuren schwach neutralisiert. Die Verdauung der Kohlehydrate beginnt. Im* **Magen** *geht die Verdauung weiter - der Nahrungsbrei wird hier allerdings wieder sauer. Der Magen ist das sauerste Organ im menschlichen Körper, der nach jeder Mahlzeit die Magensäure für die Vorverdauung bereitstellen muß. Beim Verlassen des Magens besitzt der Nahrungsbrei einen pH-Wert von bis zu 1,5 (er könnte Löcher in einen Stoff ätzen!).*
Zahlreiche Darmbakterien werden durch die Salzsäure abgetötet. Schutz vor der Salzsäure bietet der Schleim der Magenschleimhaut. Im Magen beginnt auch die Einweißverdauung.
Damit der Darm durch die Salzsäure nicht massiv angegriffen werden kann, wird der Nahrungsbrei mit den stark basischen Sekreten von **Gallenblase** *und* **Bauchspeicheldrüse** *neutralisiert. Hierin sind die wichtigen Enzyme für die Verdauung von Kohlehydrate, Eiweiße und Fette enthalten. Arbeiten diese Organe nicht oder nur ungenügend, wird erst der Darm und dann auch das Blut übersäuert.*
Der sich nun im basischen Milieu befindliche Speisebrei wandert über den Zwölffingerdarm in den Dünndarm.
Im weiteren Verdauungsverlauf neutralisieren auch die basischen Sekrete des **Dünndarms** *den Speisebrei. Die Hauptaufgabe bei der Neutralisierung übernimmt jedoch die* **Bauchspeicheldrüse** *mit ihrem basischen Sekret. Sie sorgt dafür, daß der Darm nicht übersäuert wird.*
Ein weiteres unerläßliches Organ zur Neutralisierung der Säuren ist die **Leber**, *die mit Hilfe des basischen* **Gallensaftes** *arbeitet. Sie stellt täglich bis zu einem Liter Gallenflüssigkeit zur Verfügung. Wenn trotzdem die Basen des Verdauungstrakts nicht ausreichen, können die Säuren im Bindegewebe zwischen- bzw. eingelagert werden.*

Wichtige Säurepuffer stecken im **Blut***. Bei ausgewogener Ernährung ist immer eine Basenreserve im Blut vorhanden, um überschüssige Säuren schnell zu neutralisieren. Anschließend werden sie zu den ausschwemmenden Organen transportiert.*

Gegen eine zu hohe Säurenansammlung besitzt der Körper einen Selbstschutzmechanismus, wobei er zur Säureausscheidung **drei Organe** *nutzt:*

- Die **Nieren** *scheiden die neutralisierten Säuren als Salze mit dem Urin aus. Dazu wird z.B. die Magensäure während der Verdauung in Kochsalz umgewandelt. Dafür ist es notwendig, daß die Nieren ausreichend Flüssigkeit zur Verfügung haben.*

Sie sollten täglich etwa 1,5 Liter Urin ausscheiden, weshalb eine Flüssigkeitszufuhr von ca. 2 - 3 Liter nötig ist, um den Nieren ihre Durchspülungsfunktion zu erleichtern.

- Die **Lungen** *scheiden ehemalige Säurebestandteile als Kohlendioxyd mit dem Atem aus. Bei einer Übersäuerung verstärken die Lungen automatisch die Ausatmung, d.h., verbrauchte Luft wird vermehrt ausgeatmet. Dazu ist eine verstärkte Sauerstoffzufuhr notwendig (Sauerstoff ist für den Neutralisierungsprozeß wichtig, z.B. bei schnellerer und tieferer Atmung, bei leichten Ausdauersportarten wie Joggen, Radfahren, Wandern).*

- Über die **Haut** *können aufgespaltene Säuren als Salze mit dem Schweiß ausgeschieden werden. Dies kann durch reichliche Bewegung, schweißtreibenden Sport oder Saunabesuch unterstützt werden. Die Schweißdrüsen der Haut scheiden täglich fast einen Liter Schweiß aus. Die Schweißsekretion reguliert die Körpertemperatur und ist auch für die Ausscheidung von Abfallstoffen zuständig (siehe auch Kapitel „Die Haut").*

Reicht die Neutralisation allein nicht mehr zur Entsäuerung aus, besitzt der Körper noch eine **Basenreserve**: *Haare und Haarboden, Nägel und Knochen, Knorpel, Kapseln und Sehnen, Gefäße, Adern und das Blut. Zähne und Knochen enthalten die basischen Mineralstoffe Magnesium und Kalzium. Der Körper kann sich hier bei Bedarf bedienen. Allerdings gibt es hier auch eine Kehrseite: Durch die chronische Übersäuerung werden Knochenabbau und die im Alter so gefürchtete Osteoporose gefördert. Ebenso kommt es durch die Entkalzinierung des Haarbodens zwecks Säureneutralisierung bei Männern schon in jungen Jahren zu Haarausfall. Bei der Frau vollzieht sich regelmäßig durch die Periode eine monatliche Entschlackung.*

Deshalb ist es so wichtig, daß eine Übersäuerung frühzeitig bemerkt und etwas dagegen unternommen wird.

Der Werdegang der Verschlackung

Der Körper geht bei der Ansammlung der anfallenden Schlacken streng hierarchisch vor:

Zuerst werden die Schlacken in die relativ lebensunwichtigen Fettgewebe gefüllt, danach in die Bindegewebe und dann in die Muskeln. Diese Gewebe und deren Zellen werden regelrecht als "Mülldeponien" benutzt, wobei der Körper ständig in einem hohen Maß an subjektiv empfundenem Wohlbefinden gehalten wird. Je nachdem, wie hoch der Schlackenpegel ist, äußern sich im Körper bzw. in dem genannten subjektiv empfundenen Wohlbefinden die unterschiedlichsten Reaktionen, Mißbefindlichkeiten - oder später auch Krankheiten.

Bei der Füllung der Fettgewebe kommt es zu Mißbefindlichkeiten wie Abgeschlagenheit oder Unlust, möglicherweise auch zu Durchfall oder zu einem Wechsel zwischen Appetitlosigkeit und Heißhunger. Bei Kindern tritt häufig kurzfristig hohes Fieber auf, um die Fettgewebe mit den darin enthaltenen Schlacken regelrecht "abzubrennen".

Sind nun als nächstes auch die Bindegewebe betroffen, treten im subjektiven Wohlbefinden schon merklichere Störungen wie z.B. Kopfschmerzen, Migräne u.ä. auf.

Wenn die Schlacken in den Muskeln deponiert werden, merkt der Mensch erst richtig, daß etwas nicht mehr stimmt. Es kommt zu Muskelverspannungen, Wadenkrämpfen, Rheuma und Gicht. Wenn nun die Verschlackung weiter fortschreitet, sieht sich der Körper zur Entkalzinierung (Kalziumentnahme zum Zweck der Säureneutralisierung) der Gefäßwände gezwungen, damit neutrale Kalziumsalze zur Neutralisierung der Säure gebildet werden. Bei Kindern holt sich der Körper das Kalzium erst einmal aus den Zähnen, da hier noch eine neue Garnitur nachwächst.

Und das bedeutet, daß Karies bei Kindern kein Angriff von außen, sondern eine innere Entkalzinierung des Basendepots "Zahn" zur Säureneutralisierung darstellt. Bei älteren Menschen erfolgt diese Entkalzinierung direkt aus den Knochen, und das bedeutet Osteoporose. Die Zähne sind den Menschen bis zu ihrem 50. Lebensjahr mittlerweile häufig ausgegangen. Deshalb müssen nach deren Verlust die Knochen als Basenlieferant herhalten.

Ist es erst soweit, daß auch die Gefäßwände als Kalzium- und sonstiger Mineralstofflieferant herhalten müssen, wird der Körper zu einer übermäßigen Produktion von Cholesterin gezwungen. Diese sinnvolle Reaktion dient dazu, die "Kalzium- bzw. Mineralstofflöcher" mit Cholesterin abzudichten. In diesem Stadium der Verschlackung sollte nicht der Cholesterinspiegel gesenkt, sondern für eine drastische Senkung des Säurepegels durch Zufuhr geeigneter Mineralstoffe und Spurenelemente gesorgt werden.

Mit sinkendem Schlackenpegel wird nun der Kalzium- und Mineralstoffraub überflüssig und die vorher sinnvoll erhöhte körpereigene Cholesterinproduktion überflüssig und bald eingestellt werden.

Bei einer Weiterführung des "sauren" Lebenswandels werden die Schlacken in den Organen abgelagert. Als Folgen hierfür stehen Schäden an Leber, Bauchspeicheldrüse, Nieren, Darm usw.

Nach den Organen greift der Körper zu seinen "Zentralen" als Mülldeponie. Daraus folgen dann Gehörstürze, Herzinfarkte und Schlaganfälle, die nichts anderes als Säureattacken oder Verschlackungen der Kopforgane und des Herzens sind.

Der intakte Stoffwechsel unseres Körpers und die gesunde Funktion unseres Säure-Basen-Haushalts sind das Fundament unserer Gesundheit. Auf der Basis dieses Verständnisses ist Gesundheit Schlackenfreiheit der Zellen und Gewebe bei gleichzeitig gefüllten Basendepots (siehe Basenreserve Seite 30).

Diese Basendepots sind die Säulen unserer Gesundheit.

Daraus ist zu ersehen, daß die modernen Zivilisationskrankheiten als Verschlackungen und Vergiftungen unserer Zellen und des Gewebes durch Säuren und Schlacken bei gleichzeitigen Mangelzuständen wegen fortwährender Entnahme von Mineralstoffen und Spurenelementen aus den Basendepots des Körpers zwecks Säureneutralisierung anzusehen sind.

Als sinnvolle **Gesundheitsvorsorge** *ist eine kontinuierliche Lösung der Schlacken und deren Ausscheidung sowie die Schonung und Wiederauffüllung der geräuberten Basendepots wichtig.*

Die Heilkost

Eine natürliche Ernährung ist die beste Voraussetzung für die Erhaltung und auch Wiedergewinnung der Gesundheit sowie zur Vorbeugung von Krankheiten.

Die Ernährung während der Azidose-Therapie, die als basenüberschüssige Heilkost bezeichnen wird, ist vor allem unter drei Gesichtspunkten ausgewählt:
- *Sie soll helfen, die Übersäuerung abzubauen, indem sie dem Körper keine bzw. ganz wenig Säuren und viel Basen zuführt,*
- *sie soll das Verdauungssystem möglichst wenig belasten, damit es Gelegenheit hat, sich zu erholen und*
- *sie soll möglichst keine Nahrungsmittel enthalten, auf die wir überempfindlich reagieren.*

Es sind noch einige andere Elemente enthalten, wie die Verwendung von hochungesättigten Fettsäuren, wovon der Körper einen Mangel hat. Von der reinen Mayr-Diät mit Milch und Brötchen rate ich abzusehen, da in den letzten Jahren sehr viele Menschen gegen Weizen und/oder Milch überempfindlich reagieren. Beide Nahrungsmittel, Kuhmilch und Weizen, stehen in der Unverträglichkeitsliste ganz oben.

Sollte bei Ihnen eine Überempfindlichkeit gegen ein Nahrungsmittel vorliegen, teilen Sie dies bitte Ihrem Fastenbegleiter mit.

Aus diesen Gründen sind in der Heilkost nicht enthalten:
- *Fleisch und anderes tierisches Eiweiß (also auch Milch und Milchprodukte)*
- *Getreide (außer Reis, Hirse und Buchweizen, Quinoa und Amaranth (Letztgenannte wegen ihres hohen Calciumanteils)*
- *Obst und Gemüse in roher Form.*

Erlaubt *sind vor allem*
- *Kartoffeln* - *Gemüse*
- *Blattsalate* - *Kräuter*
- *die oben genannten Getreide (im Wechsel, ca. 2x wöchentlich)*
- *Nüsse und Mandeln in kleinen Mengen*
- *Obst* - *kaltgepreßte Pflanzenöle*

Eine genaue Aufstellung ist aus der angeschlossenen Liste (Zusammensetzung der basenüberschüssigen Kost im Rahmen des Azidose-Fastens) zu ersehen.

Sie können die Heilkost auch länger essen, jedoch sollten Sie dies nur in Absprache mit Ihrem Azidose-Fastenbegleiter tun (z.B. im Rahmen einer Azidose-Fasten-Kur).
Es kann in einigen Fällen auch falsch sein zu fasten, und dann kann es Ihnen mehr schaden als nützen (z.B. bei sehr schlanken oder nur leicht bzw. nicht übersäuerten Menschen). Deshalb möchte ich es nochmals ausdrücklich betonen: Die Heilkost ist nur für einen bestimmten Zeitraum unter den obigen Gesichtspunkten sinnvoll.
Sie kann aber auch - nach Absprache mit Ihrem Azidose-Fastenbegleiter - über längere Zeit verwendet und auch später zwischendurch immer mal wieder gegessen werden.

Die basenüberschüssige Heilkost ist aber keine ausgewogene Ernährung, die Sie langfristig gesund erhalten kann.

Während einer Azidose-Fasten-Kur oder einer Entschlackungskur essen Sie zweimal täglich die Heilkost, morgens um ca. 09.00 Uhr und am frühen Nachmittag um ca. 13.00 Uhr. Abends können bei großem Hunger einige Reiswaffeln mit Butter, ein Blattsalat, eine Gemüsesuppe oder eine Gemüsebrühe gegessen werden.

Die Heilkost besteht aus zwei Gängen:
- *Einem Blattsalat mit Kräutern, etwas Tomate und Avocado, Sprossen, Keimlingen und Kernen, gewürzt mit etwas Kräutersalz und einem hochwertigen, kaltgepreßten Speiseöl,*
- *Pellkartoffeln mit gedünstetem Gemüse und Obst (Apfel und Birne). Vorsicht bei Hülsenfrüchten, Kohlgemüse o.ä., da diese den Darm belasten und Blähungen verursachen können. Dazu ebenfalls Kräutersalz, Butter, kaltgepreßtes Speiseöl.*

(Lesen Sie mehr darüber im Kapitel „Ein Fastentag, ..." und informieren Sie sich auch aus der Liste der Säure-Basen-Wertigkeit)

Sie können sich satt essen - hungern müssen Sie nicht.
Allerdings sollten Sie darauf achten, daß Sie
in Ruhe essen,   sich auf das Essen konzentrieren,
sehr gründlich kauen, aufhören, wenn Sie satt sind.

Sie sollten daran denken, daß Sie in dieser Zeit den Darm schonen und wieder lernen, gründlich zu kauen und auf Ihren Körper zu hören, wenn er Ihnen meldet, daß er genug gegessen hat.

Zu den Mahlzeiten sollte nichts getrunken werden.
Die meisten Menschen haben einen erschlafften Magen. In diesem Fall wird die während der Mahlzeit getrunkene Flüssigkeit nicht an der Speise vorbei in den Dünndarm geleitet, sondern bleibt im Magen. Dort vermischt sie sich mit der Speise, verdünnt die Verdauungssäfte und erschwert damit die Verdauung ganz erheblich.

Besteht eine Überempfindlichkeit gegen eines der in der Heilkost enthaltenen Nahrungsmittel, muß es weggelassen und durch ein anderes ersetzt werden. So bietet sich z.B. statt der Kartoffeln oft Haferflockenbrei als Ersatz an, besonders bei leichtem Diabetes.

Die Zusammensetzung der
basenüberschüssigen Kost
im Rahmen des Azidose-Fastens

Die basenüberschüssige Kost wird nur für eine begrenzte Zeit (z.B. Azidose-Fasten) eingehalten. Sie setzt sich zusammen aus

- **Blattsalate - roh:**
    - *Chicorée*
    - *Chinakohl*
    - *Endiviensalat*
    - *Eichblattsalat*
    - *Feldsalat*
    - *Kopfsalat*
    - *Kresse*
    - *Lollo rosso/bionda*

  dazu
    - *Avocado, roh*
    - *Tomaten*
    - *Sprossen, Keimlinge*
    - *frische Kräuter*

- **Gemüse:**
    - *Auberginen, Brokkoli,*
    - *Blumenkohl, gr. Bohnen,*
    - *Champignons, Erbsen,*
    - *Fenchel, Gurken,*
    - *Karotten, Kartoffeln,*
    - *Kohlrabi, Mangold,*
    - *Rote Bete, Sellerie,*
    - *Spargel, Spinat,*
    - *Zucchini u.a.*

- **Getreide - ca. 2x wöchentlich:**
    - *Hirse (kieselsäurehaltig)*
    - *Reis (wirkt entwässernd)*
    - *Amaranth (calciumhaltig)*
    - *Quinoa (calciumhaltig)*

- **Fette:**
    - *Butter*
    - *kaltgepreßte, hochungesättigte Speiseöle, (z.B. Sesam-, Olivenöl u.a.)*

- **Sonstiges:**
    - *(Meer-/Kräuter-)Salz*
    - *Äpfel und Birnen – gedünstet*
    - *Bananen – roh / gebacken*
    - *Reiswaffeln*
    - *Nüsse, Mandeln (wenig)*
    - *Sesam, Sesam- u. Mandelmus*
    - *Sonnenblumen- / Kürbiskerne*

- **Getränke:**
    - *Mineralwasser ohne Kohlensäure, Gemüsebrühe,*
    - *Kräutertee, Grüner Hafertee,*
    - *Fasten- / Entschlackungstee*

  - jedoch nicht zu den Mahlzeiten –

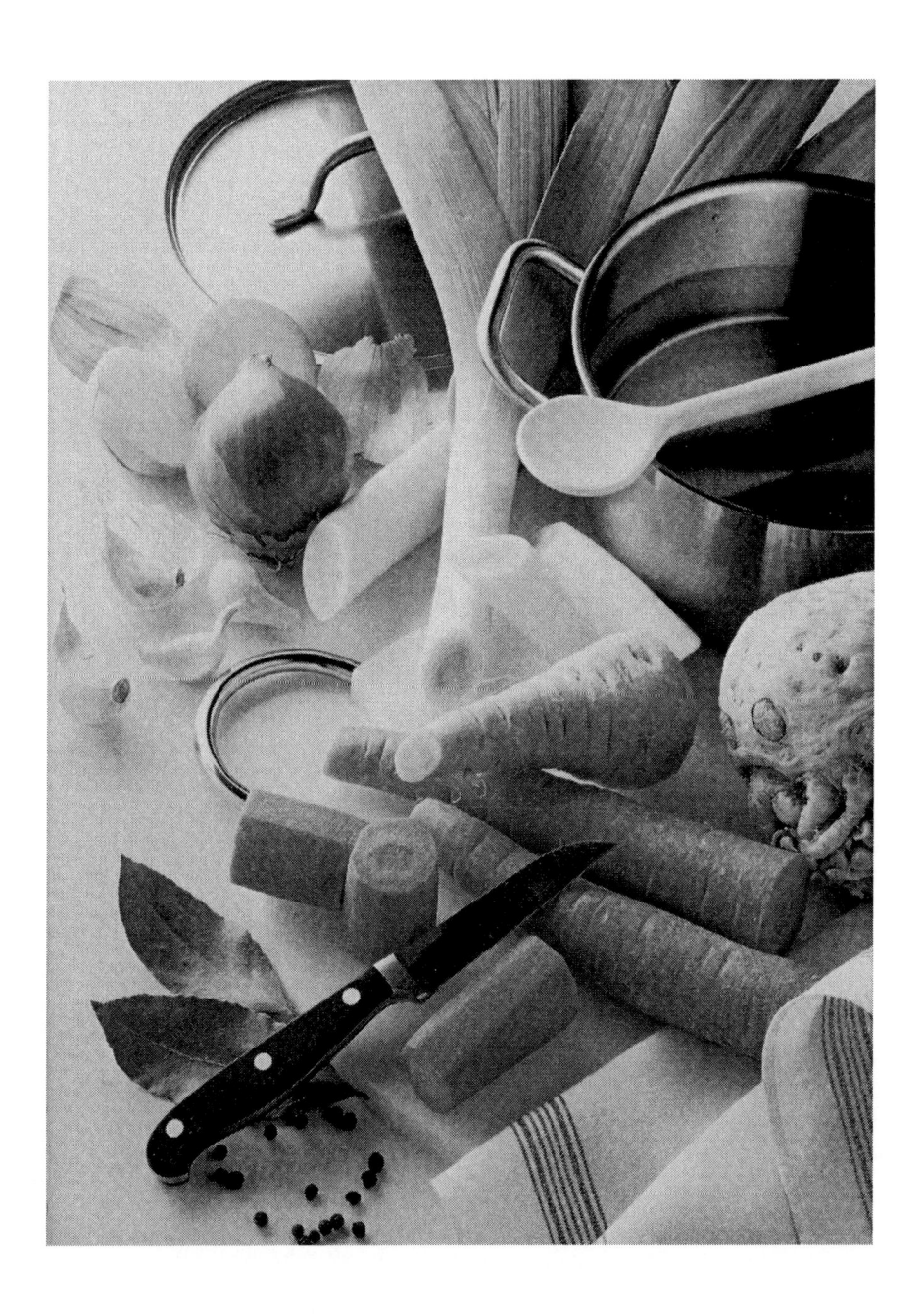

Heilkrisen

Heilkrisen oder Fastenkrisen sind Heilreaktionen und daher wichtige Schritte für den Fastenden auf dem Weg der Gesundheit.

Durch die beim Fasten entstehenden Veränderungen im Körper werden Stoffwechselschlacken freigesetzt, die meist aus Säuren bestehen. Diese gelangen über das Blut zum Gehirn und können dann Erscheinungen äußerster Unlust hervorrufen. Hierbei sind im Körper infolge der akuten Übersäuerung an den schon (vor)- belasteten Stellen im Muskel-, Knochen- und Bindegewebe ziehende Schmerzen zu verspüren. Deshalb muß in dieser Zeit auf die Ausleitung der Säuren besonders geachtet werden.

Hierfür zuständig sind die natürlichen Ausleitungsorgane des Menschen, nämlich Darm, Nieren, Lunge und Haut.

Die jeweiligen Anregungen erfolgen beim Darm durch milde Abführlösungen, bei den Nieren durch ausreichende Flüssigkeitszufuhr (ca. 2 – 3 Liter pro Tag), bei der Lunge durch bewußtes Abatmen und Bewegung und bei der Haut durch Bürstenmassagen (nach Kneipp) und Schwitzen (Sauna u.a.).

Jede Fastenreaktion ist ein weiterer Schritt zur Gesunderhaltung.

Lernen Sie, Fastenreaktionen als Freund anzunehmen.

Bei Auftreten von Fastenkrisen (z.B. Kopf- und Gliederschmerzen, allgemeinem Unwohlsein usw.) können Sie einen Serieneinlauf durchführen.

Verstärktes Herzklopfen und Schwindel während der Fastenzeit können Anzeichen von Mineralstoffmangel sein, die Sie aber mit einem Basensalz (z.B. Rebasit) auffangen können.

Auch die basenüberschüssige Gemüsesuppe oder -brühe leistet hier wertvolle Dienste.

Auch folgendes kann Ihnen passieren: Wenn der Körper seine gewohnte Ernährung nicht mehr bekommt und gleichzeitig loslassen soll, kommt es oft zur Umkehrsituation. Er hält nach anfänglichem Loslassen das bisher Angesammelte krampfhaft fest. Es kommt zu einem Gewichtsstillstand oder auch zu einer kurzfristigen Gewichtszunahme (was oft frustrierend wirkt). Machen Sie konsequent weiter, geben Sie nicht auf. Dieser Zustand dauert nur kurz, dann geht's kontinuierlich mit dem Gewicht abwärts. Und im Nachhinein werden Sie stolz auf Ihr Durchhaltevermögen sein. Vergessen Sie aber nicht, daß beim Azidose-Fasten die Entsäuerung im Vordergrund steht, nicht aber die Gewichtsreduzierung. Diese sollte als angenehmer „Nebeneffekt" gesehen werden.

Wobei ich schon Fastenteilnehmer hatte, die vorrangig aufgrund des „Nebeneffekts" mitmachten.

Heilkrisen können, je nach Gesundheitszustand, auf sehr unterschiedliche Weise auftreten. Es kommt z.B. zur Verstopfung der Atemwege wie bei einer Bronchitis, zu „Tropfnasen" wie beim Schnupfen, zur Pickelbildung wie bei Akne oder auch zu Gelenksschmerzen und -entzündungen wie beim Rheumatismus usw.

Die nachfolgend aufgeführten Rhythmen der Symptome sind die meistbeobachteten Reaktionen bei Fastenteilnehmern.

Wenn auch die eine oder andere Reaktion anfangs als negativ empfunden wird, so ist jede einzelne letztendlich für den Verlauf von großer Wichtigkeit.

Denken Sie immer daran:

- *Heilkrisen sind Reinigungskrisen*
- *Jede Heilkrise ist ein weiterer Schritt zur Gesundheit - zur Harmonie*
- *Nehmen Sie die Heilkrisen positiv an, sie treten meist nur für Stunden oder einen Tag auf*
- *Beachten Sie das Sackgassenprinzip (symptommäßiges Auftreten der bisher durchlebten Krankheiten in umgekehrter Reihenfolge)*
- *In der ersten Zeit kann es zu Entzugserscheinungen kommen, wenn ein Nahrungsmittel, gegen das eine Überempfindlichkeit besteht, nicht gegessen wird*

  Symptome dieses Entzugs, die auf Heilkrisen deuten, treten häufig, aber nicht immer, im folgenden Rhythmus auf:
- *2. - 3. Tag: **Erstverschlimmerung** - besonders bei jüngeren Personen.*

  Wenn die Probleme in der ersten Woche bereits auftreten, deutet dies auf einen besseren Allgemeinzustand hin. Die Beschwerden werden schneller verschwinden, die Heilung geht schneller voran.
- *3. - 4. Tag: **Entzugssymptome** bei Nahrungsmittelüberempfindlichkeit, dauert oft einige Tage.*
- *8. Tag: **Akute Phase** mit deutlichem Auftritt alter Symptome - eher **bei jüngeren Personen**.*
- *8. Tag: **Akute Phase bei älteren Personen**, die eine Wiederholungskur machen.*
- *10. Tag: **Heilkrise bei stark azidotischen Personen**, bei denen sich bei der Auflösung von Kollagenfasern und Säuren auch **Allergene** lösen, ins Blut gelangen und dadurch Symptome verursachen.*

- **10. - 14. Tag: *Akute Phase und Erstverschlimmerung*** *bei älteren Personen. Dieses späte Auftreten von Symptomen deutet auf einen schlechteren Allgemeinzustand und eine langsamere Heilung hin.*
  In der zweiten Woche treten typischerweise vor allem Symptome von **Organproblemen** *auf. Systemprobleme treten meist in der 5. - 6. Woche auf (siehe dort).*
  Die **Haut** *reagiert in dieser Zeit meist mit verstärkten Ausscheidungen (wobei Pickel auf das Bestehen einer Milchüberempfindlichkeit deuten).*
  Wenn es in den ersten beiden Wochen der ersten Kur / des ersten Azidose-Fastens zu keiner Reaktion kommt, wird es meist in der zweiten oder dritten Kur eine besonders starke Reaktion geben (der Körper war bis dahin noch nicht gesund genug, um die Krankheit aufzuarbeiten).

- **14. Tag:** *Oft* **besonders starke Reaktionen***.*
  Bisher subaktive Magenprobleme werden oft jetzt akut, es erfolgt der Übergang von der Lähmungs- in die Erregungsphase des Symptoms (Erwachen des Symptoms).

- **3. - 4. Woche:** *Oftmals* **keine Symptome** *und* **Ruhe** *(vor dem Sturm).*

- **5. - 6. Woche:** *Insbesondere bei größerer Schädigung im Bereich des Körpersystems kommt es jetzt wieder zu einer Heilkrise, typisch bei* **chronischen Gelenkproblemen** *wie Rheuma und Gicht (diese Personen sollten die Kur / das Azidose-Fasten auch über 5 - 6 Wochen machen).*

Ebenso kann es nun zu Herz-, Kreislauf-, Nieren- und Gallenproblemen sowie zu Problemen des Nervensystems und der Psyche kommen. Diese Personen sollten mindestens eine 6-wöchige Kur machen.
Wenn wir gelernt haben, Reaktionen und Krisen als Freunde anzunehmen, werden wir merken, daß jede Reaktion und jede Krise ein weiterer Schritt zur Gesunderhaltung ist.

Ein ganz normaler Tag
Oder:
Unsere Essensgewohnheiten

Es ist uns bekannt, daß saurer Regen die Bäume schädigt, weil er den Mutterboden belastet. Daß es vielen Menschen unter ihrer Übersäuerung ähnlich schlecht ergeht wie den Bäumen, ist leider immer noch ein Thema, das sich auf Außenseiterbereiche der Medizin beschränkt.
In unserer Welt gibt es kaum noch Menschen, die die Mitte zwischen den extremen Polen halten. Unsere Ernährung, die uns zurück zur Mitte des basischen Pols bringen würde, müßte vor allem aus Obst und Gemüse bestehen.

Unsere Nahrung ist aber eher säuernd mit all den Süßigkeiten und dem Fleisch, und selbst der doch so gesunde Frischkornbrei bildet noch Säuren.

Schauen wir uns einmal einen ganz normalen, allgemein üblichen Speisezettel an:

*Zum **Frühstück** gibt es frische Brötchen, die säurebildend sind (was auch für Brot gilt). Dazu gibt es dann Marmelade, die dank ihres raffinierten Zuckers auch noch Basen entzieht. Mancher greift gern zu Käse, Wurst und Schinken, die ebenfalls säurereich bzw. säurebildend sind. Kaffee und schwarzer Tee sind gleichermaßen Säurebildner. Wer nun lieber Früchtetee trinkt, handelt sich damit geradezu eine Säurebombe ein. Lediglich Kräutertees sind zu empfehlen. Selbst das „gesunde" Müsli bildet oft Säuren und ist dazu noch im Darm schwer aufschließbar.*
Wenn wir dies biochemisch sehen, kommt es bei der Verarbeitung von rohem Getreidebrei oft zu Darmgärung, wobei neben Fuselalkohol, der die Leber belastet, auch noch Essigsäure entsteht. Leichter verdaulich wird das Getreide durch Aufkochen.

*Auch Joghurt ist säurebildend. Beim gängigen Frühstück ist eigentlich nur die **Butter neutral**.*

*Lassen Sie uns weitergehen zum „sauren" **Mittagstisch**. Wenn Sie als Vorspeise eine Rinderbrühe essen, haben Sie einen weiteren Säureschub zu sich genommen. Danach gibt es eine säurebildende Fleischspeise und dazu eine kleine Gemüsebeilage, vielleicht Kartoffeln und etwas Alibi-Salat. Im Verhältnis zu den Säurebildnern ist ein solches Menü aber zu wenig basisch. Auch Nudeln, wie auch alle Getreide (außer Hirse, Buchweizen, Quinoa und Amaranth, die relativ neutral wirken) zählen zu den Säurespendern.*
Mitunter geht's dann am Nachmittag weiter mit Kaffee und Kuchen zur nächsten „Säurerunde".

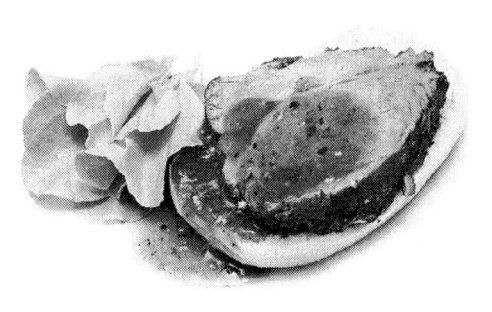

***Abends** gibt es dann den Vesperteller: Aufschnitt, eine Käseplatte oder zumindest mit Säurebildnern belegte Brote. Dazu vielleicht ein Bier ? Am späteren Abend beschließen dann die gewohnten lustvollen Griffe zu Schokolade, Keksen und zum Weinglas den „Säuretag".*

Sie wissen aber inzwischen, daß jede Verschiebung des Säure-Basen-Gleichgewichts ein Angriff auf die Gesundheit ist.
Zur Energiegewinnung sind zwar Säuren notwendig, aber zuviel Säuren können über Nieren und Darm nicht ausgeschieden werden und brauchen Basen, um neutralisiert zu werden. Für den Körper ist das kein Problem, solange es noch Basenreserven gibt und sich der Betroffene nicht durch „saure" Gedanken noch weiter in den sauren Bereich hineintreibt. Saure Gedanken und jede Art von Streß, auch Lärm, Schlafen auf Wasseradern, viele Medikamente und akute Krankheiten bewirken noch mehr Säureschub, als man sich im Normalfall schon durch Nahrungsmittel antut.

Mancher von Ihnen wird sich nun fragen: "Wie überleben wir das alles nur?" Wir überleben das über längere Zeit, einmal davon abgesehen, daß Herzinfarkt und Schlaganfall die gefährlichsten Folgen der Übersäuerung sind. Die Frage ist nur, zu welchem Preis.

Um die aggressiven Säuren zu neutralisieren und auch den pH-Wert des Blutes stabil zu halten, betreibt der Körper Raubbau aus sich selbst.

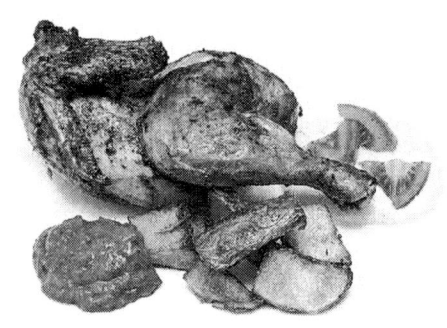

Er holt sich das basische Kalzium aus den Zähnen - mit den bekannten Kariesfolgen - und den Knochen, wo die Osteoporose ihren Ursprung findet (lesen Sie hierzu auch „Die körpereigene Säureausleitung" und „Der Werdegang der Verschlackung"). Er opfert basisches Magnesium aus den Muskeln - Krämpfe und Migräne sind die Folge - und verschont auch den Herzmuskel nicht, der noch des basischen Kaliums beraubt wird und mit Herzrhythmusstörungen reagiert. Ein plötzlicher Säureanstieg kann das Blut zum Stocken bringen, und wir stehen vor Herz- und Schlaganfall. Die Neutralisierungsschlacken können zwar zum Teil ausgeschieden werden, aber der Rest wird abgelagert. Wegen der Belastung des Gesamtorganismus' schreit das betroffene Gewebe durch Schmerzen um Hilfe, die nun in der Entsäuerung bzw. Neutralisierung des Säureüberschusses bestehen müßte.

Wenn wir das alles vermeiden wollen, müssen wir unsere Essensgewohnheiten nicht nur überdenken, sondern auch in Richtung mehr Gemüse und Obst bei gleichzeitiger Reduktion der sauren und säurebildenden Nahrungsmittel ändern.

Aber noch viel wichtiger ist eine Lebenshaltung, die die chronische Überforderung, genannt „Streß", abbaut und zu einem ausgewogenen Lebensstil führt. Nur wer in Harmonie mit seinen seelischen Bedürfnissen lebt, kann die Harmonie in seinem Körper aufrechterhalten.

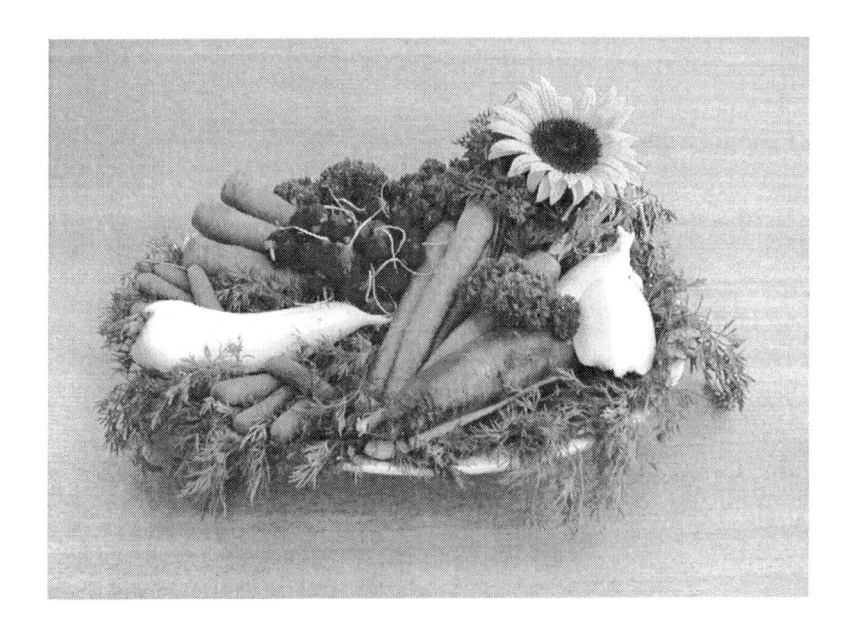

Als Gegenüberstellung dieses „sauren" Tages können Sie nun im folgenden Kapitel einige Vorschläge über einen „basenreichen" Tag nachlesen.

Ein Fastentag - wie er aussehen könnte -

... als kleine Anleitung gedacht

Nachdem Sie nun in die "Geheimnisse" des Azidose-Fastens eingeführt sind und Ihr Hintergrundwissen beträchtlich ist, möchte ich Ihnen noch einige Gedanken zum Thema "Essen" mitgeben:

Eine basenüberschüssige Ernährung entsäuert, entgiftet und reinigt Ihren Körper - je nach Übersäuerungsgrad vorbeugend oder nachhaltig. Durch die darin enthaltenen lebenswichtigen Nährstoffe wird der Organismus optimal versorgt, ebenso wird der pH-Wert des Blutes dauerhaft im basischen Bereich gehalten. Sie haben schon viel getan, wenn Sie sich an das alte Essensmotto "Frühstücken wie ein Kaiser ..." halten.

Frühstücken Sie wie ein Kaiser, halten Sie Ihr Mittagessen in Grenzen und essen Sie am Abend (soweit notwendig) nur eine kleine, leicht verdauliche Portion. Damit haben Sie die größte Chance, Ihre Gesundheit zu erhalten bzw. wiederzuerlangen.

Sie sollten Ihre Mahlzeit in Ruhe beginnen und jegliche Hektik beim Essen vermeiden. Gönnen Sie sich danach noch eine kleine Ruhepause.

Die Lebensmittel sollten schonend gegart und gedünstet werden, damit die Vitamine, Mineralstoffe und Spurenelemente nicht zerstört werden. Würzen Sie sparsam. Statt Salz können Sie frische Kräuter und Gewürze verwenden, Ihr Essen bekommt dadurch eine besondere Note (siehe auch „Die Würze in der Speise").

Unser heimisches Obst, süß und am Baum gereift, bringt dem Körper viele Basen. Unreifes und in fernen Ländern unreif geerntetes Obst, in irgendwelchen Lagern nachgereift, sollten Sie meiden.

Denken Sie daran, daß diese Ernährungsweise auf einem funktionsgestörten, geschädigten Darm aufgebaut ist.

Als Hilfe für die Fertigung Ihres Einkaufszettels und Ihrer Speisepläne können Sie sich an der Auflistung der säure- und basenüberschüssigen Lebensmittel und natürlich an der Liste der basenüberschüssigen Lebensmittel orientieren. Zu bevorzugen sind frische und natürliche Produkte, meiden sollten Sie dagegen Fertigprodukte, Konserven und industriell verarbeitete Lebensmittel.

Und so könnte Ihr Tag aussehen:

Am Morgen ist die gründliche Körperpflege von innen und außen doppelt wichtig, da die Aussäuerung über Haut und diversen Körperöffnungen ihre Düfte verursacht. Bürsten Sie Ihren Körper trocken ab und duschen Sie warm und kalt. Bevorzugen Sie hierzu ein basisches Shampoo (das Sie sich selbst herstellen können), damit die über die Haut nach außen dringenden Säuren auch entweichen können, statt durch ein „saures" Shampoo wieder zurückgeschickt zu werden (Lesen Sie hierzu auch das Kapitel „Die Haut und die entsprechende basische Körperpflege").

Gönnen Sie sich mal ein Basenbad, z.B. mit Zuckerrübensirup oder einem basischen Salz angerichtet oder eine einfache Schwitzkur im Sitzen. Sie werden sich danach sehr wohl fühlen (siehe auch „Die Einnahme von Rebasit", „ Andere Wege der Reinigung" „Die Haut ..." und „Ihr ganz persönliches Basenbad").

Ihre gymnastischen Übungen machen Sie wie gewohnt bzw. beginnen nun damit, es ist ein guter Anlaß.
Vor dem Frühstück genießen Sie Ihren Morgencocktail (1 Glas Bittersalz oder FX-Passagesalz). Denken Sie an Ihren täglichen Einlauf, den Sie natürlich auch zu anderer Tageszeit durchführen können. Nehmen Sie sich Zeit dazu (warmes Badezimmer, Decken und Kissen als Unterlage, Musik, Kerze ...). Bei regelmäßiger und problemloser Darmentleerung kann der Einlauf nach ca. 5 Tagen - nach Rücksprache mit Ihrem Fastenbegleiter - auf jeden 2. - 3. Tag ausgedehnt bzw. eingestellt werden. Jedoch sollten Sie ihn bei Blähungen oder Verstopfung noch beibehalten.

Ihr Frühstück - ca. 09.00 Uhr - sollte so aussehen:

*Als **Vorspeise** gestalten Sie sich einen Salatteller mit verschiedenen Blattsalaten, dazu Kräuter (wenn möglich frisch), ½ Tomate und ¼ Avocado. Dazu einige Sprossen und Keimlinge, wenige Nüsse und Mandeln (wichtig wegen der hochungesättigten Fettsäuren, jedoch säureüberschüssig) und etwas (Kräuter-)Salz. Streuen Sie noch einige Sonnenblumen- und Kürbiskerne o.a. dazu. Darüber geben Sie einige Tropfen eines hochwertigen kaltgepreßten Speiseöls. Bitte verwenden Sie keinen Essig und keine Zitrone.*

*Als **Hauptspeise** essen Sie Pellkartoffeln und 2 - 3 Sorten Gemüse. Die Kartoffeln können Sie etwa 2 mal in der Woche durch ein leicht säureüberschüssiges Getreide (z.B. Hirse, Reis, Quinoa) ersetzen, Sie beugen damit einer Überempfindlichkeit vor.*
Hierzu nehmen Sie ebenfalls Kräuter und etwas Butter oder ein hochwertiges kaltgepreßtes Speiseöl. Butter ist ein neutrales Milchfett, kein -eiweiß, das ebenso wie das Speiseöl wegen der hochungesättigten Fettsäuren für die Aufschlüsselung der Speisen im Darm von Wichtigkeit ist.

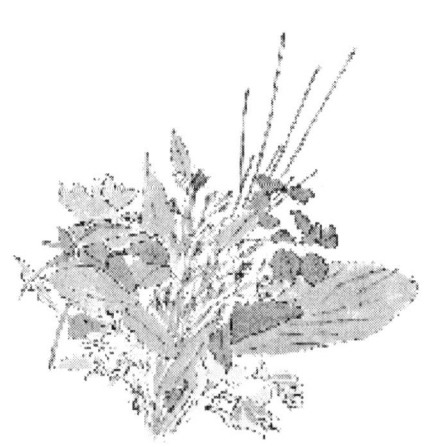

*Als **Nachtisch** können Sie gedünsteten Apfel oder Birne oder auch gebackene Banane (in Butter oder Öl leicht angebacken) mit Lebkuchengewürz oder Zimt, Kokosraspeln und geriebenen Mandeln oder Nüssen bestreut essen.*

Wenn Ihnen am Morgen der Sinn nicht nach Kartoffeln oder Gemüse steht, können Sie gern nur das vorgenannte Obst essen, oder Sie bestreichen sich Reiswaffeln mit Butter oder Avocado, auch pflanzliche Aufstriche oder solche auf Sojabasis sind erlaubt. Sie sollten beim Kauf solcher Aufstriche aber darauf achten, daß keine Stoffe künstlicher Art, sowie keine säuernden Inhaltsstoffe und solche auf Getreidebasis enthalten sind.
Ebenso können Sie sich Haferflocken oder -grütze statt Kartoffeln zubereiten. Der Unterschied zwischen Getreideprodukten (Brot) und Gertreideflocken liegt darin, daß durch das Raffinieren ein Säureüberschuß entsteht.

*Das **Mittagessen** (ca. 13.00 Uhr) enthält die gleichen Lebensmittel wie das Frühstück, nur in abgeänderter Zusammenstellung. Beachten Sie hierbei die Abwechslung - Auswahl gibt es genug.*

*Ihr **Abendessen** sollten Sie möglichst nicht nach 18.00 Uhr einnehmen. Es sollte klein und leicht verdaulich sein. Hier bieten sich Blattsalate, Gemüsesuppe oder Reiswaffeln mit den vorgenannten Aufstrichen an.*

*An **Getränken**, die Sie über den Tag verteilt trinken sollten (jedoch nicht zu den Mahlzeiten), haben Sie Kräutertee, speziellen Fasten- und Entschlackungstee, Grünen Hafertee, Lapacho-Tee (auch Inka-Tee genannt), Mineralwasser ohne Kohlensäure und Gemüsebrühe zur Auswahl. Bei den Mineralwässern achten Sie bitte auf einen höheren Gehalt an Hydrogenkarbonat, was Ihrer Entschlackung zugute kommt.*
*Und für den **kleinen Hunger zwischendurch** essen Sie etwas gedünstetes Obst, Banane oder ungeschwefeltes Trockenobst (hochbasisch, aber auch hoher Fruchtzuckeranteil).*

Sind Sie tagsüber berufstätig, bereiten Sie Ihre Basenmahlzeit morgens vor und nehmen Sie sie in entsprechenden Warmhaltegefäßen mit zur Arbeit. Sie können Ihre Essenszeiten auch individuell verschieben. Versuchen Sie aber trotzdem, möglichst nach 18.00 Uhr nichts mehr zu essen.

Was Sie noch für sich tun können:

- *Gönnen Sie sich in dieser Zeit mehr Ruhe, die Reinigung geht auch innerlich vonstatten.*
- *Ruhen Sie mit einem Leberwickel (ca. 1 Stunde), das unterstützt die Leber bei der Entgiftung.*
- *Besuchen Sie eine Sauna oder ein Dampfbad, das entsäuert zusätzlich über die Haut.*
- *Gönnen Sie sich zum Tagesausklang ein erwärmendes Basenbad - allein oder zu zweit – und reiben Ihren Körper mehrmals ab.*
- *Machen Sie einen Spaziergang, wenn Ihnen danach zumute ist.*
- *Verrichten Sie leichte Gartenarbeit, Sport, Wandern u.a., Bewegung jeglicher Art ist wichtig und entsäuert über die Lungen.*
- *Essen Sie bewußt, in Ruhe und Gelassenheit, langsam und mit den Gedanken bei sich und dem wunderbaren Essen.*
- *Genießen Sie Ihr Essen; es ist ein Geschenk, das nicht jeder hat.*
- *Kauen Sie gründlich und essen Sie nur soviel, wie der Hunger verlangt - beachten Sie den Sättigungsreflex - das Gefühl, das Ihnen sagt, wann es genug ist.*
- *Denken Sie daran, daß der Essensfahrplan des Azidose-Fastens auf den Zeitrhythmus der Organuhr aufgebaut ist.*

Wer bewußt und mit Genuß ißt, wird merken, wie köstlich eine einfache Mahlzeit ist.

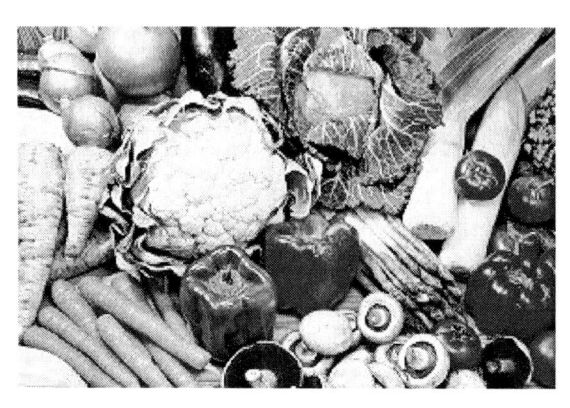

Das Säure-Basen-Gleichgewicht ist die Grundlage für alle Lebensvorgänge in Ihrem Körper und somit für Ihre Gesundheit.
Und es ist die Kraft, im Falle einer Krankheit rasch gesund zu werden.

Die Darmreinigung

Eine Entsäuerung beginnt immer mit einer Darmreinigung.
Die meisten Menschen sind davon überzeugt, daß sie regelmäßig ihre Zähne putzen sollten. Die wenigsten Menschen allerdings sehen es als notwendig an, ihren Darm regelmäßig zu reinigen. Dabei ist eine "Instandhaltung" des Darms genauso wichtig wie die Gesunderhaltung der Mundflora. Es ist zu bedenken, daß Mund und Darm die zwei Enden des Verdauungsapparates sind. Ohne gesunde Darmflora kann auch der Säure-Basen-Haushalt langfristig nicht ausgeglichen werden. Wenn der Darm nicht richtig arbeitet oder überfordert ist, treten häufig Verstopfung, Durchfall und Blähungen auf. Auch Hautunreinheiten im Mundbereich sind Hinweise auf einen überlasteten Darm.
Eine Entsäuerung sollte deshalb immer mit der Darmreinigung beginnen und so sanft und schonend wie möglich erfolgen.

... durch **Bittersalz:**

Die Reinigung und Regenerierung des Verdauungsapparates ist ein wichtiges Element der Azidose-Therapie. Neben der Heilkost dient vor allem die Einnahme von Bittersalz diesem Ziel. Das Bittersalz wird am besten morgens eingenommen (in hartnäckigen Fällen auch abends), mindestens eine halbe Stunde vor dem Frühstück.
Wenn Sie es bei hartnäckiger Verstopfung - nach Absprache mit Ihrem Fastenbegleiter - abends einnehmen, tun Sie dies bitte kurz bevor Sie ins Bett gehen.

Wie wird das Bittersalz verwendet:

In einem Glas mit einem viertel Liter (0,25 Liter) lauwarmem Wasser lösen Sie einen gestrichenen Teelöffel kristallisiertes Bittersalz auf, jedoch nicht mehr.

Trinken Sie dies bitte langsam und schluckweise. Da der Bittersalztrunk bei einem sehr gedehnten Magen nicht richtig aus dem Magen in den Dünndarm fließt, kann er Übelkeit verursachen. Dem ist abzuhelfen bzw. vorzubeugen, indem Sie sich nach dem Trinken auf Ihre rechte Körperseite legen und dadurch den Abfluß in den Dünndarm erleichtern und Übelkeit vermeiden.
Falls Sie sich nicht an den Geschmack von Bittersalz gewöhnen können, probieren Sie das "FX-Passagesalz". Hiervon müssen Sie jedoch zwei gestrichene Teelöffel pro viertel Liter verwenden.

Die Wirkung des Bittersalzes:

Das Bittersalz (Magnesiumsulfat) ist ein sehr mildes Abführmittel. Es fließt fast unverändert durch den Verdauungskanal, lediglich etwas Magnesium wird bei Bedarf vom Körper aufgenommen. Dadurch kann es auf dem Weg durch den Darm allmählich Speisereste und sonstige Rückstände von der Darmwand lösen, die oft jahrelang dort abgelagert waren.

Manche Rückstände sind durch Zersetzungsvorgänge häufig sehr giftig. Wenn nun viele dieser Gifte in kurzer Zeit gelöst werden und auf die Darmwand wirken, können sie diese stark reizen. Diese Reizung (nicht aber das Bittersalz selbst) kann dazu führen, daß der Darm das Gift sehr schnell loswerden will - es kommt zu Durchfall und übelriechenden Blähungen.

Hierbei kann auch die Schleimhaut des Afters durch die Gifte gereizt werden (evtl. nach der Entleerung mit Salbe oder Öl einreiben). Bei häufigem oder zu starkem Auftreten des Durchfalls sollte für einen oder mehrere Tage auf das Bittersalz verzichtet werden. Um Mineralstoffverluste auszugleichen, sollten Sie in diesem Fall zweimal täglich einen Meßbecher **Rebasit** *einnehmen.*

Ebenso kann es zu Verstopfung kommen, wenn die Darmgifte lähmende Eigenschaften haben.
In beiden Fällen können Sie sich zur Linderung einen Einlauf machen; Sie sollten sich aber in jedem Fall an Ihren Fastenbegleiter wenden.

Schematische Darstellung des Verdauungstrakts

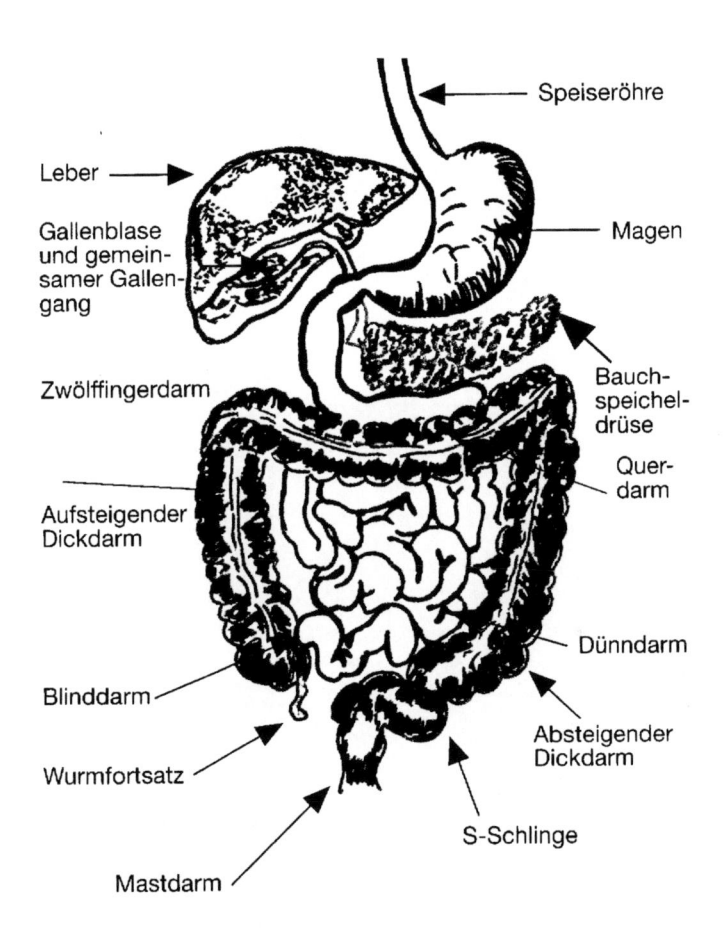

- Speiseröhre
- Leber
- Gallenblase und gemeinsamer Gallengang
- Magen
- Zwölffingerdarm
- Bauchspeicheldrüse
- Querdarm
- Aufsteigender Dickdarm
- Dünndarm
- Blinddarm
- Absteigender Dickdarm
- Wurmfortsatz
- S-Schlinge
- Mastdarm

Die freigesetzten Darmgifte können auch andere Symptome wie Kopf- und Gliederschmerzen sowie andere Schmerzen auslösen, die oft durch einen Brustwickel nach Kneipp gebessert oder verhindert werden können.

Unterstützt und erleichtert wird die Darmreinigung, wenn Sie während der Zeit der Kur viel trinken (Wasser, Kräutertee, Gemüsebrühe), was Sie im Rahmen der Entschlackung sowieso tun.

Sollte es aber trotzdem zu einer hartnäckigen Verstopfung kommen, helfen Sie sich am besten mit einem Einlauf, der auch mehrmals hintereinander (Serieneinlauf - bis zu drei Einläufe hintereinander) oder mehrmals täglich durchgeführt werden kann, um den Dickdarm zu reinigen.

Die Wirkung des Bittersalzes erreicht er jedoch nicht, da er (nur) den Dickdarm spült, die oberen Bereiche des Verdauungssystems aber nicht erreicht.

Dauer der Bittersalzeinnahme:

Es gibt von verschiedenen Buchautoren verschiedene Angaben über bestimmte vorgeschriebene Einnahmezeiten, wovon ich nicht viel halte. Jeder Mensch, jeder Darm reagiert anders auf die Bittersalzeinnahme, jeder Mensch hat einen anders funktionierenden Darm. Die Einnahmedauer sollte individuell auf den Einzelnen abgestimmt sein, dazu ist der Kontakt und die Absprache mit dem Fastenbegleiter notwendig. Sicherlich ist es wichtig, während der Azidose-Fastenzeit das Bittersalz täglich einzunehmen.

Je nach Verträglichkeit und Darmzustand kann die Einnahme auch vor dem Fastenende abgebrochen bzw. noch eine gewisse Zeit nach der Fastenzeit fortgeführt werden. Sie sollten sich aber, je nach Reaktionen, mit Ihrem Fastenbegleiter absprechen.

... durch Einlauf:

Als eines der ältesten Naturheilmittel dient der Einlauf der Reinigung des Dickdarms, hauptsächlich der Lösung und Ausschwemmung festsitzender Kotreste an der Darmwand.

Es ist eine milde und angenehme Reinigung, die in Ruhe vorgenommen werden sollte. Der Darm wird auf sanfte Weise gespült und zur einer verstärkten Eigenbewegung veranlaßt (Anregung der Perestaltik). Um die Wirkung des Einlaufs zu verstärken, können Sie vorher eine Bauchselbstmassage (siehe dort) durchführen.

Wenn Sie von der normalen morgendlichen Darmentleerungszeit gem. Organuhr ausgehen, sollte auch der Einlauf am Morgen erfolgen. Dadurch würde die normale Zeit beibehalten bzw. der Darm an diese Zeit zurückgewöhnt werden. Da dies jedoch bei vielen Menschen (auch aus beruflichen Gründen) zeitlich nicht möglich ist, suchen Sie sich eine Tageszeit aus, in der Sie Ruhe haben und sich nur auf sich und Ihren Körper konzentrieren.

Vorbereitung:

Machen Sie es sich im angenehm temperierten Badezimmer bequem; legen Sie sich eine Decke und ein Badelaken auf den Boden, dazu ein kleines Kopfkissen. Halten Sie einen Waschlappen und evtl. Toilettenpapier bereit, falls es mal sehr flott gehen sollte. Die Spitze des Darmrohrs cremen Sie mit Vaseline oder ähnlicher Salbe ein, ebenso Ihren After (keine Wärmereize verursachende Salbe - z.B. Rheumasalbe - verwenden).
Füllen Sie den Irrigator mit einem Liter körperwarmem Wasser (evtl. mit etwas Kamillosan), die Wassertemperatur sollte 20° nicht unterschreiten. Das Gerät sollte etwas höher als Sie in liegender Position fallsicher angebracht bzw. aufgestellt werden.

Durchführung:

Lassen Sie etwas Wasser durch den Schlauch fließen, damit sich keine Luft mehr darin befindet. Drehen Sie nun das Krännchen auf "ZU". Legen Sie sich ganz entspannt auf Ihre linke Körperseite (wegen der Anatomie des Dickdarms) auf das Badetuch und Ihren Kopf auf das Kissen.

Bleiben Sie ganz locker - verkrampfen Sie sich nicht – atmen Sie langsam und tief durch. **Haben Sie keine Angst - es kann nichts passieren.**
Drehen Sie das Kränchen auf "AUF", knicken Sie gleichzeitig den Schlauch oberhalb des Endrohrs mit der rechten Hand ab. Führen Sie nun ganz langsam und vorsichtig das Endrohr (Vaginalrohr) in den After ein, bis Sie das Gefühl haben, jetzt reicht es. Nun lassen Sie vorsichtig den geknickten Schlauch gerade werden (es gibt kein "Ruckeln", im Gegensatz zum Öffnen des zugedrehten Kränchens), und das Wasser beginnt in den Darm zu fließen. Lassen Sie soviel Wasser wie möglich einfließen.
Wenn Sie das Gefühl haben, es fließt nicht mehr bzw. der Topf ist leer, ziehen Sie das Endrohr langsam heraus (nachdem Sie bei noch nicht geleertem Topf den Schlauch wieder abknicken, um ein Weiterfließen zu vermeiden). Legen das Endrohr in den Topf bzw. in ein erreichbares Waschbecken oder Gefäß.

Das im Darm befindliche Wasser sollten Sie einige Minuten halten. Sie bleiben zuerst auf der linken Seite liegen und drehen sich dann auf den Rücken. Sie können nun den Darm leicht massieren, indem Sie mit den Händen leichte Kreise bzw. leichte Vibrationen auf die Bauchdecke links und rechts vom Nabel ausführen (siehe auch „Die Bauch-Selbstmassage"). Sie können diese Übungen ca. 5 Minuten durchführen, sofern Sie das Wasser gut halten können. Falls Sie vorher einen Entleerungsdrang verspüren, sollten Sie diesem nachgeben.

Wenn große Stuhlmengen zu Tage kommen und/oder wenn Sie das Gefühl haben, daß der Darm noch nicht geleert ist, können Sie den Einlauf bis zu dreimal hintereinander (Serieneinlauf) durchführen.
Bei Fastenden, die nicht genügend trinken und der Darm zu trocken ist, kann es vorkommen, daß das Einlaufwasssser vom Darm einbehalten wird. Dies ist nicht weiter schlimm, der Darm holt sich auf diesem Weg die ihm fehlende Flüssigkeit.

In diesem Fall sollte der Einlauf noch einmal vorgenommen werden. Auf jeden Fall sollte der Fastende mehr trinken.

Der erste Gedanke an den Einlauf mag bei manchen Menschen ein unangenehmes Gefühl hervorrufen, jedoch verflüchtigt sich dieser nach dem "ersten Mal" und macht einem wohltuenden Atemwege wie bei einer Bronchitis, zu „Tropfnasen" wie beim Schnupfen, zur Pickelbildung wie bei Akne oder auch zu Gelenksschmerzen und -entzündungen wie beim Rheumatismus usw.

Die nachfolgend aufgeführten Rhythmen der Symptome sind die meistbeobachteten Reaktionen bei Fastenteilnehmern.

Wenn auch die eine oder andere Reaktion anfangs als negativ empfunden wird, so ist jede einzelne letztendlich für den Verlauf von großer Wichtigkeit.

Lavage

An dieser Stelle möchte ich Ihnen eine weitere Art der Darmreinigung vorstellen. „Lavage" bedeutet soviel wie Wäsche, in diesem Falle „Darmwäsche". Gemeint ist damit ein in Wasser gelöstes Salzgemisch, das zum Zweck der Darmreinigung getrunken wird. Die Wirkung ist um einiges stärker als das vorgenannte Bittersalz.

Zur Durchführung benötigen Sie pro Liter Wasser (Quellwasser, Mineralwasser ohne Kohlensäure) folgende Grundsubstanzen, die Sie sich in der Apotheke mischen lassen können:

Poliethylenglycol 4000	*59,0 g*
Kaliumchlorid	*0,895 g*
Natriumchlorid	*1,46 g*
Natriumhydrogenkarbonat	*1,68 g*
Natriumsulfat (Glaubersalz) wasserfrei	*5,7 g*

Vermischen Sie alles gut in lauwarmem Wasser und trinken Sie alle 10 Minuten einen viertel Liter (Trinkglas) davon. Sie werden bald darauf einen ziemlichen Drang zur Darmentleerung verspüren; halten Sie sich deshalb für längere Zeit eine Toilette frei. Diese Trinkkur führen Sie so lange durch, bis Ihr Darm vollständig geleert ist und nur noch klares Darmwasser kommt.

Nehmen Sie sich für diese Reinigung ca. 2 - 3 Stunden Zeit, evtl. auch länger.

Diese Art der Darmreinigung ist natürlich zeitaufwändiger und intensiver als der vorgenannte Bittersalztrunk, dafür aber wirkungsvoller.

Bevor Sie jedoch selbständig eine solche „Darmwäsche" an sich durchführen, sollten Sie sich mit Ihrem Heilpraktiker oder Azidose-Fastenbegleiter besprechen.

Die Bauchselbstmassage
nach Dr. med. Renate Collier

Die Bauchselbstmassage wird zur besseren Durchblutung des gesamten Bauchraums angewandt. Sie dient somit zum einen der Anregung der Darmperistaltik und zum anderen der Beruhigung des Darms, trägt also zur Harmonisierung des Darms bei. Weiterhin verbessert sie den Lymph- und Blutabfluß vom Darm zur Leber und den Lymphgefäßen ebenso wie den Blutrückfluß zum Herz. Auch wird durch die Bauchselbstmassage die Selbstreinigung des Darms unterstützt.

Die Bauchatmung ist die natürlichste Massage für Ihren Bauch und somit für Ihren Darm. Durch die Bewegung des Zwerchfells beim Einatmen zum Bauch hin und beim Ausatmen zu den Lungen hin wird der Darm mit all seinen Nerven, Muskeln, Blut- und Lymphgefäßen automatisch massiert.

Bitte beachten Sie bei der Anwendung folgende Hinweise:

- *Nehmen Sie sich Zeit für die Bauchselbstmassage, die einzelnen Massageschritte beanspruchen nur einige Minuten.*
- *Der Bauch soll immer sanft mit leichtem Druck behandelt werden (wie Sie das empfindliche Köpfchen eines Neugeborenen streicheln). Die Darmwand reagiert nur auf sanfte Reizimpulse. Je zarter und weicher die Massage, desto natürlicher und wirkungsvoller ist sie.*
- *Massieren Sie niemals eine schmerzende Stelle, nur die schmerzfreie Umgebung.*
- *Massieren Sie immer breitflächig mit der ganzen Hand, die Handfläche ist am sensibelsten.*
- *Lassen Sie Ihre Hände während der Massage locker auf dem Bauch liegen, als wären sie dort festgewachsen. Sie passen sich - so wie das wogende Meer sich hebt und senkt - der Bewegung der Bauchwand mit der normalen Bauchatmung an. Bei der Einatmung heben sich die Hände mit der Wölbung des Bauchs nach vorn, der Druck der Hände geht fast ganz zurück. Bei der Ausatmung folgen die Hände der sinkenden Bauchwand nach innen, der Druck verstärkt sich leicht.*
- *Die Bauchselbstmassage kann morgens nach dem Aufstehen und abends vor dem Schlafengehen durchgeführt werden. Oder Sie gönnen sich in der Mittagszeit ein paar Minuten für sich selbst.*

*Zur **Durchführung** der **Bauchselbstmassage** legen Sie sich auf den Rücken, unterlegen Kopf und Ellenbogen mit Kissen und die Knie mit einer Knierolle.*

Führen Sie nun die Bauchselbstmassage wie folgt durch:

01. *Legen Sie beide Hände auf den Bauch, wobei die Außenkanten der kleinen Finger vor den Leistenbeugen liegen und die Daumen zueinander zeigen. Spüren Sie Ihre Atmung, spüren Sie in Ihren Bauch, in Ihre Mitte hinein.*

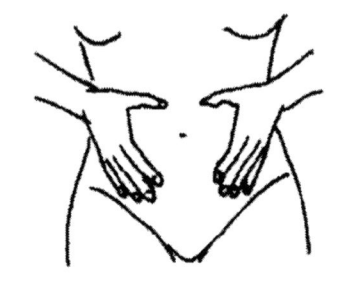

02. *Stellen Sie Ihre rechte Hand mit der Hand- und Kleinfingerkante in die rechte Leistenbeuge am Darmbeinkamm (als Widerstand gegen die Verschiebungen). Mit der linken Hand führen Sie nun im Uhrzeigersinn kreisende Bewegungen auf der linken Bauchseite durch. Die Hand bleibt hierbei auf dem Bauch liegen, lediglich das Gewebe wird verschoben. Die Massage erfolgt beim Ausatmen, beim Einatmen ruht die Hand.*

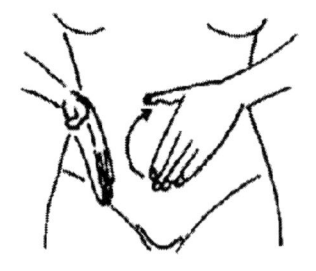

03. Entsprechend der Beschreibung Nr. 02 wird nun die rechte Bauchseite massiert, wobei die linke Hand den Bauch hält und mit der rechten Hand im Gegenuhrzeigersinn kreisende Bewegungen durchgeführt werden.

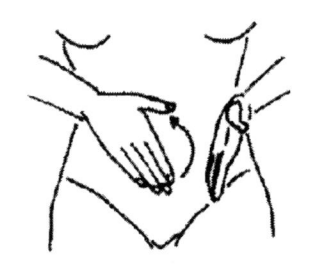

04. Nun führen Sie mit beiden Händen gleichzeitig die in den Nr. 02 und 03 genannten kreisenden Bewegungen durch - mit der linken Hand im Uhrzeigersinn, mit der rechten im Gegenuhrzeigersinn.

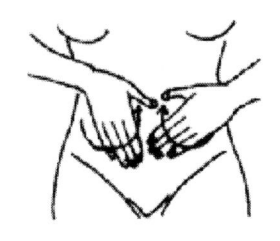

05. Sie verschieben Ihren Dünndarm:
Legen Sie Ihre rechte Hand auf den Unterbauch, Ihre linke Hand auf den Oberbauch. Verschieben Sie nun mit beiden Händen gleichzeitig im Uhrzeigersinn kreisförmig den Unter- bzw. Oberbauch.

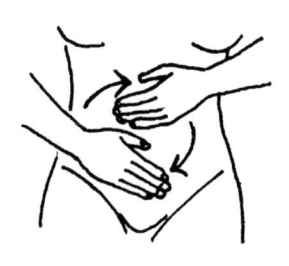

06. Legen Sie nun beide Hände nebeneinander – entsprechend Nr. 01 - auf den Bauch. Beim Ausatmen führen Sie aus den Handgelenken heraus leichte Schwingbewegungen zu den Fingerspitzen hin durch. Gleichzeitig üben Sie leichten Druck auf die Bauchdecke aus, wodurch leichte Vibrationen in den Bauch hinein entstehen.

07. *Als Abschluß legen Sie Ihre Hände gegeneinander in Nabelhöhe auf den Bauch, die Finger sind ineinander gefaltet. Bei der Ein- und Ausatmung und des dadurch bedingten Hebens und Senkens des Bauches lösen sich die Finger nicht voneinander. Durch den hierbei entstehenden Spannungsdruck der Handflächen und dem Eigengewicht der Hände entsteht ein leichter Druck auf die Bauchwand, der sich auf die Darmnerven überträgt und die Darmperistaltik anregt.*

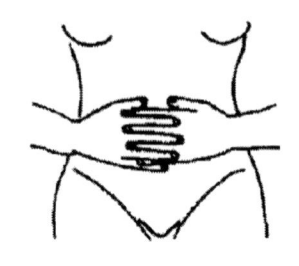

Tip: Wenn Sie diese Übung als letzte vor dem Einschlafen durchführen und Sie in dieser Stellung durchschlafen, ist Ihr Darm am nächsten Morgen automatisch massiert.

Spüren Sie nach getaner Bauchselbstmassage noch einmal in sich hinein, in Ihren Bauch, in Ihre Mitte.
Was hat sich durch die Massage verändert? Spüren Sie mehr Wärme? Ist Ihr Bauch weicher geworden? Wie fühlen Sie sich? Genießen Sie dieses Gefühl ...

Die Kopf-Gesicht-Selbstmassage

Die Kopf-Gesicht-Massage ist ein Teil der Azidose-Massage (speziell der Kopf-Nacken-Massage) nach Dr. med. Renate Collier. Sie dient der Entfernung der sich im Unterhaut-Bindegewebe angesammelten Säuren und Schlacken.

Durch dieses speziell hierfür entwickelte manuelle Rollverfahren soll eine Lockerung und bessere Durchblutung des Bindegewebes und eine Aktivierung des Lymphsystems erfolgen, wodurch die zugeführten Basen besser an die Säuren gelangen. Dadurch kann eine bessere Loslösung der Schlacken und deren Ausscheidung erfolgen.

Da diese Massageart im Original als Partnermassage angewendet wird und zur Ausführung eine zweite Person notwendig ist, habe ich durch einige Änderungen eine „Selbstmassage" daraus gemacht. Diese können Sie bei sich selbst anwenden.
Bei Anwendung an anderen Personen ist jedoch eine persönliche Einweisung durch einen erfahrenen Azidose-Berater erforderlich. Hierzu rate ich Ihnen auch, bevor Sie in Selbstversuchen an sich selbst „Hand anlegen".

Wenn Sie diese Massagetechnik erlernen wollen, können Sie dies gern in einem meiner Kurse tun. Lassen Sie sich in die Technik der Azidose-Massage einführen; in der Praxis liegt die Erfahrung.

Führen Sie nun die einzelnen Griffe wie folgt durch:

01. **Lymphdrainage des Halses:** Sie führen mit den aneinanderliegenden Fingern beider Hände leichte, die Haut lediglich verschiebende Kreisbewegungen aus. Hierbei arbeiten Sie in drei Linien von oben nach unten, beginnend an den Ohransätzen, hinunter in die Schlüsselbeingruben, dann von den Unterkieferwinkeln und schließlich von unterhalb des Kinns. Sie führen leichte und nur "fühlende, tastende" Kreise aus.

    Vorsicht im Bereich der Schilddrüse; diese wird in leichtem Bogen umgangen.

02. **Gesichtsmassage:** Sie beginnen am Kiefergelenk und führen leichte, "kneifende" Kreise gegen das Kinn hin durch.

03. Mit den gleichen Bewegungen werden die Wangen geknetet.

04. Sie drücken mit den Fingerkuppen (3 Finger) in die Jochbeingrube und verschieben mit großen, "tastenden" Kreisbewegungen das Gewebe nach allen Richtungen hin.

05. Mit einem Finger (Zeigefinger) führen Sie kleine, kreisende Bewegungen in der Grube oberhalb der Nasenflügel (Nasallaut) aus, die das Gewebe gut verschieben.

06. Sie legen beide Handflächen auf beide Wangen und führen kräftige kreisende Bewegungen durch, wobei das Gewebe gut verschoben werden soll. Dann ziehen Sie die Kreise zum Ohr hin und von hier aus mit sanfterem Druck abwärts in die Halslymphbahnen und enden wie bei Nr. 01 in den Schlüsselbeingruben.

07. Sie legen die Fingerkuppen auf das Nasenbein und streichen nach oben zur Stirn, legen dann alle Finger auf die Stirn und streichen mit Druck seitwärts aus.

08. Sie beginnen wie bei Nr. 07, streichen bis zu den Ohren (an den Schläfen sanfter werden) und drehen die Hände mit den Handwurzeln nach unten. Dann streichen Sie - mit Daumen und Zeigefinger hinter den Ohren, die anderen Finger vor den Ohren - mit leichtem Druck über den seitlichen Kopf, Hals und Schultern. Die Hände lösen sich in einer auslaufenden Bewegung in die Luft.

09. Sie beginnen wie bei Nr. 07 und streichen dann mit festen Kreisbewegungen über die Stirn zu den Schläfen. Der Druck wird nun sanfter. Von hier aus führen Sie die gleichen Kreisbewegungen abwärts durch, und zwar vor den Ohren über den Hals bis hin zu den Schlüsselbeingruben.

10. **Kopfbehandlung:** Bewegen der "Kopfschwarte".
Die Kopfhaut wird mit kreisenden Bewegungen der Fingerkuppen gegen den Knochen verschoben. Hierbei wird der Kontakt zwischen Fingern und Kopfhaut gehalten.

11. Sie denken sich Scheitellinien vom (vermutbaren) Haaransatz in den Nacken führend; auf diesen führen Sie mit "Krallenfingern" (Fingerspitzen und –nägel) mit kräftigem Druck beiderseits kleine kreisende Bewegungen durch. Sie beginnen hierbei über dem rechten Ohr und gehen langsam - Scheitel für Scheitel - zum linken Ohr.

12. Diese Bewegungen führen Sie nun in wahllosen (wilden) Kreisen auf dem ganzen Kopf aus.

Je nach Übersäuerungsgrad und Zustand des Gewebes verspüren Sie an den Tagen nach der Massage anfangs ein „Kribbeln" an den entsprechenden Körperstellen, ähnlich dem Muskelkater. Dieses Gefühl weicht jedoch und macht einem tiefen Wohlbefinden Platz.

Der Rumpfwickel
nach Kneipp

Der Rumpfwickel wird in der Azidose-Therapie als unterstützende Maßnahme eingesetzt. Er unterstützt vor allem die Durchblutung der Haut und fördert die Ausleitung von Schlackstoffen aus dem Unterhaut-Bindegewebe. Ebenso kann er bei Heilkrisen gute Dienste leisten, um deren Auswirkungen zu mildern.

Vor dem Wickel:
Ist Ihr Körper kalt oder ausgekühlt und haben Sie genug Zeit, legen Sie sich vor dem Wickel eine halbe Stunde ins Bett, um richtig warm zu werden. Oder Sie nehmen ein heißes Bad oder eine heiße Dusche, jedoch sollten Sie nicht kalt in den Wickel gehen.

Für einen Wickel benötigen Sie drei Tücher und zwei bis drei Wärmflaschen:

1. *Ein grobes Leinentuch (oder auch Baumwolltuch), das Sie als sogenanntes **nasses Tuch** anlegen. Es sollte ca. 80 cm breit und ca. 150 cm lang sein. Es können auch zwei kleinere aneinander gelegt werden.*

2. *Ein einfaches Leinentuch (oder Baumwolltuch), das ca. 10 cm breiter als das nasse Tuch sein sollte, wird als **Zwischentuch** verwendet. Nicht verwendet werden sollte ein wasser- undurchlässiges Tuch, denn das Zwischentuch dient dem langsamen und gleichmäßigen Abdunsten.*

3. *Ein Woll- oder Flanelltuch (oder eine dünne Wolldecke) dient als **Abschlußtuch**.*

4. *Es werden **mindestens zwei Bettflaschen** zum Unterlegen des Rückens und eine weitere zum Anlegen an die Füße (bei kalten Füßen) benötigt.*

So legen Sie den Rumpfwickel an:

Vor dem Wickel legen Sie sich alles so zurecht, wie Sie es benötigen. **Der Rumpfwickel reicht von der Achselhöhle bis zum unteren Rippenbogen.** *Entsprechend legen Sie das **Abschlußtuch** und darauf das **Zwischentuch** ins Bett. Beides sollte nicht kalt sein (ggf. etwas vorwärmen).*

*Nun tauchen Sie das **nasse Tuch** in kaltes bis lauwarmes Wasser und wringen es gut aus, bis es nicht mehr tropft. Legen Sie sich das Tuch nun so um die Brust, daß es **dicht anliegt**, glatt und faltenlos. Das Anlegen sollte in mittlerer Atemstellung (zwischen tiefer Einatmung und voller Ausatmung) erfolgen. Bei zu straffem Sitz beengt der Wickel die Atembewegung, bei zu lockerem Sitz schlägt er Falten und bildet Luftzwischenräume - eine gleichmäßige Erwärmung ist nicht mehr gewährleistet, und es besteht eine zusätzliche Erkältungsgefahr.*

*Nach Anlegen des **nassen Tuches** wickeln Sie sich das **Zwischentuch** ebenso fest um die Brust. Es muß mit seinen Rändern das **nasse Tuch** auf beiden Seiten überragen. Nun wird das **Abschlußtuch** ebenso angelegt. Den überstehenden Teil des **Zwischentuchs** schlagen Sie nach außen um, wodurch eine weiche und hygienische Kante gebildet wird, die Haut nicht scheuert und der Schweiß aufgesaugt wird. Umschlagfalten werden immer nach außen umgeschlagen.*

*Wenn Sie den Wickel vorschriftsmäßig angelegt haben, **decken Sie sich gut zu**, am besten mit einer warmen Wolldecke oder mit einem Oberbett. Stecken Sie die Deckenzipfel unter ihre Schultern, die Arme müssen unter der Decke liegen. Sind Ihre **Füße kalt**, wärmen Sie sie mit einer **Wärmflasche**. Legen Sie sich nach Möglichkeit je eine Wärmflasche unter den rechten und linken unteren Rippenbogen. Liegen Sie **ruhig und entspannt** im Wickel, Sie können auch einschlafen. Auf anregende Tätigkeiten wie Lesen, Fernsehen u.a. sollten Sie verzichten, sie stören die gute Wirkung des Wickels.*

*Wenn Sie nach einer halben Stunde trotz der Wärmflaschen nicht warm werden, sollten Sie ein **heißes Getränk** (z.B. Tee aus Schafgarbe, Holunder, Lindenblüten u.ä.) zu sich nehmen. Werden Sie noch immer nicht warm, lösen Sie sich aus dem Wickel - auch bei Schwächezuständen.*

Der Wickel sollte 1 ¼ - 2 Stunden dauern. Es kommt normalerweise nach 1 - 1 ½ Stunden zu einem Schweißausbruch; bleiben Sie ruhig noch eine halbe Stunde liegen und schwitzen. Wenn Sie nach ca. 1 ½ Stunden noch nicht schwitzen, sollte dies durch heiße Getränke angeregt werden.

*Legen Sie **keinen Wickel vor und nach dem Essen** (ca. 2 Stunden Abstand) an.*

Nehmen Sie dann Ihren Wickel rasch ab, bleiben noch mindestens eine halbe Stunde im Bett und trocknen sich dann gut ab.

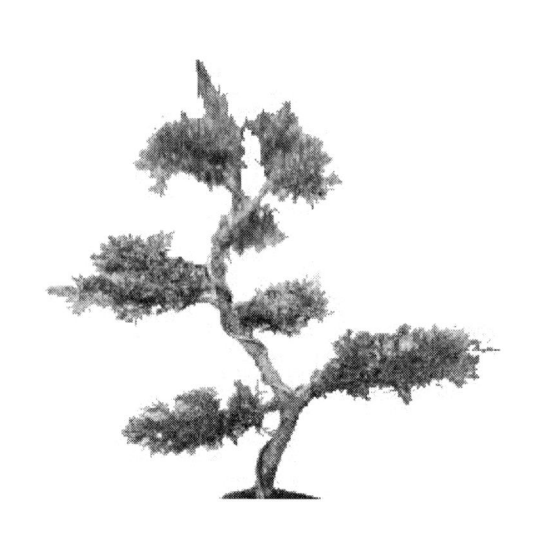

Der Leberwickel
der tägliche Fastenbegleiter

Nehmen Sie sich Zeit für den Leberwickel. Es ist ungünstig, ihn unter Zeitdruck anzulegen.
Haben Sie mittags keine Möglichkeit dazu, sollten Sie es sich aber nach der Abendmahlzeit einrichten.

Und so legen Sie sich den Leberwickel an:

* *Falten Sie ein Leintuch von ca. 50 x 70 cm der Länge nach.*
* *Tränken Sie ein Drittel in heißem Wasser.*
* *Wringen Sie das Tuchteil aus und legen es so auf die Lebergegend (rechter Rippenbogen), daß das trockene Ende nach rechts übersteht.*
* *Legen Sie sich eine Wärmflasche auf das feuchte Teil.*
* *Falten Sie das restliche Teil des Tuches als Doppellage darüber.*
* *Decken Sie sich gut mit einer Wolldecke zu.*
* *Ruhen Sie möglichst ein bis zwei Stunden.*

Die Einnahme von Rebasit

Die Einnahme eines **basischen Mineralsalzgemisches** ist nach der basenüberschüssigen Ernährung die zweitbeste Möglichkeit, einen Mangel an Basen zu verhindern oder auszugleichen. Die in der Literatur oder in Apotheken angepriesenen Rezepturen sind mehr oder weniger geeignet. Abzuraten ist jedoch von solchen, die neben den Mineralstoffen noch andere Inhaltsstoffe wie z.B. Milchzucker enthalten, da deren Wirkung im Rahmen einer Azidose-Kur nicht unbedingt erwünscht ist.

Als ein sehr gutes Mittel hat sich in der Azidose-Therapie **Rebasit** erwiesen. Rebasit ist eine Mischung basischer Salze, deren Bestandteile bis in die Körperzellen gelangen können, um dort einen Basenmangel auszugleichen.

Außerdem erleichtert es in der Azidose-Kur die Ausschwemmung der Säuren aus dem Körpergewebe. Es werden mehr Basen zur Verfügung gestellt, damit die durch andere Maßnahme losgelösten Säuren neutralisiert und durch die Nieren ausgeschieden werden können.

*Die Einnahme von Rebasit kann mit Hilfe der pH-Streifen dosiert werden. Hierbei sollte der Säuregrad des Urins über drei Tage vor der Einnahme von Rebasit gemessen werden. Ab dem vierten Tag können Sie ein- bis dreimal täglich Rebasit einnehmen. Dann wird **jeder** Urinwert in die entsprechende Tabelle eingetragen, wobei auch die Angaben, wann Sie was essen, wie auch Ihre gesundheitlichen Veränderungen eingetragen werden sollten.*

Im Normalfall ist der Urin morgens sauer, verändert sich dann und bleibt über den Tag basisch. In diesem Fall kann die Dosis eingehalten werden. Ist der Urin morgens und den ganzen Tag über basisch, sollte solange weniger Rebasit eingenommen werden, bis die pH-Werte morgens wieder sauer sind.

Der pH-Wert des Urins hängt nicht nur von der eingenommenen Rebasitmenge ab, vielmehr wieviel Säuren und Basen bei einem entsprechenden Übersäuerungsgrad ausgeschieden werden.

Die Menge der ausgeschiedenen Säuren hängt vor allem davon ab, vieviel Säure vom Körper produziert wird, wieviel Säure durch die Nahrung und deren Verstoffwechselung dem Körper zugeführt wird und vor allem wieviel Säure durch die Behandlung in der Azidose-Kur aus dem Körpergewebe freigesetzt wird und über den Urin den Körper verlassen kann.

Wir beeinflussen in der Kur
- *die Säureproduktion, indem wir dem Körper mehr Ruhe gönnen, wodurch weniger Säure produziert wird, und*
- *die Säurezufuhr durch die Nahrung, indem wir die basenüberschüssige Heilkost essen.*

*Durch die **Behandlung** wollen wir erreichen, daß der Körper möglichst **viel Säuren ausscheidet**. Hierzu haben wir verschiedene Methoden zur Verfügung, vor allem*
- *die **Azidose-Massage**, ein speziell hierfür entwickeltes Gewebe-Rollverfahren zur Ausleitung der festsitzenden Schlacken im Bindegewebe,*
- *aber auch den **Kneipp-Wickel**,*
- *sowie das **Basenbad**, in dem ca. 100 g Natriumbicarbonat (z.B. Bullrich-Salz-Pulver) in einem Vollbad aufgelöst werden. Die Badezeit sollte mindestens eine Stunde betragen, ebenso die Nachruhezeit. Lesen Sie hierzu auch im Kapitel „Die Haut ..."*

*Eine ähnliche Wirkung hat ein **Zuckerrübensirupbad** (hoher Elektrolytanteil im Sirup). Bei dieser in Ungarn weit verbreiteten Badeform werden für ein Vollbad ca. 3 Eßlöffel Sirup verwendet. Empfohlen werden drei Bäder in der Woche.*

*Ebenso fördern **Dauerdusche, Saunabesuche** (je nach Verträglichkeit) oder **Spaziergänge** die Ausscheidung von Säuren.*

Aufgrund dieser verschiedenen Anwendungsmöglichkeiten bzw. bei Nichtanwendung dieser Möglichkeiten können die pH-Werte während der Kur oft schwanken. Entsprechend sollten die eingenommenen Rebasitmengen verändert werden.

Auch eine langfristige Überdosierung von Mineralsalzen kann die Bildung von Nieren- oder Blasensteinen fördern. Sie sollten deshalb immer mit Ihrem Fastenbegleiter sprechen.

Es ist aber wesentlich sinnvoller und "natürlicher", die Basen auf Dauer aus basenreichen Nahrungsmitteln aufzunehmen als aus einer "unnatürlichen" Mischung von Mineralsalzen.

Bei längerer Einnahme von Rebasit arbeitet der Magen als Regulator des Säure-Basen-Haushalts. Sobald keine Säuren mehr im Magen existieren, wird die Säure aus dem Körper angefordert, bis alle Säuredepots geleert sind.

Der pH-Wert

*Um festzustellen, wie stark der Mensch übersäuert bzw. basisch ist, wurde ein **Meßwert für die Stärke der Säure** eingeführt, der sogenannte **pH-Wert**. Die Stärke einer Base bzw. einer Säure hängt davon ab, wie viele Wasserstoffionen in der Flüssigkeit enthalten sind. Je mehr Wasserstoffionen vorhanden sind, desto saurer ist die Flüssigkeit.*

Der pH-Wert wird auf einer Skala in einem Meßbereich von 0 - 14 dargestellt.
In der Mitte der Skala, bei pH-Wert 7, befindet sich der neutrale Bereich. Links davon, im Bereich unter pH 7 bis 0, befindet sich der saure Bereich. Rechts davon, über pH 7 bis 14, befindet sich der basische (alkalische) Bereich.

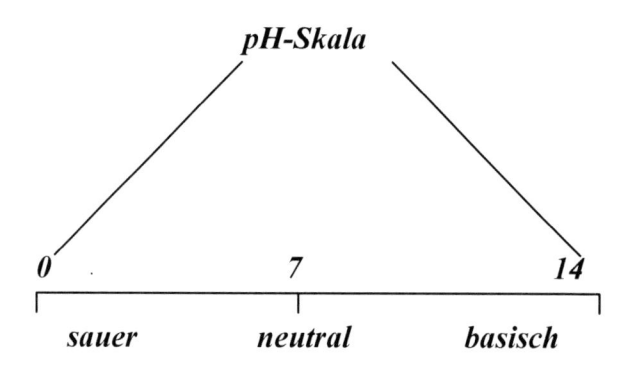

pH-Skala

0	7	14
sauer	neutral	basisch

Um einen Überblick in die saure bzw. basische Ausscheidung des Körpers zu bekommen, wird der Urin mit einem geeigneten Indikatorpapier (z.B. Indikatorpapier für Rebasit - pH 5,2 - 7,4 - in der Apotheke erhältlich) gemessen. Der Teststreifen wird kurz in den mittleren Urinstrahl gehalten und zeigt so durch eine entsprechende Verfärbung den Basen- bzw. Säuregrad an. Dieser Test gibt Auskunft über den augenblicklichen Säure-Basen-Zustand, jedoch nicht über den Grad der Übersäuerung. Dies sollten Sie mit Ihrem Fastenbegleiter besprechen.

*Zur Verdeutlichung der Messungen und zur Besprechung der entsprechenden Werte und deren laufenden Veränderungen während der Azidose-Fastenzeit tragen Sie die Werte in die nachfolgend aufgezeigte **pH-Liste** ein. Kreuzen Sie einfach den gemessenen Wert gem. der oben waagerecht genannten Wertskala bei der entsprechenden Uhrzeit (links und rechts senkrecht beschrieben) an. Wenn Sie diese Markierungen miteinander verbinden, haben Sie jede Veränderung auf einen Blick.*

Für ein ausgewogenes Gleichgewicht werden im Organismus Säuren und Basen benötigt. Auch die Stoffwechselvorgänge laufen im basischen Milieu leichter und besser ab.
Deshalb ist es wichtig, daß das Säure-Basen-Gleichgewicht dahingehend ausgerichtet ist, einen pH-Wert von 7 - 7,4 zu erreichen und zu erhalten.

Die pH-Liste

Name: ....

Anfangsdatum: ....

Datum:	h	7,4	7,0	6,8	6,5	6,2	5,8	5,5	5,2	h
....	0									0
	02									02
	04									04
	06									06
	08									08
	10									10
	12									12
	14									14
	16									16
	18									18
	20									20
	22									22
	24									24
....	02									02
	04									04
	06									06
	08									08
	10									10
	12									12
	14									14
	16									16
	18									18
	20									20
	22									22
	24									24

Die wichtigsten Bauchformen
mit den entsprechenden Körperhaltungen
nach Dr. Mayr

1. Entzündlicher Kahnbauch

Der Kahnbauch hat in Rückenlage die Form eines Kahns. Er wird auch Hunger- oder Hohlbauch genannt. Die vordere Bauchwand ist stark eingezogen. Es erfolgte über mehrere Tage keine Nahrungsaufnahme (Hungerödem) und eine dadurch bedingte Verkleinerung der Eingeweide. Die Einwirkung von Schadstoffen auf die Schleimhaut über längere Zeit rufen Entzündungen hervor. Die Bauchmuskulatur zieht sich zusammen, je nach Entzündungsgrad entsteht ein Druckschmerz. Statt Bauchatmung erfolgt Brustkorbatmung.

2. Gasbauch

a. Eiförmiger Gasbauch

Habachthaltung

Hier liegt bereits ein chronischer Verdauungsschaden im Magen-Darm-Trakt (Oberbauch) vor. Da mehr Platz benötigt wird, erfolgen eine Hochwölbung des Brustkorbs, eine Streckung der Wirbelsäule und eine Hochstellung des Zwerchfells. Im Vordergrund stehen Gährungsprozesse, Bildung von Gasen und das Aufblähen der Darmschlingen, was bis zum ballonartigen Aufblähen des Leibes führen kann (beginnende Großtrommelträgerhaltung).

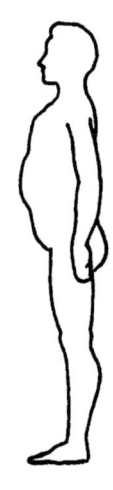

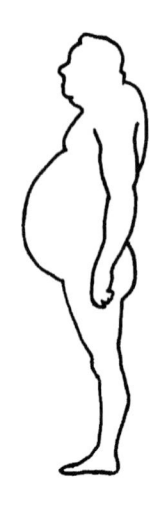

b. Kugelförmiger Gasbauch

Großtrommelträgerhaltung

Der Gasdruck spannt den Bauch zur prallen Tonne. Die gasgefüllten Darmschlingen drängen zum höchsten Punkt im Bauchraum, es erfolgt Druck in Richtung Zwerchfell und Herz.
Haltung: Der Hals verschwindet, der Kopf steckt zwischen den Schultern. Es erfolgen Buckelbildung der Brustwirbelsäule und Einknickung der Lendenwirbelsäule.

3. Schlaffer Kotbauch

Anlaufhaltung   *lässige Haltung / Sämannshaltung*

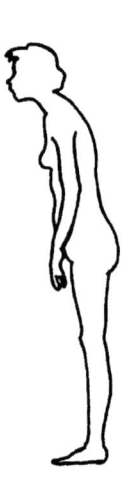

Der Unterbauch ist betroffen. Durch Fäulnisprozesse des Darminhalts erfolgt eine chronische Erschlaffung der Därme. Der Unterbauch hängt nach vorn unten und hat, je nach Grad der Erschlaffung, die Form eines herabhängenden Sackes. In Rückenlage zerfließt der Bauch zu beiden Seiten, im Gegensatz zum entzündeten Kotbauch, bei dem die Form erhalten bleibt. Bei ausgeprägtem Kotbauch kommt es zur Sämannshaltung (siehe Bild rechts außen).

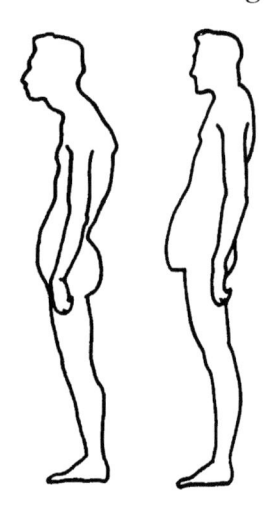

4. Entzündlicher Kotbauch

Entenhaltung (Spitzbauch)

Diese Bauchform entsteht aus dem schlaffen Kotbauch. Zersetzungsprozesse des Darminhalts und Gifte verursachen Entzündungen, es bildet sich ein Mischbild von Erschlaffung mit aufgepfropfter Entzündung. Dieser sogenannte Spitzbauch ist hart, druckschmerzhaft, steif und lagestabil (im Gegensatz zum schlaffen Kotbauch).

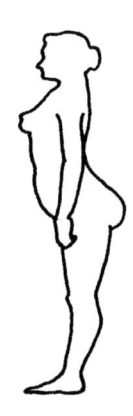

3. Gas-Kotbauch

Beginnende Großtrommelträgerhaltung

Diese Form ist eine Kombination von Gas- und Kotbauch. Wir haben die Kennzeichen beider Bauchformen nebeneinander: Die Oberbauchwölbung des Gasbauches und die Unterbauchausbuchtung des Kotbauches. In Rückenlage haben wir die gasgefüllten Oberbauchdarmschlingen und den schlaffen, „zerfließenden" Unterbauch.

4. Entzündlicher Gas-Kotbauch

Großtrommelträgerhaltung

Dies ist eine Mischung aus Gasbauch und entzündetem Kotbauch: Die oberen Darmschlingen sind aufgebläht und die unteren Darmschlingen durch Entzündung nach vorn gedrückt (Gas-Spitzbauch).

... und so sollte ein normal gewachsener Bauch und die dazugehörige Haltung aussehen:

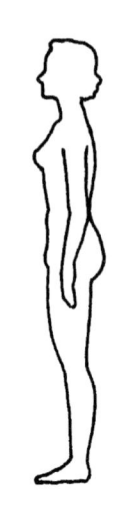

Der Stuhl

„Der Mensch ist, was er ißt"
Über dieses wahre Sprichwort sollten wir uns Gedanken machen.

Wenn wir uns die vorgenannten körperlichen Fehlhaltungen und die dazugehörenden Darmprobleme und sonstigen Schäden vor Augen halten, sollte es uns ein Bedürfnis sein, unseren Darm sauber und gesund zu erhalten. Deshalb ist beim Azidose-Fasten neben der Entgiftung des Gewebes die Darmreinigung und dessen Sauberhaltung von größter Wichtigkeit.

Ist es nicht unser aller Wunsch, einen schön geformten, geruchsneutralen und glänzenden Stuhl zu erhalten? Aber was fördern wir statt dessen zu Tage? Sind es nicht oft schleimige, zerfetzte, knorpelige, harte und übelriechende „Rückstände", die unseren Darm verlassen? Um einen gesunden Stuhl zu erlangen, sollten wir darauf bedacht sein, unseren Darm regelmäßig zu pflegen und ihm urgesunde Kost im Rahmen des Säure-Basen-Haushalts zuzuführen. Denn nur ein gesunder Darm bringt einen gesunden Stuhl hervor.

Der Stuhl ist ein Produkt, an dem alle Bereiche des Verdauungsapparates beteiligt sind. So wirkt auch die Darmflora maßgeblich mit. Jedoch darf aufgrund eines geformten und geregelten Stuhlganges noch nicht die auf normale Funktion aller dazugehörigen Bereiche des Verdauungstraktes geschlossen werden. Ein normaler Stuhlbefund allein kann nicht als Beweis für die Gesundheit des Darms verwertet werden. Andererseits sind Stuhlveränderungen immer als Zeichen von veränderten Darmverhältnissen anzusehen.

*Als **Normalstuhl** wird der täglich von einem gesunden Verdauungsapparat abgesetzte Stuhl bezeichnet, der folgende Eigenschaften aufweist: Er sollte wurstförmig geformt, etwa maiskolbengroß mit abgerundeten Enden und hell- bis dunkelbraun gefärbt sein. An der Oberfläche sollte er infolge des Schleimüberzugs glatt und glänzend sein und mangels gasigen Zusätzen im Wasser untergehen. Er besitzt einen geringen bis nicht wahrnehmbaren Kotgeruch (Eiweißfäulnis) und sollte deshalb weder auffallend übel (z.B. aashaft) noch säuerlich riechen, was wiederum auf Darmfäulnis oder -gärung schließen ließe.*
Wegen des normalen Schleimüberzugs erfolgt die Stuhlabsetzung auf ganz saubere Art. Eine Beschmutzung des Afters und eine nicht völlige Säuberung der Toilettenschüssel nach der Spülung lassen auf eine Schädigung des Verdauungstraktes schließen.
Bedenken Sie, daß sich gesunde Säugetiere (z.B. Rehe, Hunde, Katzen, Pferde) durch die Stuhlabsetzung überhaupt nicht beschmutzen.
Hierzu Dr. F.X. Mayr's humorvolle, aber folgerichtige Bemerkung: „Das Toilettenpapier ist das Reagenzpapier zur Prüfung des Stuhlzustandes". Je mehr Toilettenpapier bis zur Säuberung benötigt wird, desto gereizter und entzündlich verändert ist der Darm.

Bei nicht täglicher Darmentleerung (nur jeden 2., 3., 4. Tag usw.) besteht der Verdacht auf zu langsamen, verzögerten oder auch behinderten Transport des Darminhaltes mit verspäteter Ausscheidung.

Als Ursache hierfür steht nicht grundsätzlich eine Dickdarmträgheit, sondern oft Störungen des Magen-Darmtrakts (hauptsächlich des Dünndarms) und der Verdauungsdrüsen Leber, Galle und Bauchspeicheldrüse. Auch können entzündliche Bereiche des Dünn- und Dickdarms, krampfhafter Analverschluß oder entzündete Divertikel (Ausstülpungen der Darmwand) oder Tumore die Ursache sein.

*Ein **harter Stuhl** entsteht meistens durch zu großen Flüssigkeitsentzug des Darminhaltes bei zu langsamer Darmpassage.*

*Ein **weichbreiiger Stuhl**, auch wenn er nur einmal täglich erfolgt, läßt auf vermehrten Reizzustand des Dickdarms schließen. Je wäßriger oder dünnbreiiger ein Stuhl ist, desto größere Bereiche des Dickdarms - vom After aufwärts - befinden sich im akuten Reizzustand. Haben wir mehrmals täglich breiige oder flüssigbreiige Stühle, und sind diese noch mit Schleim behaftet, können wir von größeren Zersetzungs- und Entzündungsvorgängen im Verdauungstrakt ausgehen.*

*Bei Gährungsprozessen im Dünndarm - oft mit Beteiligung der Bauchspeicheldrüse - erhalten wir einen **zerfransten, zerrissenen, mit Eiweiß- und Fettzellen durchsetzten oder schaumigen Stuhl.***

*Überregungszustände des Kotreservoirs verursachen einen **dünnwürstigen, kleinen Stuhl**, wobei jede kleine Füllung bereits eine Entleerung erzwingt.*

*Bei einem **bleistiftdünnen, bandförmigen Stuhl** besteht der Verdacht auf eine entzündliche Reizung in Dünndarmbereichen und starker Reizung im Enddarm. Hierbei muß eine Darmentleerung mit Hilfe der Bauchpresse erzwungen werden, wobei sich der Schließmuskel des Afters nur ungenügend öffnet. Möglicherweise besteht auch ein Darmtumor.*

*Ein **großballiger Stuhl** deutet auf eine verspätete Kotentleerung aus dem Mastdarm hin, bedingt durch den Schutzmechanismus (-krampf) des Schließmuskels, insbesondere bei Hämorrhoiden, Einrissen in der Schleimhaut oder bei willkürlicher Stuhlfesthaltung.*

***Kleinknolliger Stuhl** entsteht meistens durch krampfartig entzündete Darmbiegungen. Durch krampfende Darmbereiche wird die normale Stuhlpassage gehemmt, wodurch der sog. **Schafskotstuhl** entsteht.*

*Wollen Sie nun feststellen, mit welcher Geschwindigkeit Ihr Darm arbeitet, können Sie dies anhand der **„Spinatprobe"** tun: Essen Sie ein „farbloses" Frühstück (z.B. Reiswaffeln mit Butter, Kartoffeln mit Butter, Banane), also keinen Salat oder Gemüse, das Farbe im Stuhl hinterlassen könnte. Zum Mittagessen machen Sie sich eine große Portion Spinat mit Kartoffeln, und am Abend (bei Bedarf) wieder eine farblose Mahlzeit.*
Bei normaler Darmtätigkeit zeigt sich am nächsten Morgen ein grünlicher bis schwarz-grünlicher Stuhl, sauber abgegrenzt von hellen Abschnitten. Je länger dieser „Spinatstuhl" ausbleibt, desto langsamer arbeitet Ihr Darm.

Bei Unverträglichkeit oder Abneigung gegen Spinat kann dieser Test auch mit Roten Beten durchgeführt werden. In diesem Fall ist der Stuhl entsprechend gefärbt.

Die Haut
und die entsprechende basische Körperpflege

Die Haut ist neben den Nieren unser größtes Ausscheidungsorgan, besonders während der Zeit der Entsäuerung. Über die Haut entledigt sich der Körper überschüssiger Säuremengen, was natürlich zu sichtbaren Veränderungen führt. Schauen Sie sich die Hautveränderungen des menschlichen Körpers einmal genau an:

Der Mensch stammt – wie wir ja alle wissen – aus dem Wasser. Er wächst 9 Monate im Mutterleib im basischen Fruchtwasser heran, das einen Wert von pH 8,5 hat. Ein Neugeborenes besitzt also eine basische Haut.

Im Verlauf des Lebens verändert sich das Hautmilieu durch die sauren Ausscheidungen von Säuren und Schlacken sehr zum Sauren hin. Dieser Hautzustand wird auch als „Säureschutzmantel" der Haut bezeichnet, was jedoch ein großer Irrtum ist. Diesen Begriff gibt es in der Azidose-Therapie nicht. Der angebliche Säureschutzmantel ist nichts weiter als die saure Müllabfuhr des Körpers über die Haut, was von Säureforschern bestätigt wird.

Auf einem „Schutzmantel" gedeihen keine Pilze, Flechten usw., wohl aber in einem sauren Hautmilieu mit Werten von unter pH 6. Vermutlich kommt diese Bezeichnung daher, daß diese sauren Hautwerte im Laufe der Jahrzehnte den Versäuerungen der Haut angepaßt und dementsprechend zu Neutralwerten bestimmt wurden. Wenn Werte vor Jahren noch als „krankhaft" galten, sind sie heute plötzlich „normal" und werden als „allgemein üblich" eingestuft. Aus Sicht der Säureforscher und in der Azidose-Therapie arbeitenden Menschen ist dies ein großer Irrtum, denn der Neutralwert liegt nicht bei pH 5,5, sondern bei pH 7,0.

Auch wenn uns diverse Firmen ihre Duschshampoos über die Werbung mit „hautneutralem Wert" mit pH 5,5 verkaufen wollen, so ist dies schlicht und ergreifend die Unwahrheit.

Mit diesen Werten ist ein Shampoo oder eine Lotion saurer als die sauren Körperausscheidungen eines übersäuerten Menschen.

Es wurde auch schon behauptet, daß der „Säureschutzmantel" notwendig sei und die Haut vor dem Austrocknen bewahren und vor dem Eindringen von Bakterien schützen soll. Bakterien verfügen jedoch über keine Eigenbewegung, ein Eindringen ist nur bei Verletzungen wahrscheinlich. Der saure Wert von pH 5,5 würde auch nicht ausreichen, um krankmachende Bakterien oder Pilze abzutöten. Entsäuerungsforscher haben erkannt, daß der Säureschutzmantel der Haut auf eine krankhafte Ausscheidung über die Haut als Folge von Stoffwechselstörungen zurückzuführen ist. Das nicht ausreichend neutralisierte Gewebewasser verdunstet auf der Haut, wodurch eine konzentrierte Menge Säure auf der Haut zurückbleibt. Somit haben wir den vorgenannten sauren Müllplatz.

Halten Sie sich einmal diese Situation vor Augen: Unser Körper will über die Haut Säuren ausscheiden, die, je nach Verschlakkungsgrad, mit pH-Werten von 6,5 bis unter 6 nach außen dringen. Nun halten wir der Haut mit unserem sogenannten "hautneutralen" Duschschampoo die "Säurepeitsche" mit pH-Werten von 5,5 bis 5 entgegen.

Was passiert? Die ausscheidungswillige Säure zieht sich sofort von der Hautoberfläche ins Körperinnere zurück, statt neutralisiert oder entfernt zu werden. Die Oberhaut fühlt sich zwar kurzfristig befreit an, aber nach einer gewissen Zeit will die Säure wieder hinaus. Der sauer "gepflegte" Mensch spürt wieder eine erneute "Pflegebedürftigkeit", duscht, cremt und fettet sich erneut ein. Dieser Vorgang kann sich pausenlos wiederholen, besonders bei stark übersäuerten Menschen, und die zurückgeschickten Säuren setzen sich im Hautgewebe ab. Abgesehen von der Chanchenlosigkeit der Säuren, den Körper verlassen zu können, treten nun häufig stärkeres Hautjucken und in schlimmeren Fällen allergische Hautreaktionen wie z.B. Neurodermitis, Schuppenflechte und Hautekzeme auf.

Im sauren Hautmilieu gedeihen besonders Pilze (Mykosen), z.B. Haut- und Fußpilz, Nagel-, Blut- und Scheidenpilz. Freigesetzte Stoffwechselgifte der Pilze können zu Nervenschäden führen, z.B. zu Aggressionen und Hyperaktivität, Passivverhalten und Depressionen.

Durch Ausscheidungen von Säuren und Schlacken (= Salze, aus Säuren gebildet) über die Haut entstehen u.a. Hautjucken und –allergien, Akne, Fußschweiß und –pilze und übelriechende Körperausscheidungen.

Geben Sie Ihrer Haut während der Zeit der Entschlackung und Entgiftung - und natürlich auch außerhalb dieser Zeit - basische Hilfen zur Reinigung. Benutzen Sie für Ihre Körperreinigung Kernseife, Kali- oder Natronseife und für Ihr Badewasser basische Salze oder basische flüssige Schmierseife (was einen Wert von bis zu pH 10 ergibt).

Monatelange Versuche mit täglichen Waschungen, Bädern und Dauerbrausen mit neutralisiertem Wasser ergaben eine schöne, weiche, gut riechende und gesunde Haut. Pflegelotionen oder Nachfettung waren durch die entschlackenden und den Hautstoffwechsel anregenden Maßnahmen nicht notwendig. Aber solange ein Säureüberschuß besteht, wird der „saure Schutzmantel" nach spätestens 3 Stunden wieder erreicht sein.

Der völlig gesunde Mensch gibt keinerlei unangenehme Gerüche aus Mund, Harnröhre, Darm, Hautporen oder Drüsen ab.

Durch Anwendung eines basischen Vollbades mit Werten bei pH 8,5 werden die Talgdrüsen zur Selbstfettung der Haut angeregt. Die Selbstfettung der Haut wiederum bewirkt eine Wasserabstoßung, wodurch die Haut nicht schrumpelig wird. Diese Fettschicht auf der Haut kann durchaus als eine „Schutzschicht" der Haut angesehen werden.

Im Gegensatz dazu wird in einem herkömmlichen Schaumbad mit den vorgenannten sauren pH-Werten durch die enthaltenen wasserlöslichen Substanzen das Hautfett entfernt, wodurch ein intensiverer Kontakt zwischen Haut und Wasser entsteht.

Basische Vollbäder mit ein paar Eßlöffeln basischem Salz können Sie bei ca. 36 - 37° für eine Dauer von einer halben bis zu drei Stunden nehmen. Zwecks intensiverer Entschlackung wurden Badezeiten bis zu neun Stunden durchgeführt. Dies sollte jedoch jeder für sich und sein eigenes Wohlbefinden selbst entscheiden. Achten Sie darauf, daß der pH-Wert Ihres Badewassers bei 8,5 liegt (pH-Wert des Lebens – des Fruchtwassers), die Entschlackung beginnt bei etwa 1,5 Stunden.

Zusammenfassend kann gesagt werden, daß basische Bäder Säure neutralisieren, die Haut zur Ausscheidung von Säuren und Schlacken anregt (wodurch eine einwandfreie Entschlackung über die Haut stattfinden kann) und eine Selbstfettung der Haut und dadurch ein verbessertes Erscheinungsbild der Haut bewirkt.

Die basische Körperpflege hat viele Vorzüge – nutzen Sie sie – Sie werden vom Erfolg (spürbar) begeistert sein.

Nachfolgend möchte ich Ihnen einige Möglichkeiten nennen, wie Sie sich basisch pflegen können:

- Basisches Vollbad:
Baden Sie 60 – 120 Minuten oder auch länger und reiben Ihre Haut alle 10 Minuten mit einem Waschlappen oder einer Badebürste ab. Hierdurch wird die Ausscheidungsfunktion der Haut verbessert.

- Basisches Sitzbad:
Genießen Sie Ihr Sitzbad 15 – 30 Minuten. Im Sommer bereiten Sie sich ein Erfrischungsbad bei 25 – 28° und baden darin bis zu 15 Minuten. Streifen Sie das basische Badewasser ab und lassen es auftrocknen. Basische Sitzbäder sind sehr hilfreich bei schlecht heilenden Hautproblemen im Anal- und Genitalbereich.

- Basische Dusche:
Streifen Sie das Wasser nach dem Abduschen ab und geben basisches Badesalz auf einen Waschlappen. Reiben Sie Ihren Körper damit ein und lassen es etwas einwirken. Dann brausen Sie sich nochmals ab, streifen das Wasser ab und lassen es auftrocknen.

- Basisches Fußbad:
Ein basisches Fußbad können Sie 30 – 60 Minuten oder als Dauerfußbad für eine bis vier Stunden genießen. Normalerweise nehmen Sie ein warmes Fußbad. Manche Menschen bevorzugen Wechselfußbäder, abwechselnd warm und lau, oder auch nach dem warmen Fußbad ein kurzes kaltes Tauchbad, um danach gleich in's Bett zu gehen und gut zu schlafen.
Bei Krampfadern und Besenreisern wird ein Fußbad mit einer Badetemperatur von 25 – 28° empfohlen. Hier gilt die Faustregel: Je größer der Schweregrad der Krampfadern, desto niedriger die Temperatur des Badewassers. Ebenso empfehlenswert sind hier täglich abwechselnde Anwendungen von Eiswickeln und Salzsocken, wobei die Wirkung der Salzsocken mit Roßkastanienextrakt noch verstärkt werden kann.

- Basisches Handbad:
Geben Sie eine Messerspitze basisches Salz in das kalte Wasser Ihres Handwaschbeckens und baden Ihre Hände jeden Morgen ca. 5 Minuten darin. Sie können die basische Wirkung mit Fingergymnastik unterstützen.
Durch basische Handbäder erhalten Sie schöne und gepflegte Hände.

- Basische Intim- und Analpflege *ist eine langanhaltende Wohltat in Dusche, Bad oder Bidet. Dies ist besonders in der warmen Jahreszeit wichtig. Spülen Sie das basische Wasser nicht ab, sondern streifen es ab und lassen es auftrocknen. Diese Art der Körperpflege ist sehr wichtig zur Unterstützung des basischen Milieus der Schleimhäute im weiblichen Genitalbereich.*

- *Bei der* **basischen Desodorierung** *reiben Sie etwas basisches Salz in die gewaschenen, feuchten Achselhöhlen und lassen es auftrocknen. Diese Anwendung ist auch bei verpilzten Fuß- und Fingernägeln empfehlenswert.*

- Basische Salzsocken:
Streuen Sie einen gehäuften Teelöffel basisches Badesalz in etwa einen halben bis ganzen Liter körperwarmes Wasser und lösen es gut auf. Legen Sie nun ein Paar dicke Schafwoll- oder Baumwollsocken hinein, bis sie durch und durch naß sind. Die Socken werden gut ausgewrungen und für die Nacht angezogen. Wählen Sie hierfür eine Nummer größer als die Schuhgröße, damit die Socken nicht zu eng sitzen und nicht spannen. Ziehen Sie über die feuchten Socken noch ein Paar trockene. Falls Sie zu kalten Füßen neigen, legen Sie sich eine Bettflasche unter die Füße.

- Basische Salzhandschuhe:
Geben Sie einen gestrichenen Teelöffel basisches Badesalz auf etwa ½ Liter körperwarmes Wasser. Die Verwendung ist wie bei den basischen Salzsocken. Verwenden Sie hierfür gestrickte Wollfingerhandschuhe und ziehen Fäustlinge darüber.

- Basischer Salzwickel:
Nehmen Sie einen gestrichenen Teelöffel basisches Salz auf ½ bis 1 Liter körperwarmes Wasser für einen Leber- oder Kneipp-Wickel (siehe dort!) und decken den warmen und feuchten Wickel warm und trocken ab.

- Basische Salzmassage:
Reiben Sie Ihre zu massierenden Hautpartien mit einem Massageöl ein, geben etwas basisches Salz darauf und massieren es gut ein. Zweckmäßigerweise sollte die Massage in die Richtung erfolgen, in der z.B. bei der Azidose-Massage der Lymphfluß angeregt wird oder sonstige zu unterstützenden Körperprozesse verlaufen, jedoch niemals dagegen.

Falls Sie mit hartnäckigen Flechten am Körper behaftet sind, reiben Sie etwas basisches Salz in die angefeuchtete Hautbereiche ein. Dies kann möglicherweise zu Hautrötungen oder Brennen kommen, was aber nach einigen Tagen vergeht. Dafür verschwinden auch die Flechten.

*- **Basische Nasenspülung:***
Lösen Sie eine Messerspitze basisches Badesalz in einem Glas lauwarmes Wasser auf, schütten es mehrmals in die hohle Hand und ziehen die Lauge durch die Nase auf, bis sie den Rachen hinunterläuft. Durch diese Spülung werden Kiefer- und Stirnhöhlen frei und die Abwehrkräfte des gesamten Mund- und Rachenraums gestärkt. Ebenso können sie bei Augen- und Ohrenproblemen angewandt werden.

*- **Basische Gesichtsmasken** haben sich bei vielen Hautproblemen bewährt. Geben Sie einen Teelöffel basisches Salz in etwas lauwarmes Wasser und dicken es mit „Heilerde äußerlich" an. Tragen Sie diese basische Masse auf die Haut auf und lassen sie etwa eine halbe Stunde einwirken. Danach spülen Sie die Maske gut ab. Bei Akne können Sie auch Kamille-Dampfbäder anwenden.*

*- **Basische Kinderpflege:***
Für eine Kinderbadewanne (ca. 20 Liter) nehmen Sie einen gehäuften Teelöffel basisches Badesalz. Die zarte Babyhaut wird hierbei nicht entfettet; das Wasser brennt nicht in den Augen.

*Des weiteren können Sie **basische Zahnpflege** vornehmen, indem Sie etwas basisches Salz mit dem feuchten Finger leicht über Zähne und Zahnfleisch reiben, ausgiebig spülen und mit einer Prise basischem Badesalz im Wasser gurgeln. Auch Ihre Zahnprothese können Sie über Nacht in einem Becher mit basischem Wasser pflegen. *)*

---

*) Lesen Sie mehr zu diesem Thema in „Gesundheit durch Entschlackung" von Peter Jentschura / Josef Lohkämper, Gesundheitsverlag Peter Jentschura

Ein ebenso wichtiges Kapitel ist die Wirkung der **Sonne** *auf die* **Haut**. *Es soll ja Menschen geben, die die Sonne als den größten Feind der Haut bezeichnen. Viele schönheitsbewußte Schauspielerinnen berichten, daß sie jeden Sonnenstrahl meiden, um Schäden an ihrer Haut zu umgehen. Es ist bekannt, daß sich Sonnenbäder desto gefährlicher auswirken, je saurer die Körpersäfte sind. Wenn sich Säure auf der Hautoberfläche befindet und diese zusammen mit Schweiß oder anderer Feuchtigkeit der Sonne ausgesetzt ist, beginnt sie eine ätzende Wirkung zu entfalten. Unter diesen Bedingungen können auch wenige Sonnenstrahlen zum kosmetischen Problem werden. Mit der* **Entsäuerung** *verschwindet diese übermäßige Empfindlichkeit gegen das UV-Licht. Wer vorher sehr schnell einen Sonnenbrand bekam, kann nun mehr Sonne schadlos vertragen. Die Überempfindlichkeit gegenüber der Sonne ist keineswegs eine echte Allergie, wie so mancher Mediziner annimmt. Der Stoffwechsel in der Haut wird unter dem Einfluß der Sonne derart angeregt, daß Schlacken in Form vom kleinen Pickeln oder roter Pünktchen an die Oberfläche treten. Die Gabe von basisch wirkendem Kalzium ist deshalb eine sehr sinnvolle Maßnahme. Durch die Verjüngung des Gewebes können auch die Falten im Gesicht weitgehend verschwinden, was mit äußeren kosmetischen Prozeduren nicht machbar ist.*

Auch die inzwischen weit verbreiteten **Hautallergien** *sind zu einem Problem geworden, wofür hauptsächlich Umwelteinflüsse verantwortlich gemacht werden. Dies ist sicher nicht auszuschließen, jedoch können die üblichen Umwelteinflüsse nur einem* **stoffwechselgeschädigten Körper** *etwas anhaben. Es ist bekannt, daß blonde, dünnhäutige Menschen nicht nur leichter einen Sonnenbrand bekommen, sondern ihre Ausscheidungen bevorzugt über die Haut vornehmen. Dunkelhäutige lagern ihre Schlacken eher im Körperinneren ab. So kann auch der bekannte Erdbeerausschlag als ein Hinweis auf Übersäuerung angesehen werden.*

Hautprobleme wie **Pickel, Pusteln, Flechten, Ekzeme und Akne** *können nicht als eigentliche Krankheit bezeichnet werden. Da sich der Körper seiner giftigen und ätzenden Stoffe über die Haut entledigt, entstehen Entzündungen, nässende Ekzeme, Pickel u.a. Diese Symptome müssen als natürliche Hilferufe gesehen werden. Deshalb sollte die Akne als erstes sichtbares Anzeichen der sauren Belastung ernst genommen werden. Auch schwere Hautkrankheiten können in den meisten Fällen schnell und einfach beseitigt werden.*

Am sinnvollsten wirken sich die schon genannten basischen Bäder und Waschungen aus. Ebenso lassen sich durch Vollbäder mit Soda-Natriumkarbonat überschüssige Säuren entfernen. Ähnliche Erfolge konnten mit Natron-Dauerdusche oder -Bäder verzeichnet werden. Jedoch wirkt Soda wesentlich basischer (in größeren Dosen wirkt es gefährlich, weshalb von innerlichen Anwendungen abzuraten ist). Das Badewasser kann damit auf einen pH-Wert von 8,5 gebracht werden, was sich sehr positiv auf die Entschlackung über die Haut auswirkt. Diese Bäder werden vor allem bei Neurodermitis oder Schuppenflechten als erleichternd und wohltuend empfunden.

Auch der **Fußpilz** *kann als Anzeichen der Übersäuerung angesehen werden. Er liebt eine feucht-warme und leicht saure Umgebung. Abhilfe schaffen hier die vorgenannten Soda-(Fuß-)Bäder und natürlich eine durchgreifende Entsäuerung. In einem trockenen, neutralen Zustand besitzt die Haut genügend Abwehrkräfte; der Pilz hat keine Chance.*

Ein enger Zusammenhang besteht zwischen Haut und Leber.
Juckende Haut *oder auch das typische* **Altersjucken**, *bei dem kein Ausschlag zu finden ist, sollte ursächlich nur von innen, nämlich über die Leber, behandelt werden. Sie haben hier u.a. den Leberwickel sowie einige pflanzliche Angebote aus der Naturheilkunde zu Verfügung (Lesen Sie hierzu auch im Kapitel „Andere Wege der Reinigung").*

Hierdurch und durch gleichzeitige Entsäuerung können die Juckreize der Haut sowie Akne und Flechten positiv beeinflußt werden.

*Falls Sie unter **trockener Haut** oder auch unter **trockener, schuppender Kopfhaut** leiden, können Sie dieses Übel mit Sesamöl nachhaltig bessern: Das Sesamöl sollte soweit erhitzt werden, daß ein darauf gespritzter Wassertropfen sofort zu hüpfen beginnt. Nach dem Abkühlen hat das Öl seine Harzigkeit verloren und ist sehr lange haltbar. Erwärmen Sie nun das benötigte Öl in einem Fläschchen im Wasserbad und massieren es in die trockene Hautpartien ein. Nach etwa einer halben Stunde duschen Sie Ihren Körper gründlich ab. Sie können das Öl auch (bei Kopfhautproblemen) über Nacht unter einer Mütze einwirken lassen.*
Sesamöl bindet Giftstoffe, weshalb es auch bei Neurodermitis und Schuppenflechten zu empfehlen ist.

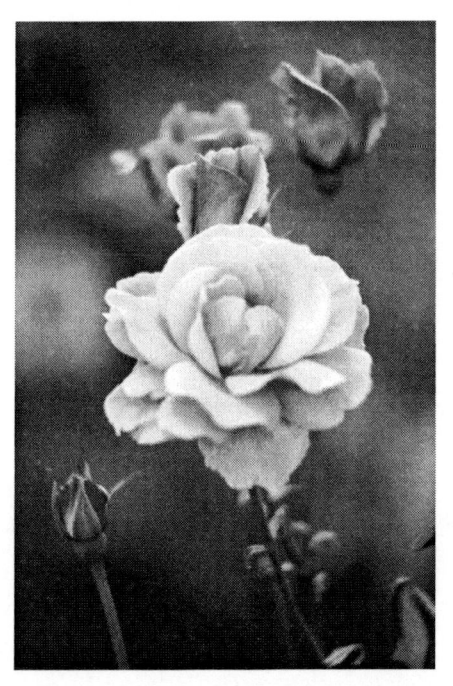

Mit einer umfassenden Basenzufuhr und der entsprechenden Entledigung der sauren Altlasten haben Sie die Chance auf eine weiche, schöne und gesunde Haut, was ja wohl der (geheime) Wunsch eines jeden Menschen ist.

Ihr ganz persönliches Basenbad

Sie haben in den vorangegangenen Kapiteln sehr viel über die verschiedenen Möglichkeiten der Entsäuerung gelesen - und was Sie selbst dazu tun können, z.B. Saunabesuche, Dampfbäder, basische Bäder u.a.
Ich möchte Ihnen an dieser Stelle Ihr ganz persönliches basisches „Wohlfühlbad" vorstellen, bzw. Ihnen einige Anregungen hierzu geben.
Ein basisches Entschlackungsbad können Sie zu jeder Jahreszeit nehmen, da im Vordergrund immer die Entsäuerung über die Haut steht. Zusätzlich hierzu suchen Sie sich eine für die Jahreszeit typische Duftnote oder eine, die Ihren momentanen Gefühlen entspricht, wofür Sie reine, natürliche ätherische Öle verwenden sollten. Suchen Sie sich eine Tageszeit, wo Sie sich in Ruhe entspannen können und nicht gestört werden.
Das Badezimmer sollte gut temperiert, jedoch nicht überhitzt sein, da die aufsteigenden Dämpfe des Badewassers zusätzliche Hitze abgeben. Sorgen Sie auch dafür, daß die Dämpfe entweichen können und immer ein wenig Frischluftzufuhr (aber kein Durchzug) im Bad herrscht.
Geben Sie in das einlaufende Badewasser einige Eßlöffel basisches Salz, das sich während der Einlaufzeit auflösen und entfalten kann. Je nach Jahres- und Tageszeit oder persönlichem Zustand suchen Sie sich ein für Sie momentan passendes ätherisches Öl (z.B frische Blütendüfte im Frühling und Sommer, eine Gräsermischung im Herbst, für den Winter eine winterliche oder weihnachtliche Duftkomposition aus verschiedenen Gewürzen, oder Sie entscheiden sich für Ihre ganz persönliche Duftnote), die Auswahl ist groß. Verwenden Sie bitte nur reine ätherische Öle, keine synthetischen Duftöle.
Damit sich die ätherischen Öle gut mit dem Baderwasser verbinden, rühren Sie diese vorher in etwas Sahne oder Honig ein und lassen diese Mischung in Ihr Badewasser mit einfließen.

Da Sie inzwischen wissen, daß der Haarboden ein Mineralstoffdepot ist, gönnen Sie diesem ein Tauchbad. Halten Sie den Kopf mehrmals einige Minuten unter Wasser, so daß sich alle Haare im Wasser befinden. Massieren Sie Ihre Kopfhaut kräftig mit den Fingerkuppen und -nägeln, wodurch sie gut durchblutet wird. Hierdurch können die basischen Mineralstoffe besser eindringen und die Entschlackung anregen. Die Struktur von Haar und Haarboden wird nachhaltig verbessert.

Rubbeln Sie Ihren Körper während des Bades mehrmals ab, dies dient in erhöhtem Maß der Entschlackung. Benutzen Sie hierfür eine Körperbürste oder einen angerauten Badeschwamm. Ebenso können Sie die Griffe aus der Kopf-Gesicht-Selbstmassage (siehe dort) anwenden.

Ebenso leistet die Kneipp'sche Bürstenmassage wertvolle Dienste. Soweit Sie Ihnen unbekannt ist, beschreibe ich sie Ihnen kurz:

Beginnen Sie mit seitlichen Ausstreichungen auf der Stirn, von der Körpermitte nach außen, ebenso auf den Wangen. Am Oberkörper beginnen Sie oberhalb der Brust und wandern langsam nach unten bis zur Hüfte. Streichen Sie immer von innen nach außen, d.h. von der Körpermitte zur Seite. Im Bereich der weiblichen Brust benutzen Sie bitte einen weichen Schwamm oder einen Lappen, bei Empfindlichkeit umgehen Sie bitte diesen Bereich. Die Brustwarzen werden bei der Massage grundsätzlich nicht berührt.
An der Körperrückseite beginnen Sie auf den Schultern, indem Sie von den Halsmuskeln nach außen zu den Schultergelenken streichen. Sie streichen den gesamten Rücken immer - neben der Wirbelsäule beginnend - nach außen und gehen dabei langsam nach unten bis hin zur Hüfte.

Bei der Massage der Arme bürsten Sie zuerst die Oberarme in mehreren Bahnen von den Ellenbogen zu den Schultergelenken. An den Oberarmen lagern sich erfahrungsgemäß verhältnismäßig viele Schlacken ein. Deshalb muß in diesem Bereich vorgearbeitet werden, um den sich im unteren Bereich der Arme verbleibenden Schlacken den Abfluß zu erleichtern.
Die Handflächen werden kreisförmig gebürstet. Im Anschluß bürsten Sie die ganzen Arme von den Händen in Richtung Schultern in mehreren Bahnen und enden jeweils in den Achselhöhlen bzw. am Schultergelenk. Am Schultergelenk bürsten Sie in kurzen Bewegungen zu den Achselhöhlen hin, da sich hier wichtige Lymphpunkte befinden.
Ebenso verfahren Sie an den Beinen. Bevor Sie jedoch Ihre Beine bearbeiten, bürsten Sie vorher Ihre Leisten in leichten, kleinen kreisförmigen Bewegungen, da sich hier ebenfalls wichtige Lymphpunkte befinden.
Beginnen Sie nun mit der Massage der Oberschenkel von den Knien zur Hüfte bzw. Leiste in mehreren Bahnen. In den Oberschenkeln lagern sich - wie auch in den Oberarmen - verhältnismäßig viele Schlacken ein. Deshalb muß auch hier kräftig vorgearbeitet werden. Seien Sie jedoch vorsichtig, wenn Sie über sogenannte Orangenhaut oder Krampfadern verfügen. Verwenden Sie in diesem Fall einen leichten Schwamm oder Lappen und streichen vorsichtig darüber.
Die Fußsohlen werden - wie auch die Handflächen - kreisförmig gebürstet. Dann werden die Fußrücken, an den Zehen beginnend, und die Beine in mehreren Bahnen zur Hüfte hin gebürstet. Achten Sie bitte hierbei darauf, daß Knöchel und Knie umgangen werden. Die Kniescheiben werden anschließend kreisförmig umbürstet. Vergessen Sie nicht, Ihr Gesäß kräftig zu bürsten.

Wenn Sie jeden Bürstenstrich 3 mal durchführen, haben Sie sehr viel für Ihre Entsäuerung getan. Sie können eine entsprechende Aussäuerung durch Messung mit den pH-Streifen verfolgen.

Nach der Bürstenmassage setzten bzw. legen Sie sich wieder in's warme Wasser – sie werden eine angenehme Wärme und ein wohltuendes Kribbeln verspüren.

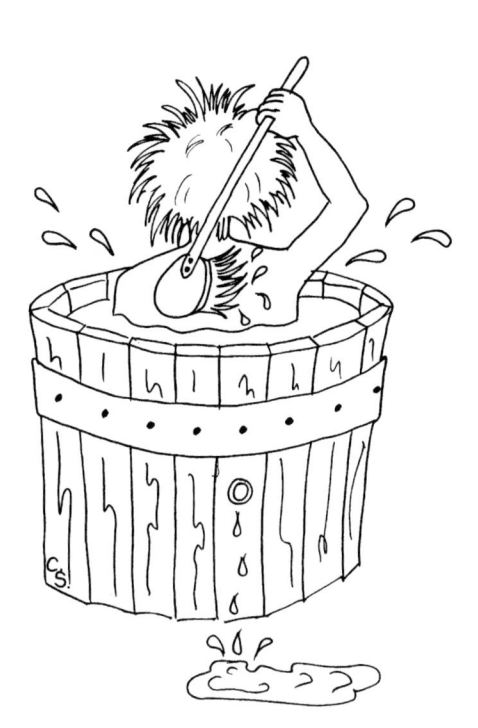

Tupfen Sie sich nach dem Bad nur leicht mit einem Handtuch ab, lassen Sie die basische Feuchtigkeit in Ihre Haut eindringen.
Mit Ihrem Haar verfahren Sie ebenso, lassen Sie es nach leichtem Abreiben lufttrocknen. Ihr Haar wird durch das Basenbad gekräftigt und bewahrt auch ohne „Volumenshampoo" seine Form.

Sie werden auch feststellen, daß Ihre Haut nicht mehr schrumpelig wird wie bei einem „normalen" Bad. Dies liegt daran, daß das Wasser durch den durch das Basenbad aufgebauten Hautschutzfilm (Selbstfettungsmechanismus) keinen direkten Kontakt mit der Haut hat und diese nicht mehr „auslaugen" kann.
Lesen Sie mehr hierzu im Kapitel „Die Haut ..."

Lassen Sie Ihr Basenbad zu Ihrem persönlichen (Duft-)Erlebnis werden. Tauchen Sie ein in ein duftendes basisches Badeparadies; lassen Sie die basischen Mineralstoffe und die ätherischen Düfte wirken - genießen Sie einfach.

Milchsäure
oder: *Die Körperchemie des Menschen*

Muskelkater - Muskelschmerzen - wer kennt sie nicht nach einer körperlichen Überanstrengung ? Sie haben die Möglichkeit, dieses Problem abzubauen bzw. ihm vorzubeugen, wenn Sie die Hintergründe dafür kennen.
Ursache hierfür ist die anfallende Milchsäure.

Bei starker Muskeltätigkeit fällt viel Milchsäure an, die normalerweise vom Bindegewebe aufgenommen wird. Je nach Übersäuerungsgrad des Menschen wird sie zwischengelagert, neutralisiert und wieder ausgeschieden oder sie setzt sich im Bindegewebe fest. Würde dies nicht geschehen, würde der pH-Wert des Blutes unter pH 7 sinken, was den Tod zur Folge hätte. Deshalb muß Milchsäure mit Mineralstoffen neutralisiert werden, was zweckmäßigerweise vorsorglich - also vor der körperlichen Anstrengung - geschehen sollte. Nach jeder körperlichen / sportlichen Anstrengung sollte eine umfassende Entlastung von der Milchsäure über die Haut betrieben werden. Sie kennen die vielfältigen Anwendungsmöglichkeiten bereits aus dem vorangegangenen Kapitel.

In einem Basenbad oder einer basischen Waschung mit Werten von pH 8,5 kann die Milchsäure, die sich z.B. bei Hochleistungssportlern in sehr hohen Lactatwerten von bis zu 12 - 15 Punkten zeigt (normal sind Werte von 1,5 - 2,5), in kürzester Zeit über die Haut aus den Muskeln gezogen werden. Entsäuernd wirkt hier das Gesetz der Osmose, das für jeden Spannungsausgleich verantwortlich ist. Im Falle des Hochleistungssportlers ist es der Unterschied zwischen den pH-Werten von 4,5 - 5,5 der von Milchsäure geplagten Muskelzellen und dem basischen pH-Wert von 8,5 eines Basenbades. Durch diesen Spannungsausgleich kann unmittelbar die Erholungsphase einkehren.

Geschieht nun zusätzlich noch eine reichliche Zufuhr von Mineralstoffen (ca. 2 - 3 Stunden vor der Anstrengung), sinkt der pH-Wert in den Zellen gar nicht erst unnötig weit ab. Es fällt weniger nicht neutralisierte Milchsäure an, welche die Muskelfasern anätzen und dort bei weiterer starker Beanspruchung möglicherweise zu kleinen Verätzungen oder Verletzungen des Muskelgewebes führen kann.
Deshalb ist eine rechtzeitige vorbeugende Mineralisierung wichtig, damit die Mineralstoffe rechtzeitig verstoffwechselt werden und zwecks Säureneutralisierung zur Verfügung stehen können.

Bei dieser Gelegenheit möchte ich Ihnen noch ein paar Worte zum Thema **„Haarausfall"** *mitgeben:*
Sie wissen ja inzwischen, daß u.a. der Haarboden ein Mineralstoffspeicher ist. Er ist genau genommen der zur Neutralisierung der Säuren am schnellsten zur Verfügung stehende Speicher. Forschungen haben gezeigt, daß es hauptsächlich die im Überfluß anfallende Milchsäure ist, welche bei Sportlern und Bodybuildern den Haarwuchs verzehrt. Bei den Bodybuildern kommt neben der Milchsäure noch ein Übermaß an Harnsäure aus deren Eiweißkonsum hinzu. Viele Männer haben Kopfschmerzen, wenn sie sich Säuren zugezogen haben, sei es aus Kaffeegenuß, Überanstrengung, Streß, Ärger oder Fehlernährung. Für die Zeit der anfallenden Neutralisation der Säuren im Haarboden erleidet der Mensch Kopfschmerzen. Stellen Sie sich vor, dieses Basendepot säße nicht im Haarboden, sondern z.B. im Gesäß ...
Nach der Verstoffwechselung der Säuren mit den Mineralstoffen des Haarbodens läßt der Kopfschmerz nach und verschwindet. Gleichzeitig sind wieder ein paar Haare zu Schaden gekommen und werden in kurzer Zeit ausgehen.
Es ist wie mit den aussterbenden Bäumen auf dem sauren Boden nach dem sauren Regen.

Während der Mann alle anfallenden Säuren sofort selbst verstoffwechseln muß, kann die Frau anfallende Säuren im Blut, in der Lymphe, in der Zellflüssigkeit und in der Plazenta kurzfristig speichern. Deshalb ist der Mann i.d.R. auch der Anwärter für frühzeitigen Haarausfall und nicht die Frau.
Wenn nun bei der Frau im Übermaß Säuren anfallen, werden diese nicht mehr in Blut, Lymphe oder Plazenta gelagert, sondern als **Cellulite** *in Schenkeln und Hüften, Bauch und Oberarmen. Dies stellt ist jedoch ein relativ leicht lösbares Problem, das mit viel Trinken entsprechenden Tees und Mineralwasser, mit Gymnastik und Azidose-Massage, der Einhaltung der basenüberschüssigen Kost und einer basischen Körperpflege gelöst werden kann.*

Ohne Säureneutralisierung wird das Säurepotential durch starke körperliche Beanspruchung und dem dadurch extrem hohen Aufkommen der Milchsäure noch gesteigert. Dies merken auch viele junge Sportlerinnen, die trotz viel Sport ihre Cellulite nicht verlieren, diese im Gegenteil noch zunimmt. Hier ist eine komplette Entschlackung nowendig - mit einer vitalstoffreichen, vegetarischen Kost, energiereichen Mineralstoffen und viel Kräutertee zur Säureneutralisierung. Nicht zu vergessen natürlich das konsequente basische Baden zur Säureausscheidung über die Haut.

Sie kennen sicher alle den Begriff **„ausgelaugt**. *Er will uns deutlich machen, daß es sich hier um einen total versauerten Organismus handelt, der aller seiner Laugen / Basen zwecks Neutralisierung der Säuren beraubt, d.h. ausgelaugt wurde.*

Andere Wege der Reinigung

In der Zeit der Entschlackung ist nicht nur das körperliche Loslassen von großer Wichtigkeit, sondern auch die innere Bereitschaft dazu. Der innere Weg der Entschlackung ist ein etwas anderer Weg, er sollte aber immer mit dem körperlichen gemeinsam gegangen werden.

Wenn wir von Entschlacken und Entgiften sprechen, müssen wir auch den Seelenzustand mit einbeziehen, der das Loslassen auf körperlicher Ebene beeinflussen kann. Gesundheit und volle Funktionsfähigkeit des Körpers sind mit dem energetischen Gleichgewicht im jeweiligen Organ gleichzusetzen. Alles, was dieses Gleichgewicht stört, ist nicht gut für uns, besonders nicht beim Entgiften und Entschlacken. Die Lebensenergie kann nicht mehr ungehindert fließen, wenn die inneren Kräfte nicht im Einklang sind.

Loslassen heißt auch im Fluß sein.

Der Seelenzustand und die Emotionen sind für diese Entschlackungszeit besonders wichtig. Zur Unterstützung der inneren - seelischen - Bereitschaft, zur Kräftigung des Durchhaltevermögens und zur Anregung des Energieflusses möchte ich Ihnen einige andere Wege der Reinigung aufzeigen. Sie sollten diesen Weg der Entschlackung bewußt und von innen heraus gehen und vor allem die richtige Einstellung dazu gewinnen. Wenn es Ihnen gut geht, haben Sie eher das Gefühl, etwas Überflüssiges abgeben zu können. Geht es Ihnen schlecht, möchten Sie bei dem seelischen Tief nicht auch noch etwas weggeben. Im freiwilligen Loslassen liegt ein großes Heilpotential.

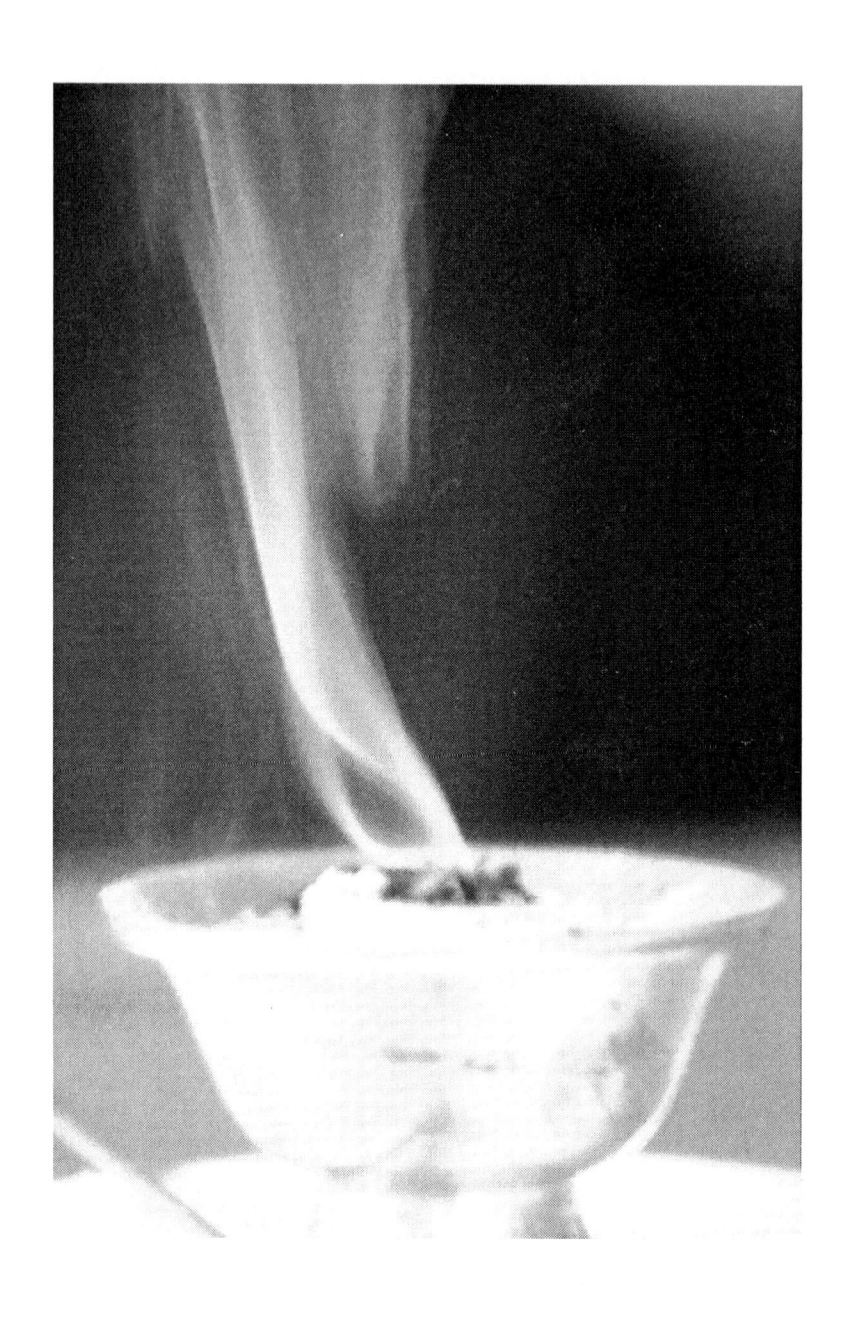

***Hatha-Yoga** erhöht den Energiefluß.*
Es ist nicht nur eine Art von Körperertüchtigung, macht nicht nur beweglich und gelenkiger. Vielmehr geht es um die Wechselwirkung von Anspannung und Entspannung - ein geistiger Weg, der eine bestimmte innere Haltung voraussetzt und fördert.
Der gewollte Effekt tritt dann ein, wenn die Ruhe einkehrt und das innere Ankommen spürbar wird. Nun kann der Körper reagieren, Drüsen und Giftdepots werden geöffnet. Energien werden angekurbelt und Gifte und Energien freigesetzt. Mit der Zeit wird der eigentliche Fortschritt innerlich spürbar, und Sie werden mit Energiezunahme, gutem Aussehen, Wohlgefühl und Gesundheit belohnt.

***Shiatsu** reguliert den Energiehaushalt.*
Ebenso wie Yoga strebt Shiatsu Ruhe und inneren Ausgleich an. Es ist der japanische Weg, durch Harmonie und Konzentration das Wesentliche, die eigene Mitte zu finden. Shiatsu spricht den ganzen Menschen an, bringt ganze Körperbereiche zum Schwingen. Voll Vertrauen, sich in guten Händen zu befinden, kann das Denken nachlassen und die ins Fließen gekommene Energie wird besser wahrgenommen. Sich fallen lassen, die Kontrolle aus der Hand geben, richtig loslassen, den eigenen Raum wahren und den Raum des anderen respektieren. Die Energie zwischen Therapeut und Behandeltem beginnt zu fließen.

Nun kann ein wesentlicher Beitrag zum Energieausgleich erfolgen. Der Energiehaushalt stabilisiert sich schnell, sämtliche Meridiane und die dazugehörigen Organe werden gestärkt und die Ausleitung von Giften und Schlacken gefördert.

Geführte Meditationen.

Der physische Körper läßt leichter los, wenn auch die Seele dazu bereit ist. Der leichteste Weg dafür ist die geführte Reise nach innen - Körper und Seele gehen Hand in Hand und unterstützen sich gegenseitig. Die innere Bereitschaft des Loslassens kann die körperliche Bereitschaft in starkem Maß unterstützen. Viele Entgiftungs- und Entschlackungsvorgänge benötigen Zeit, und diese kann für geführte Meditationen genutzt werden. Wer diese Technik begleitend anwendet, kann die Reinigungsprozesse maßgebend unterstützen.

Bach-Blüten *erleichtern das Loslassen.*

Die Wechselbeziehung zwischen Seele und Körper spielt eine große Rolle. Wer mittels Bach-Blüten ins seelische Lot kommt, wird dies ebenso im Körperlichen spüren. Der Organismus als Einheit schneidet in seinen Funktionen besser ab, wenn auch die anderen Funktionen in Ordnung sind. Es gibt verschiedene Möglichkeiten, die Blütenessenzen auszusuchen:

- *Sie greifen intuitiv nach dem Fläschchen, welches die für Sie momentan richtige Blüte enthält.*
- *Die kinesiologische Austestung der entsprechenden Essenz ist eine weitere Möglichkeit.*
- *Sie suchen sich die Ihrem augenblicklichen Thema oder Problem (z.B. Entgiftung – Entscheidung, Loslassen – Ausscheidung) zugeordnete Blüte.*

Die entsprechenden Blütenessenzen können hierbei täglich wechseln, je nach Zustand des Betroffenen (Wohlfühlen, Krise, Fortschritt, Stillstand u.a.).

Jede Darmschlacke, die sich unter einer bestimmten seelischen Konstellation angesammelt hat, kann sich bei einem entsprechenden seelischen Muster lösen.

Massage heißt berühren und berührt werden. Sie ist die Überwindung der Distanz zum anderen und zu sich selbst. Wer berührt wird, spürt sich selbst besser.

Durch die Massage werden zwei Dinge gleichzeitig erreicht:
- Das Bedürfnis nach Berührung (die in unserer schnellebigen Zeit oft zu kurz kommt) wird gestillt.
- Die Entschlackung von Haut, Gewebe und Muskeln wird angeregt.

Die Massage sollte sanft sein, um zu genießen und zu entspannen. Sie sollte aber gleichzeitig gezielt und mit gewissem Druck ausgeführt werden, um den entsprechenden Effekt zu erreichen.

Einige dieser Möglichkeiten sind

- **Azidose-Massage** nach Dr. Collier zur Loslösung der festsitzenden Schlacken im Unterhaut-Bindegewebe und Zuführung zu den Lymphbahnen,

- **Shiatsu** zur Harmonisierung des ganzen Menschen und zur Aktivierung der Entgiftungs- und Ausscheidungsorgane über die Meridiane,

- **Fußreflexzonenmassage** zur Beruhigung bzw. Anregung der beanspruchten Entgiftungsorgane,

- **·Reflexzonenmassage der Ohren** - eine Ganzkörpermassage auf kleinstem Raum - hat eine belebende physische Wirkung, die den Entschlackungsvorgang unterstützt,

- **Lymphdrainage** zur Entgiftung der Lymphbahnen.

Als die wichtigsten Entschlackungsorgane sind Nieren, Blase, Leber und Darm zu nennen, die bei den genannten Massagearten besonders „behandelt" werden sollten. Jedoch darf der ganze Mensch nicht außer acht gelassen werden, denn nur in der Ganzheitlichkeit liegt die Heilung.

Als zusätzliche Hilfen für die Entgiftung können empfohlen werden:

Der **Guduchi-Tee**, *ein bekömmlicher Kräutertee aus dem Himalaya, wirkt besonders entgiftend und ist für eine Entschlackungskur gut geeignet. Ausreichend sind 2 Tassen pro Tag. Bei größerer Trinkmenge können sich Entgiftungsreaktionen, wie z.B. Kopfschmerz einstellen. Guduchi-Tee ist bekannt für seine verjüngende und darmregulierende Wirkung, wird aber auch bei Durchfall, Verstopfung, Erkältung und hohem Blutzucker empfohlen. Diese Teeart ist in der Apotheke erhältlich.*

Neben dem **Leberwickel** *(siehe dort) hat sich der* **Kohlwickel** *(Wirsing) als stark entgiftend bewährt. Er saugt tiefliegende Abfallstoffe aus dem Gewebe und gibt dafür seine Vitamine und Mineralstoffe durch die Haut ab.*
Anwendung: Nehmen Sie kräftige, grüne, entrippte Blätter, waschen und tauchen sie kurz in heißes Wasser. Danach rollen Sie sie mit einem Bügeleisen oder Nudelwalker flach, bis der Saft austritt, und legen sie sofort dick auf. Sie können den Wickel über Nacht wirken lassen oder öfter erneuern.

Die Naturheilkunde bietet uns die **Mariendistel** *zur Regenerierung der Leber an. Als ideales Leberstärkungsmittel bei der Entgiftung hilft sie auch bei schweren Leberleiden wie Leberzirrhose und Hepatitis. Die Leberfunktion wird ebenso gefördert wie die Produktion des Gallensaftes.*

Der schon in der alten Volksmedizin bekannte **Löwenzahn** *gilt als Lebenselexier. Als stoffwechselbelebende Pflanze reinigt und kräftigt er die Verdauungsorgane und ihre Funktionen und hilft bei Blähungen, Völlegefühl und Appetitlosigkeit. Ebenso wirkt er entwässernd.*

*Durch den Bitterstoff Cynarin der **Artischocke** wird der Gallenfluß angeregt, die Leber gestärkt und die Entgiftungsfunktionen des Körpers unterstützt. Durch ihre Inhaltsstoffe werden die Verdauungsenzyme angeregt, der Cholesterin gesenkt und die Entwässerung angekurbelt.*

*Als Heilmittel und Unterstützung für die Nierenarbeit während der Entgiftung wird die **Goldrute** („Nierenkraut") zur Verbesserung der Filtertätigkeit genannt.*

*Harntreibend und ausschwemmend wirken auch **Brennessel, Birkenblätter, Hauhechel, Hamamelis, Zinnkraut (Ackerschachtelhalm) und Petersiliensamen und –wurzeln.***

*Für die Nieren ist der **Wacholder** das besondere Entgiftungsmittel, der bei akuten und chronischen Nierenerkrankungen ebenso wie bei Erkrankungen durch Entgiftungsprobleme (z.B. Gicht, Rheuma u.a.) eingesetzt wird.*

*Aus der Liste der **Schüßlersalze** spielen bei der Entgiftung besonders die nachgenannten Salze eine wesentliche Rolle:*

Schüßlersalz Nr. 4 (Kaliumchlorid D6) ist in fast allen Zellen enthalten und ein wichtiges Leberentgiftungsmittel. Es reguliert die Giftausscheidung über Drüsen, Lymphe und Nieren. Ein Mangel an Kaliumchlorid macht sich durch Drüsen- und Lymphknotenschwellungen bemerkbar. Allgemein entgiftend wirkt die Einnahme von Kaliumchlorid D6 im Wechsel mit Kaliumsulfat D6 (Salz Nr. 6) oder Natriumsulfat D6 (Salz Nr. 10). Die Ausscheidungs- und Entgiftungsvorgänge der Leber werden durch Kaliumsulfat gefördert. Das Natriumsulfat bringt als spezifisches Leber- und Gallemittel die bei den Stoffwechselvorgängen freiwerdenden Gifte zur Ausscheidung. Die Regulierung des Säure-Basen-Haushaltes kann durch Natriumchlorid D6 (Salz Nr. 8) unterstützt werden.
Bei evtl. Unverträglichkeiten oder Empfindlichkeiten sprechen Sie bitte mit Ihrem Heilpraktiker oder Azidose-Fastenbegleiter.

Der **Bitterstern**, ein aus 18 Heilkräutern (aus dem europäischen, indianischen, chinesischen und ayurvedischen Bereich) bestehendes Elexier, hat eine vielfältige Wirkung. Eine Hauptanwendung liegt im Bereich der Verdauungsbeschwerden. Die Produktion der Magensäure sowie die Sekretion aller Verdauungsdrüsen werden normalisiert.
Er hat eine ausgleichende Wirkung bei zuviel oder zuwenig Magensäure und somit auf dadurch entstehende Sympthome wie Mundgeruch, Blähungen, Sodbrennen, Durchfall, Verstopfung und Magenschleimhautentzündung. Außerdem schaffen die im Bitterstern enthaltenen Bitterstoffe die notwendigen Basenreserven, um die im Gewebe befindlichen Säuren abzubauen und auszuscheiden. Dadurch wird der Mineralstoffhaushalt geschont, weil der Mineralstoffraub des Körpers aus Knochen, Zähnen und Muskeln unterbleiben kann. Gleichzeitig wird die Produktion der basischen Bauchspeicheldrüsenflüssigkeit unterstützt.
Der Bitterstern kann auch äußerlich gegen Säureüberschuß angewendet werden. Er dringt durch die Haut, neutralisiert die Säuren im Unterhaut-Bindegewebe und unterstützt deren Abtransport.
Seine stärkste Wirkung entfaltet der Bitterstern nach fernöstlicher Überlieferung jedoch in Wasser geträufelt. Einige Einnahmen mit 3 – 4 Tropfen pro Glas pro Tag machen ihn zum Lebens-Mittel in seiner ursprünglichsten Bedeutung.

Der **Grapefruitkern-Extrakt** ist ein sehr bitteres aber wirksames Anti-Mittel mit natürlichem Ursprung. In vielen Anwendungsbereichen, z.B. als Antibiotikum, bei Darmpilzen und Parasiten eingesetzt trifft er gezielt die Ursachen, ohne hierbei z.B. die natürlichen Darmbakterien zu gefährden. Bei der Entgiftung wird der Grapefruitkern-Extrakt zur Unterstützung der Leber- und Gallenblasenfunktion eingesetzt. Voraussetzung ist jedoch die Einhaltung der Einnahmeempfehlungen. Sie können 3 – 15 Tropfen Extrakt in einem Glas Wasser (1/4 Liter) gut verrühren und diese Mischung 2 - 3x täglich trinken.

Die Dosis sollte anfangs gering sein und langsam gesteigert werden. Durch das Absterben von Pilzen, Bakterien und anderen Krankheitserregern werden Gifte freigesetzt, was ein leichtes Unwohlsein zur Folge haben kann. Eine solche Reaktion erfolgt normalerweise nur nach der Erstbehandlung mit dem Extrakt. Weiterhin kann der Grapefruitkern-Extrakt auch die Regeneration der Körperabwehrkräfte unterstützen.

*Zusätzlich kann bei der Entsorgungsarbeit der Leber noch die Einnahme von **Heilerde** und **Psyllum-Hülsen** (Hülsen vom Indischen Flohsamen = getreideartige Rispenpflanze) empfohlen werden. Beide können mit Wasser oder Gemüsesaft (-brühe) gemischt eingenommen werden. Die Psyllum-Hülsen können die mehrhundertfache Menge ihres Eigengewichts an Flüssigkeit aufnehmen. Sie reinigen das Verdauungssystem, indem sie zusammen mit der im Darm befindlichen Flüssigkeit Gift- und Schlackstoffe aufnehmen und sie der Ausscheidung zuführen.*

*Das **Teebaumöl**, von den australischen Ureinwohnern als Allheilmittel verwendet, unterstützt mit seinen 100 Wirkstoffen eine umfassende Entgiftung und Darmsanierung im ganzheitlichen Sinn.*

*Das **Schwarzkümmelöl** ist bekannt durch seine harmonisierende und regulierende Wirkung auf das Immunsystem und seine entzündungshemmenden Eigenschaften. Bei der Entgiftung hilft es dem Körper durch die Bereitstellung von Enzymen, unverträgliche Stoffe abzubauen.*

Der aus den Regenwäldern Südamerikas kommende **Lapacho-Tee** *(auch Inka-Tee genannt) hat einen sehr günstigen Einfluß auf das Darmmillieu und stimuliert das Immunsystem. Des weiteren stärkt er die Zellstruktur und hemmt Viren. Als Badezusatz wird er bei Hautproblemen und Pilzerkrankungen empfohlen, ebenso können Sie sich als Entgiftungshilfe einen Leberwickel (siehe dort!) mit Lapacho-Tee anlegen. Aufgrund seines ungewöhnlich hohen Gehalts an Mineralstoffen und Spurenelementen beschleunigt er in Kombination mit Vitamin C die Entgiftung. Geben Sie 1 EL Lapacho-Tee auf einen Liter kochendes Wasser, lassen ihn 5 Minuten mitkochen und - je nach Geschmack und Stärke – noch bis zu 20 Minuten ziehen (Lesen Sie auch im Kapitel „Tees").*

Padma Lax *ist ein aus dem Erfahrungsschatz der tibetischen Medizin gewonnenes gut wirksames und ausgesprochen verträgliches Abführmittel in Tablettenform. Es wird auf der Basis von Aloe und anderen Kräutern hergestellt. Durch seine darmschonende Wirkung schützt es die Darmschleimhäute, vermindert Blähungen und regt die Darmtätigkeit an. Diese Kräutermischung normalisiert die Darmtätigkeit über die Einnahmezeit hinaus. Trotz seiner sanften harmonisierenden Wirkung sollte die Anwendung von Padma Lax auf 14 Tage beschränkt werden, um eine Gewöhnung des Darms zu vermeiden.*

Padma Lax ist in Deutschland rezeptpflichtig.

Nicht zu vergessen ist die reinigende Wirkung des **Wassers***. Was ist uns näher als das Wasser, aus dem wir doch im wesentlichen bestehen. Zu Anfang unseres Lebens macht es drei Viertel unseres Gewichts aus; und selbst gegen unser Lebensende hin, wenn wir außer hinter den Ohren auch in vieler Hinsicht trockener geworden sind, bestehen wir noch zu zwei Drittel aus Wasser. Das Wasser steht für die fließenden seelischen Qualitäten, eine reinigende und erneuernde Kraft in uns.*

Es birgt neben dem Geheimnis der Homöopathie auch das der Bach-Blüten und liefert uns so die Basis wichtiger Mittel der Entschlackung und Entgiftung. Wasser sollte dem Mensch ein ganz entscheidendes Lebensmittel sein.

Als Reinigungsmittel ist das Wasser durch seine reinigende Kraft bei den Entgiftungs- und Entschlackungsmaßnahmen von großer Wichtigkeit. Denken Sie an den Einlauf oder die Colon-Hydro-Therapie und natürlich an Ihre Fastentees.

Als Trinkwasser wären täglich mindestens zwei Liter qualitativ guten Wassers erforderlich, um die angefallenen Schlacken abtransportieren zu können.

Weitere altbewährte Mittel zur äußeren Anwendung sind z.B. **Sauna, Römische Dampfbäder, ansteigende Fußbäder, basische Wannenbäder, Trockenbürsten, Kneipp-Anwendungen** *und das* **Ölschlürfen** *(Lösen von Giften über die Mundschleimhaut).*

Erwähnenswert wäre noch eine einfache, aus Großmutter's Zeiten stammende Methode des Schwitzens, als es noch keine Sauna und kein Dampfbad gab. Oder wenn Sie eine Alternative suchen, falls Sie weder Sauna noch Dampfbad vertragen, dann gönnen Sie sich Ihr eigenes kleines **Dampfbad zu Hause.**
Sie benötigen hierzu eine große Decke, in die Sie ein Loch für den Kopf schneiden. Hiermit bekleidet setzen Sie sich auf einen Hocker, unter dem ein Topf mit heißem Wasser steht. Der Körper befindet sich vollständig unter der Decke und ist nur von der aufsteigenden, heißfeuchten Luft umhüllt.

Um die Wirkung zu verstärken, können Sie dem Wasser noch einige Tropfen ätherisches Öl beimischen, z.B. Eukalyptus, Kampher, Fichtennadel oder eine fertige Sauna-Mischung. Sie können sich auch die sogenannte Entgiftungsmischung aus Rosmarin-, Geranium-, Wacholderholz- und Zitronenöl selbst zubereiten.

Ebenso können Sie die nachgenannten pflanzlichen Aufgüsse aus schweißtreibenden Pflanzen als Schwitzgrundlage verwenden. Durch diese einfache Methode wird genügend Wärme zum Schwitzen erzeugt. Sie sollten das sich abkühlende Wasser rechtzeitig gegen heißes austauschen.
Diese Schwitzkur können Sie so lange fortsetzen, bis Sie richtig naß sind. Da der Kopf an der frischen Luft verbleibt, vertragen Sie die Hitze besser als in der Sauna.

Durch **schweißtreibende Pflanzen** wird das Schwitzen ebenso hervorgerufen und gefördert. Der zubereitete Aufguß sollte sehr heiß sein, kann entweder getrunken oder als Zusatz in der Badewanne oder bei vorgenanntem Sitzbad verwendet werden. Sie können zusätzlich jeweils vor und nach der Schwitzkur eine Tasse heißen Kräutertee oder eine der nachgenannten pflanzlichen Abkochungen trinken. Dadurch wird die Ausscheidung der Gifte und Schlacken noch mehr gefördert.

Holunder: Holunderblüten sind harntreibend und schmecken als Erfrischungsgetränk sehr angenehm. Als Aufguß geben Sie einen Eßlöffel Blätter / Blüten auf eine Tasse Wasser und lassen es zehn Minuten ziehen.

Klette: Die Klettenwurzel wird als harn- und galletreibend bezeichnet. Als Abkochung lassen Sie 40 g Wurzeln in einem Liter Wasser 10 Minuten kochen. Dieser Sud wird auch bei Hauterkrankungen empfohlen.

Kamille wirkt als allgemeine Heilpflanze harmonisierend und heilend. Als Aufguß geben Sie 5 – 10 Blütenköpfe auf eine Tasse Wasser und lassen es zehn Minuten ziehen.

Nach Beendigung Ihres „Dampfbades" gönnen Sie sich noch eine halbe Stunde Ruhe. Dies fördert den Schwitzprozeß und bringt Ihren Organismus wieder in den gewohnten Rhythmus zurück.

Es gibt bestimmt noch einige andere, hier nicht aufgeführte Methoden zur Unterstützung der Entgiftungs- und Reinigungsarbeit des Körpers. Falls Sie eine besondere, für Sie gut verträgliche Methode haben, sprechen Sie mit Ihrem Fastenbegleiter.

Gesundheit ist ansteckend, *nicht nur Krankheit. Wenn Sie regelmäßig Loslaßübungen in Ihr Leben mit einbeziehen, verblassen die ungesunden Gewohnheiten wie von selbst. Sicherlich ist der erste Schritt der schwerste, und die weiteren Schritte verlangen Bewußtheit.*

Aber es geht noch um etwas mehr. Der Geist lenkt die Materie und nicht umgekehrt. So sind wir imstande, uns eine neue Wirklichkeit zu schaffen; eine Wirklichkeit frei von Giften und Schlacken, weil wir frei sind von giftigen Gedanken und geistiger Altlast. Erleben Sie jeden Tag neu und lassen Sie das Gestern los, dann haben Sie den größten Schritt getan.

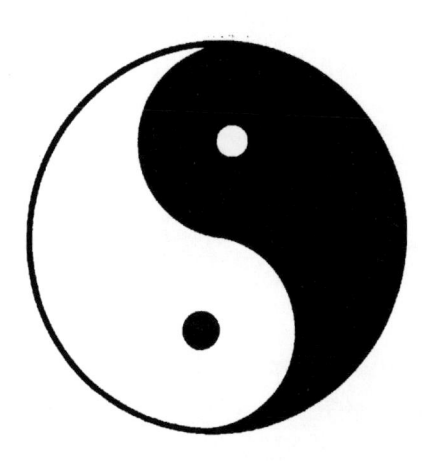

Yin und Yang
- Ausgleich - Ergänzung - Einheit - Harmonie -

Diabetes
Zuckerkrankheit im Rahmen des Säure-Basen-Haushaltes

„Ist die basenüberschüssige Heilkost auch für Diabetiker geeignet?" Diese Frage wurde in jüngster Zeit häufig an mich herangetragen. Ich möchte Ihnen als Betroffener oder auch als Interessierter hierzu einige Informationen mitgeben:

Die Basenkost ist kein Mittel oder Verfahren zur Heilung oder Linderung von Drüsenerkrankungen oder organischen Krankheiten. Jedoch ist die Ordnung im Säure-Basen-Haushalt eine sehr nützliche Möglichkeit der Vorbeugung.

Der Diabetes steht auf der Skala der Krankheiten, die mit säureüberschüssiger Zivilisationskost zusammenhängen, an zweiter Stelle nach dem Krebs und vor Rheuma. Die basenliebende Bauchspeicheldrüse wird nicht nur durch den Basenmangel geschädigt, auch wird ein starker Anstieg der Ketonen (Säuren, die im Stoffwechsel bei Diabetes bei nicht richtiger Einstellung des Insulins entstehen) durch ihre Erkrankung verursacht. Die Folgen hiervon sind zahlreiche Spätfolgen der Zuckerharnruhr (Zelltod, Nervenerkrankungen, Erblindung usw.).

Auch der Diabetes selbst bildet viel Säure im Körper. Deshalb ist es unverständlich, bei dieser Krankheit eine eiweißreiche, also säuernde Kost zu empfehlen. In den Gesundheitsrezepten nicht informierter Ernährungsberater sind oft Quarkspeisen enthalten, auch kombiniert mit Früchten und Honig. In Bezug auf die Übersäuerung stellt dies eine katastrophale Mischung dar.

In früheren Jahren, als noch kein Insulin zur Verfügung stand, wurde der Diabetiker mit einer täglichen Dosis bis zu 30 g basischen Natrons behandelt. Auch heute wird der erfahrene Naturarzt jeden Diabetiker neben anderen Behandlungen entsäuern, wodurch viele Spätschäden weitgehend vermieden werden.

Oftmals stellt die Drüse ihre Arbeit nur deshalb völlig ein, weil sie Insulin von außen erhält.

Als Vorbeugung dieser Krankheit wird die Basenkost empfohlen. Sie hat positive Auswirkung auf den Blutzuckerspiegel, der sich durch diese Ernährungsart senkt, was eine geringere Insulinzufuhr zur Folge hat. Deshalb sind in dieser Zeit der Entsäuerung öfter (evtl. täglich) Kontrolluntersuchungen notwendig. Zweckmäßigerweise sollte vom ersten Tag an eine Umstellung der Insulinmenge erfolgen und eine ständige Kontrolle durch den behandelnden Arzt gewährleistet sein.

*Eine weitere Methode zur Verringerung des Blutzuckers wurde uns von den Indianern aus Guatemala überliefert: Rohe, ungeröstete Kaffeebohnen werden mit einem Hammer zertrümmert und gemahlen. 1 TL Pulver mit 1 ½ Tassen kochendem Wasser überbrühen, über Nacht ziehen lassen und am Morgen absieben. Der so entstandene Sud wird über den Tag verteilt schluckweise getrunken. Die Wirkung wird als sehr zuverlässig beschrieben, so daß bei Anwendung dieser **Rohkaffee-Tee-Methode** der Blutzucker ebenfalls täglich kontrolliert werden muß. *)*
Durch diese Maßnahme kann der Blutzuckerspiegel auf die positive Norm von 75 – 80 mg / % absinken. Urinmessungen haben gezeigt, daß der Rohkaffee basische Elemente enthält, also entsäuernd wirkt.

Zusammenfassend kann gesagt werden, daß sich eine basenüberschüssige Kost im Rahmen des Azidose-Fastens (einem begrenzten Zeitraum) grundsätzlich positiv auf den Diabetes auswirkt, da sich hierdurch der Blutzuckerspiegel senkt. Jedoch sollte wegen der Gefahr des Unterzuckers vom ersten Tag an eine Umstellung und tägliche Kontrolle der Insulinmenge durch den behandelnden Arzt unbedingt erfolgen.

---

*) Bezugsquelle für Rohkaffee: BioPost - Der Gesundheitsversand, Herrenäckerstr. 43, 76530 Baden-Baden, Tel. 07221-300760

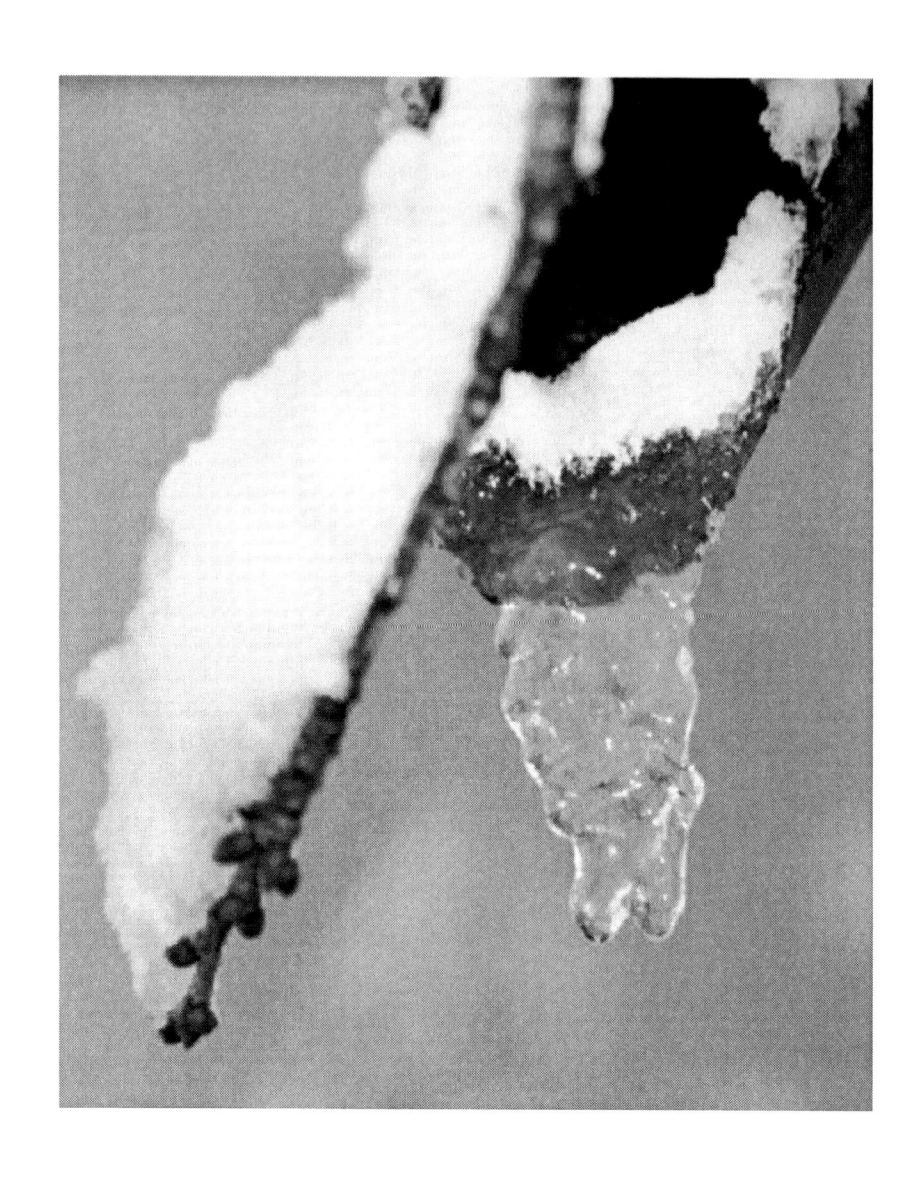

Azidose und Kuhmilch

Ich möchte nun in aller Kürze auf ein heikles, aber wichtiges Thema eingehen, nämlich das Thema „Kuhmilch".

In der Reihe der Nahrungsmittelunverträglichkeiten steht die Kuhmilch in allen zivilisierten Ländern an erster Stelle, gefolgt vom Weizen. Dies ist mit ein Grund, weshalb die Kuhmilch in der Zeit des Azidose-Fastens gemieden wird.

In den letzten Jahren wurden von Frau Dr. Renate Collier viele Allergietests durchgeführt und dokumentiert, ebenso zahlreiche Erfahrungen an sich selbst und ihren Patienten gesammelt.
Die aus ihrer Forschungsarbeit resultierenden wichtigsten Faktoren der Folgen einer Milchallergie möchte ich Ihnen nachfolgend aufzeigen:

1. Die viel zu frühe Zufuhr von Fremdmilch tierischen Ursprungs (Kuh, Schaf, Ziege u.a.) nach dem Abstillen des Säuglings führt durch Untergang der natürlichen Bifidus-Bakterienflora im Darm durch andere Bakterien zur Entwicklung einer pathologischen, d.h. krankhaften Darmflora. Dies führt zur Erkrankung des Dickdarms, in dem sich ca. 80 % des Lymphsystems befindet. Durch die Lymphstauungen erschlaffen die aufgequollenen und verdichteten Darmwände, die wegen der Schwere im Bauchraum versinken und dabei die Beckenschaufeln zur Seite drängen.
Als sicheres Symptom einer im Säuglings- und Kleinkinderalter entstandenen Milchallergie ist dies auch noch im Erwachsenenalter festzustellen.

2. Verantwortlich für einen durchhängenden Querdarm ist eine Immunschwäche im Kindesalter mit vermehrtem Auftreten der üblichen Kinderkrankheiten, insbesondere Mumps, Masern, Windpocken und Röteln – alle verbunden mit verschiedenen Hautausschlägen und Schwellungen der Halslymphknoten.

3. Da sich die Stauung der Lymphbahnen im Bauchraum kopfwärts in den Brust- und Halsbereich fortsetzt, entstehen frühzeitig Katarrhe wie Schnupfen, Mittelohrentzündung, Bronchitis oder Lungenentzündung. Bei Verordnung von Antibiotika kann dieser Zustand chronisch werden.
Hier wirken feuchte Brustwickel, das Absetzen der Milch, viel frische (Meer-)Luft und ausreichender Schlaf.
4. Ein gesunder Körper versucht frühzeitig, das unerwünschte Milcheiweiß über die Haut oder die Schleimhäute auszuscheiden. Als Zeichen einer Milchüberempfindlichkeit entwickeln sich deshalb häufig verschiedene Haut- und Schleimhautausschläge, Neurodermitis, Milchschorf, Ekzeme der oft feuchten Handflächen, chronischer Schnupfen, Pickel, Akne, im Mundbereich Herpes, entzündlicher Mundausschlag (Aphten) und eine schmerzhafte Entzündung (Stomatis) im Mund und auf der Zunge.

Alle diese Krankheiten bessern sich nach Weglassen der Milch, was aber nicht bedeutet, daß die Milch grundsätzlich als Nahrungsmittel wegfallen soll. Nur für die ersten 8 – 9 Lebensjahre sollte die Nahrung des Kindes so natürlich wie möglich sein, da sich bis dahin der Verdauungsapparat vollständig entwickelt hat. Dieser hat seine größte Leistungsfähigkeit mit etwa 9 Jahren erreicht. Hier beginnt – wie schon im 1. Lebensjahr - ein gewaltiger Wachstumsschub, für den der Darm gerüstet sein muß. Deshalb sollte erst jetzt versucht werden, einem Kind versuchsweise Milch und Milchprodukte – in kleinen Mengen – anzubieten. Wenn sie gut vertragen werden, können sie auch weiterhin in kleinen Mengen, jedoch nicht täglich gegessen werden. Hier sollten Frischmilchprodukte der Fabrikmilch bevorzugt werden.
Dies bedeutete aber auch, vor allem Rohkost in die Kinderernährung mit einzubeziehen, da Kinder im Vorschulalter die Rohkost der Kochkost vorziehen (Möhren, Gurken, Salatblätter u.a.).

*Auch sollte eine gesunde Alternative für die Kuhmilch gefunden werden. Hier bietet sich z.B. die **Sojamilch** an. Sie können sie als Fertigprodukt (mit oder ohne Kalzium) käuflich erwerben oder selbst herstellen (lesen Sie hierzu im Kapitel „Soja" nach).*

*Zur Herstellung von **Kokosmilch** kochen Sie getrocknete Kokosraspeln mit flüssiger Sahne im Verhältnis 1:2 auf und lassen die Flüssigkeit auf der abgeschalteten Herdplatte durchziehen. Nach dem Auskühlen geben Sie die Mischung in ein Leinentuch und pressen sie gut aus. Diese Variante ist sehr fetthaltig.*

Eine andere Möglichkeit, Kokosmilch herzustellen, ist folgende: Sie geben 200 g Kokosflocken in einen Topf. Dann bringen Sie 200 ml Wasser zum Kochen, überbrühen die Flocken, mischen alles gut durch und lassen es ca. 15 Minuten ruhen.
Pürieren Sie nun die Mischung, geben sie in ein feines Sieb und pressen die Kokosmilch heraus. Je nach Geschmack lassen Sie einen in schräg angeschnittene kleine Stücke geschnittenen Zitronengrashalm in der Kokosmilch ziehen. Vor dem Verzehr wird dieser wieder entfernt.

*Eine weitere Alternative ist die **Hanfmilch**. Diese ist ein bewährtes Mittel gegen Wassersucht. Zur Herstellung der Hanfmilch lassen Sie 20 g frische oder 10 g getrocknete Hanfblätter in einem Liter Sojamilch kurz aufkochen und dann etwa 20 Minuten auf kleiner Flamme ziehen (Achtung: Nicht anbrennen lassen!). Dann lassen Sie die Milch durch ein Sieb laufen und trinken sie in kleinen Mengen über den Tag verteilt.*

*Weit bekannt ist die **Mandelmilch**, deren Herstellung ebenfalls leicht ist. Mahlen Sie 80 g Mandeln fein, geben 500 ml Wasser hinzu und mixen alles (in der Küchenmaschine) 3 – 4 Minuten. Lassen Sie das Mandelwasser mindestens 5 Stunden, besser über Nacht im Kühlschrank weichen. Mixen Sie die Mischung danach nochmals 3 – 4 Minuten, sieben die Milch ab und füllen sie in ein Gefäß.*

Wenn Sie die Mandelmilch süßer mögen, lassen Sie etwa 2 Stunden vorher 6 entsteinte Datteln in 400 ml Wasser weichen. Diese geben Sie samt Einweichwasser in den letzten Mixvorgang der Mandelmilch hinein.

*Sie können sich auch die **Mandelsprossenmilch** (siehe Rezeptteil) oder eine Milch aus pürierter Avocado, pürierten Datteln und kohlesäurearmes Mineralwasser selbst herstellen.*

*Zur Herstellung der **Reismilch** mixen Sie 4 Tassen heißes oder warmes Wasser mit 1 Tasse gekochtem Reis und 1 TL Vanille gut durch. Dann lassen Sie alles ca. 30 Minuten stehen, damit sich die Rückstände absetzen können. Füllen Sie die Flüssigkeit vorsichtig in ein anderes Gefäß um, nötigenfalls geben Sie alles durch ein Sieb bzw. ein Leinentuch. Die Zutaten sollten möglichst frisch und heiß bzw. warm sein, bei Verwendung von kalten Zutaten klappt das Rezept nicht.*

*Falls Ihre **Muttermilch** zum Stillen Ihres Säuglings nicht ausreicht, möchte ich Ihnen ein fernöstliches Rezept zur Herstellung einer **Spezial-Reiscreme** mitgeben:*
Sie benötigen hierzu eine Tasse runden Vollreis, 10 Tassen Wasser, 1 Prise Meersalz und 1 TL Gersten- oder Reismalz. Rösten Sie den Reis in einer trockenen Pfanne, bis er hellgolden gefärbt ist und in der Pfanne springt. Kochen Sie ihn dann mit den anderen Zutaten mindestens 2 Stunden auf kleiner Flamme. Geben Sie den Brei dann in ein Baumwolltuch und pressen die Creme heraus. Diese sollte warm gefüttert werden.
Hinweis: *Durch den Röstvorgang des Reis´ kann der Stuhl des Säuglings hart werden, sich braun färben oder zur Verstopfung führen. In diesem Fall kann der Reis ungeröstet gekocht werden. Der Zusatz von Gersten- oder Reismalz wirkt sich positiv auf die körperliche Entwicklung, vor allem aber auf die des Gehirns aus.*

Sie haben die Möglichkeit, sich durch einen cytotoxikologischen Bluttest auf Milchallergie testen zu lassen. Hier werden sämtliche Blutkörperchen durch Zentrifugieren vom Blutserum getrennt, mit dem zu untersuchenden Nahrungsmittelextrakt vermischt und kurze Zeit bei Körpertemperatur bebrütet. Die Reaktion der Blutkörperchen wird mikroskopisch untersucht und eine eventuelle Überempfindlichkeit festgestellt. Sie können sich diesbezüglich an Ihren Heilpraktiker oder Arzt wenden.

Möglicherweise ist das Kasein der Auslöser für Ihre Kuhmilchallergie. Wenn das der Fall ist, sollten Sie auch keine Ziegen- und Schafmilch in Ihre Ernährung mit einbeziehen.

Und nun noch ein Nachwort für werdende Mütter:
Jede Frau, die sich ein Kind wünscht, sollte früh genug sämtliche Milchprodukte in ihrer Ernährung absetzen, um eine vielleicht bei ihr bestehende und sich dadurch nachteilig auf den Fötus und den Säugling auswirkende Milchallergie auszuschließen.

Ich möchte dieses Thema hiermit beenden, da ich Ihnen nur einige Hinweise geben wollte und eine ausführlichere Beschreibung den Rahmen dieses Buches sprengen würde.
Es gibt zwischenzeitlich genügend Literatur zum Nachlesen, von denen ich Ihnen folgende Bände empfehlen kann:
- Dr. med. Renate Collier: „Milchallergie! Eine unterschätzte Gefahr", erschienen im Verlag Ganzheitliche Gesundheit, Bad Schönborn.
- Herman Aihara: „Milch, ein Mythos der Zivilisation", erschienen im Verlag Mahajiva, Holthausen / Münster.

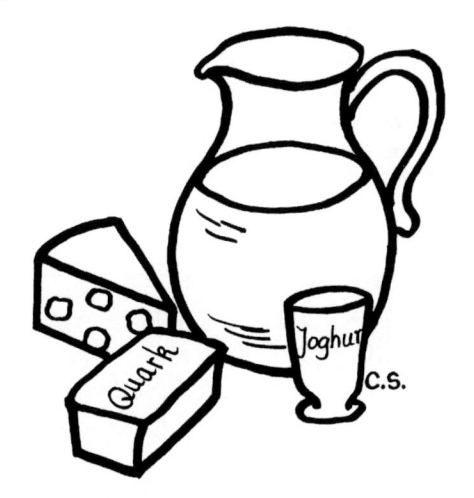

Azidose und Psyche

Die Psyche ist in der Azidose-Therapie ein oft nicht genannter und doch sehr wichtiger Gesichtspunkt. Deshalb sollten hierzu noch einige wichtige Gedanken ausgesprochen werden.

Die Azidose-Massage ist ein wichtiger Bestandteil der Entschlakkung. Durch sie wird der Mensch zum Loslassen in körperlicher wie auch in seelischer Hinsicht aufgefordert. Ein Mensch, der massiert, d.h., einen anderen Menschen berührt, wird oft zum Psychotherapeut des „Patienten".

Ich kann dies aus eigener, langjähriger Erfahrung bestätigen. Und ich glaube, daß viele Menschen ein Defizit an Berührung haben. Massage heißt berühren und berührt werden, körperlich wie seelisch. Sie ist die Überwindung einer Mauer, einer Distanz zum anderen. Wer berührt wird, spürt sich selbst besser, kann auch seine eigenen Schwachstellen spüren und erkennen. Ohne Berührung vereinsamt der Mensch.

So gesehen bewirkt der Körperkontakt beim Massieren (Berühren) auch den seelischen Kontakt. Der in einer Problematik (oder Krankheit) „verkörperte" Konflikt wird durch die Berührung ebenfalls „berührt" und drängt zur Aussprache. Der Mensch ist nicht nur Körper, sondern auch Seele. Ein seelischer Konflikt, Sorgen, Angst, Emotionen, sie alle reizen das vegetative Nervensystem ebenso wie die Säuren das Gewebe. Dies ist ein Faktor, der nicht übersehen werden darf.

Mikroskopische Beobachtungen haben ergeben, daß der Reiz von Nervenendigungen, z.B. bei der Massage oder Akupunktur, zu Veränderungen der Grundsubstanz / Grundeinstellung des Menschen führen kann. Die Einheit von Körper, Geist und Seele kann vervollkommnet werden.

Wer dies verstanden hat, kann mit seinen Händen wahren Segen verbreiten. Und für diese Gabe sollte er dankbar sein.

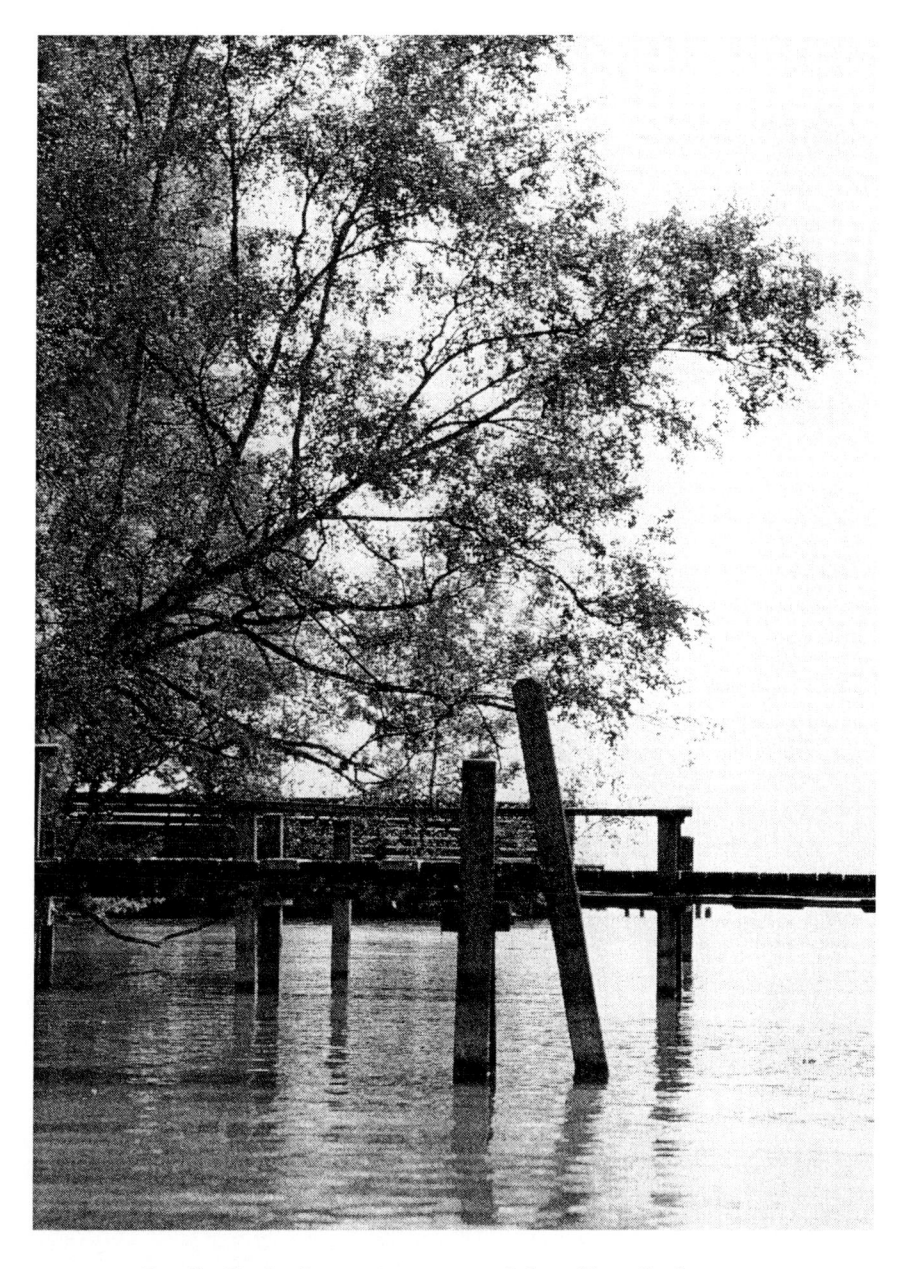

In die Ruhe kommen - zu sich selbst finden

Naturschlaf

Der Naturschlaf ist nicht nur während der Azidose-Fastenzeit ein wichtiger Aspekt, sondern auch in der übrigen Zeit. Er dient der Erholung des Organismus´ und somit dem ganzen Menschen.

Auf die Azidose-Fastenzeit, also der Zeit der Körperentschlackung bezogen bedeutet dies, daß vor allem die Verdauungs- und Entgiftungsorgane (Darm, Leber u.a.), ihre Ruhe- und auch Arbeitszeiten einhalten können. Dies bedeutet gesündere Schlafzeiten und als Resultat bessere Verdauung, bessere Ausscheidungen und bessere Entschlackung. So gesehen ist die Einhaltung des Naturschlafs von großer Wichtigkeit für den ganzen Menschen.

Möglicherweise dürfte dies in unserer heutigen Zeit ein gröβes Problem darstellen, da sich der „moderne" Mensch von seinem „zivilisierten" Umfeld (Fernsehen, Disco, Feierlichkeiten u.a.) stark beeinflussen läßt. Die meisten Menschen gehen viel zu spät schlafen und haben daher zu wenig Schlaf. Das Schlafproblem ist heute ein viel zu wenig beachtetes Problem.

Schauen wir uns einmal unser so genanntes „normales" Schlafverhalten während der Dunkelheit der Nacht an. Wann und wie lange schlafen wir? Können Schlafdauer und Schlafzeit unseren jeweiligen Bedürfnissen (Schule, Beruf, gesellschaftliche Verpflichtungen und persönliche Wünsche und Vorstellungen) angepaßt werden? Es sieht so aus, denn es gibt Menschen, die ihr Leben lang mit 3 – 4 Stunden Schlaf auskommen. Andererseits benötigen manche Menschen mindestens 8 Stunden Schlafzeit.

Kann es sein, daß dem Schlaf unabänderliche Gesetze zugrunde liegen, wie allem Lebendigen überhaupt? Wahrscheinlich hat der Mensch diese Gesetze im Laufe der Jahrhunderte vergessen.

Wenn wir uns z.B. ein Neugeborenes betrachten, so hat es den Anschein, als würde es nach Belieben schlafen, wachen und essen. Es wurden langjährige Studien durchgeführt, was die Schlafzeiten von Säuglingen und Kleinkindern betrifft.
Würden wir einem Säugling seinen natürlichen Instinkten überlassen, so würde er mit Vorliebe die Nachtzeit zum Schlafen bevorzugen. Viele Mütter erleben, daß ihr Kind bei der letzten „vorschriftsmäßigen" Mahlzeit gg. 22.00 Uhr tief und fest schlafen. Es ist oft nur mit Mühe zum Trinken zu bewegen und sinkt meist nach ein paar Schlucken wieder in den Schlaf. Die Erfahrung lehrt uns, daß Säuglinge ohne Störung der Nachtruhe durchschlafen, wenn sie ihre letzte Mahlzeit gg. 18.00 Uhr bekommen haben.
Wir sollten dies als Fingerzeig sehen und unsere (Schlaf)-Gewohnheiten entsprechend verändern.

Ich kann dies aus eigener Erfahrung bestätigen, als mein großer Sohn während der Zeit vor dem Abitur (auf mein Anraten hin) abends früh schlafen ging und am nächsten Morgen sehr früh aufstand und seine Aufgaben mit Frische und Leichtigkeit erledigte. Ebenso erlebe ich es heute noch bei meinem kleinen Sohn, der am Abend (ca. 19.00 Uhr) nach seinem Bett verlangt und dann am nächsten Morgen zu sehr früher Stunde (nicht immer zu meiner Zufriedenheit) den Tag beginnen möchte.
Nehmen wir also unsere Kinder als gutes Beispiel für einen gesunden und ausgeglichenen Schlaf.

Der optimale Schlaf, der als Naturschlaf bezeichnet wird, liegt in der Zeit zwischen 18.45 – 23.20 Uhr. Man könnte auch sagen, daß der Schlaf vor Mitternacht doppelt so wichtig ist wie der danach. Dies bedeutet, je später der Mensch in sein Bett geht und schläft, desto größer ist seine Chance auf Restmüdigkeit am nächsten Morgen. Dazu kommen dann noch Neigung zu Kopfschmerzen, geringere Leistungs- und Konzentrationsfähigkeit bis hin zu ständiger Müdigkeit und seelischer und geistiger Leistungsunfähigkeit. Ist es das wert?

Wenn wir diesen Gedanken umdrehen, könnten wir möglicherweise unsere Gesundheit positiv beeinflussen - tun wir es, sie ist es wert. Halten wir uns unsere Kinder vor Augen; sie leben ihr Leben natürlicher und unbeschwerter als wir „Erwachsenen". Nehmen wir sie (wenigstens ein bißchen) als Vorbild.

Ebenso wurden Studien mit Erwachsenen bezüglich ihrer Schlafzeiten und den entsprechenden Folgen durchgeführt.
Bei Einhaltung einer natürlichen Schlafzeit konnten Problematiken wie z.B. Schlafstörungen, chronische Müdigkeit, starke vegetative Erschöpfung, Darmverstopfung, Anfälligkeit gegen Erkältungen und chronische Darmbeschwerden bis hin zu Nervenschwächen, Magen- und Darmgeschwüren, Herz- und Kreislaufstörungen, Darmblutungen und Nerven- und Gemütsleiden weitgehendst beseitigt werden.

Versuchen und erleben Sie den Naturschlaf (nicht nur für eine Nacht) und die natürlichen Konsequenzen davon. Gehen Sie rechtzeitig schlafen, erfreuen Sie sich eines wohltuenden und erquickenden Vormitternachtsschlafs und am nächsten Morgen eines erfrischenden Aufwachens.
Sie werden erstaunt und erfreut sein, wie sich ihre Gesundheit und damit auch Ihr Leben positiv verändern kann.

Der Naturschlaf ist förderlich für die Gesundheit des Menschen, also für den ganzen Menschen, für Körper, Geist und Seele.

Noch ein paar Gedanken ...

... für die Fastenzeit allgemein:

Ein gesundes Säure-Basen-Gleichgewicht ist lebensnotwendig für einen gesunden Körper. Basenreichtum ist das Wichtigste, und ohne eine Umstellung der Ernährung (bei übersäuerten Menschen) ist keine Gesundheit zu erreichen.

Die Basenkost ist keine Diät, sondern eine vollwertige Nahrung für eine bestimmte Zeit, nämlich für die Zeit der Regenerierung von Darm und Gewebe.

Während der Azidose-Fastenzeit essen wir nur basenüberschüssige Nahrungsmittel, was aus eigener Erfahrung gut vertragen und als leicht bekömmlich empfunden wird.

Auch (andere) gesunde Nahrungsmittel (z.B. Vollkorn, Rohkost) können schaden, wenn der Darm sie nicht verwerten kann und wenn mehr gegessen wird, als verdaut werden kann (Übermaß).

Die Nahrungsmittel sollten so natürlich wie möglich sein, d.h. sie sollten natürlich angebaut und nur so weit verarbeitet sein, wie es für die Verträglichkeit notwendig ist.

Wichtig ist das schonende Garen der Lebensmittel, damit die Mineralien nicht ins Kochwasser abwandern.

... für die nun kommenden Fastenwochen:

In dieser Zeit sind die tägliche Darmreinigung mit Einlauf und Bittersalzeinnahme (oder FX-Passagesalz) ebenso wichtig wie die gemeinsame Zubereitung und Einnahme von basenüberschüssigen Mahlzeiten zum Kennenlernen am Beginn und Ende der Fastenzeit. Entwerfen Sie eigene Rezepte, die Sie während der Fastenzeit ausprobieren können. Lassen Sie weder Alltagsstimmung noch Unmut aufkommen, auch wenn Ihre Familie an Ihren Kochkünsten zweifelt (lesen Sie hierzu auch im Anhang den Rezeptteil).

Gönnen Sie sich und Ihrem Körper mehr Ruhepausen als sonst.

Während der Azidose-Fastenzeit finden regelmäßige Aussprache- abende mit Erfahrungsaustausch und Problembesprechungen statt. Sie bekommen Ihre ganz persönliche Beratung und hören spezielle Referate zum Thema Azidose. Außerdem können Sie die Bauch-Selbstmassage und die Kopf-Gesicht-Selbstmassage er- lernen und sich auf Wunsch einem Gewebetest bezüglich Ihres Übersäuerungsgrades unterziehen.

Sie befinden sich während dieser Zeit unter „Gleichgesinnten" und haben nicht das Gefühl, allein zu sein.

... über den Sinn des Azidose-Fastens:

Im Vordergrund des Azidose-Fastens stehen die Entgiftung und Befreiung des Körpers von unnötigen Schlacken, die Verjüngung und Straffung des Gewebes sowie ein kolossales Wohlfühlen so- wohl innerlich als auch äußerlich. Nebenher bemerken Sie eine nicht unbedeutende Gewichtsreduzierung, wobei die Basenkost keine einseitige Diät ist. Es sind keine unnötigen Geldausgaben notwendig, ebenso keine Einnahme von Pillen und Wässerchen, nur ein zeitweises Weglassen (Fasten) einiger (säureüberschüs- siger) Nahrungsmittel ist erforderlich. Ebenso wichtig sind die Entlastung des Darms (durch leichte, gedünstete, allergenarme, basenüberschüssige Ernährung), die Reinigung (durch Einlauf und Bittersalzeinnahme) und die Aktivierung des Darms (durch spezielle Darmmassage und die Bauch-Selbstmassage). Hierdurch können Sie Ihr gesundes Säure-Basen-Gleichgewicht finden und erhalten, zu einer einfachen, gesunden und natürlichen Ernährung (zurück) finden und Ihre Gesundheit erhalten.

Haben Sie Geduld - *Ablagerungen, die sich in über 40 Jahren oder mehr angesammelt haben, können nicht in einigen Wochen abgebaut werden. Aber Sie können den Grundstein für eine neue Ernährung und somit für eine neue Lebensweise finden.*

Hippokrates, ein bedeutender Arzt seiner Zeit, sagte nicht umsonst: „Nur wer bereit ist, sein Leben zu ändern, dem kann wirklich geholfen werden".

Wichtig ist die Bereitschaft zur Änderung, etwas Altes, Festgefahrenes loszulassen; der Mut zu Neuem. Für die eigene Gesundheit, für sich selbst Verantwortung zu übernehmen.

Hierzu möchte ich Ihnen noch eine Aussage von Paracelsus von Hohenheim mitgeben:
*"Man gebe dem Kranken keine ausgelaugten, entwerteten, verfeinerten, gebleichten, gefärbten und mit allen erdenklichen Chemikalien haltbar gemachten "**Sterbe**mittel", sondern urgesunde und vollwertige naturnahe "**Lebens**mittel", durch die allein die Sonne ihre Strahlen in uns schickt."*

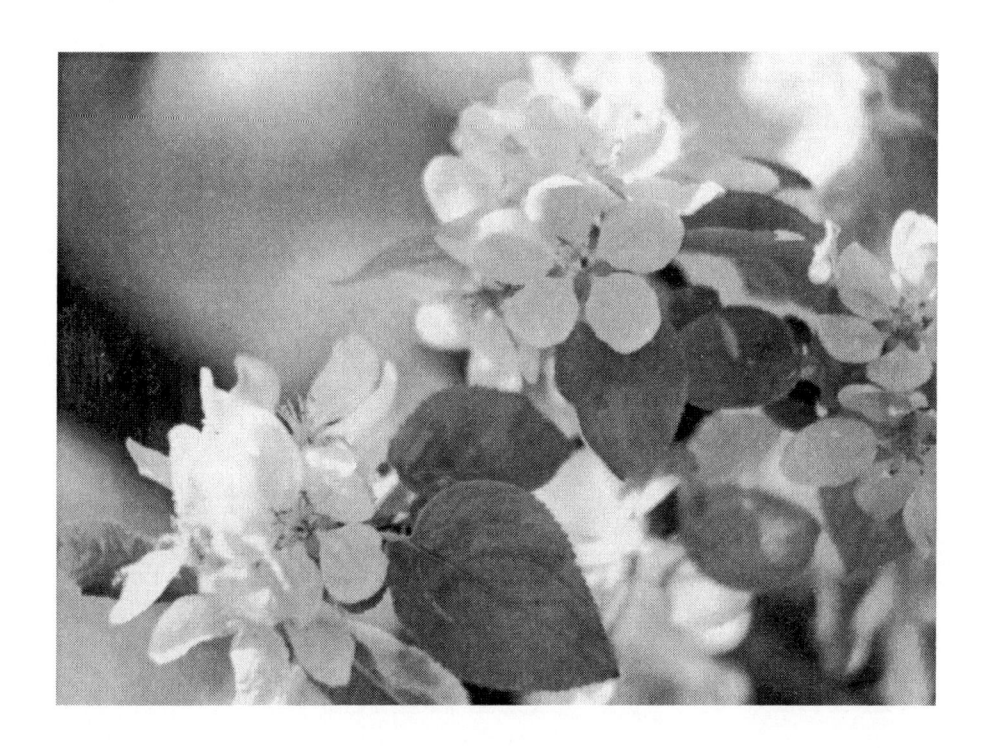

Fasten -

Datum	Fasten-tage	Darm-entleerung wie oft, Art, Geruch, Farbe Brennen	Urin Farbe Menge Brennen	Gymnastik Sport, u.a., kein wenig regelmäßig
	1.			
	2.			
	3.			
	4.			
	5.			
	6.			
	7.			
	8.			
	9.			
	10.			
	11.			
	12.			
	13.			
	14.			

- *Kalender* *(für Ihre ganz persönlichen Eintragungen)*

Meine Aktivitäten	*Das fällt mir besonders auf*	*Ich fühle mich heute*
Spaziergang, Wandern, Garten, Lesen, Schlafen u.a.	*belegte Zunge, Haut, Mundgeruch, fit, müde, gereizt u.a.*	*sehr gut* *gut* *schlecht*

Die Fastenzeit ist vorbei ...
... wie geht's weiter ?

(Ein paar Tipps für die Zeit „danach")

Sie haben während der Zeit des Azidose-Fastens erfahren, wie einfach Sie mit der allergenarmen Basenkost viele köstliche und vielfältige Gerichte zubereiten können. Ihre Instinkte sind nun zu neuem Leben erwacht, und Ihre Geschmacksnerven dürften inzwischen alles Scharfe, Gebratene, Saure, Künstliche, zu Süße und zu Salzige ablehnen. Das als „normal" geltende Essen löst bei Ihnen Abwehr aus? Verzehren Sie es dennoch, sei es aus gesellschaftlichen Zwängen, in Restaurants oder Betriebskantinen, ruft es bei Ihnen Widerwillen hervor oder verursacht Ihnen sogar Beschwerden? Wenn es Ihnen so geht, können Sie stolz auf Ihren Körper sein. Sie sind auf dem richtigen gesundheitlichen Weg. Bleiben Sie auf diesem Weg und gehen Sie ihn Schritt für Schritt weiter.

Für die Zeit „danach" möchte ich Ihnen noch einige Hinweise mitgeben:

*Beachten Sie die **Aufbauzeit** nach der Fastenzeit. Lassen Sie sich Zeit mit der Ernährungsumstellung; vollziehen Sie sie Schritt für Schritt, dann gewöhnen Sie sich so daran, daß Sie kaum noch in Ihr altes „Fehlverhalten" zurückfallen. Ihr Organismus und Ihr Verdauungsapparat müssen sich langsam wieder umstellen.*
Beginnen Sie mit leichtem Aufbau der gefasteten Lebensmittel. Achten Sie hierbei immer auf Ihr inneres Wohlgefühl und auf die Funktion und Belastbarkeit Ihres Verdauungsapparates.

Finden Sie die für Sie richtige Ernährung, soweit Sie sie in der vergangenen Fastenzeit noch nicht gefunden haben.
Probieren Sie aus, was Ihnen am besten schmeckt und am besten bekommt. Je einfacher und natürlicher die Ernährung ist, desto besser und gesünder ist sie.

Nehmen Sie anfangs keine großen Mengen zu sich. Ballaststoffreiches Getreide „belastet" unnötig ebenso wie tierisches Eiweiß durch Fleisch und Fisch und große Kohlehydratmengen durch Süßes. Essen Sie wenig tierisches Einweiß (Fleisch, Fisch, Käse u.a.) und wenig Kohlehydrate (Brot, Nudeln u.a.), lassen Sie diese als „Beilage" gelten.
Achten Sie vor allem auf versteckte Fette!

Bereichern Sie Ihre Mahlzeiten durch mehr Gemüse und Obst (je nach Verträglichkeit gedünstet, Rohes nur bis zum frühen Nachmittag) und viel Blattsalate, Keimlinge und Sprossen.

Essen Sie nicht zu reichlich – Ihr Verdauungsapparat ist leichte Kost gewöhnt. Vor allem abends sollte Ihre Mahlzeit bescheiden ausfallen, essen Sie dafür morgens etwas mehr.

Lassen Sie sich Zeit beim Essen – kauen Sie gut und lange, speicheln Sie gut ein. Sie fühlen sich schneller satt. Durch diese „Mundverdauung" helfen Sie Ihrem Darm bei der Verwertung der Nahrungsmittel.

Finden Sie Ihr Maß.
Ihr Sättigungsgefühl ist durch die Azidose-Fastenzeit so gut geschult, daß Ihnen Ihr Körper sagt, wenn er genug hat.

Achten Sie aufmerksam auf Ihre kleinen und großen Körpersignale – Völlegefühl, Unbehagen, Widerwillen gegen bestimmtes Essen. Reagieren Sie – legen Sie einmal pro Woche einen „Basentag" ein. Sie werden sich wohl fühlen.

Meiden Sie Gebratenes; weichen Sie aus auf Gedünstetes. Denken Sie daran: Ihr ganzer Verdauungsapparat ist leichte Kost gewöhnt, zu viel oder zu Schweres / Fettes belastet unnötig. Das Dünsten der Lebensmittel ist generell besser als das Kochen, da hierbei wertvolle Mineralstoffe erhalten bleiben.

Nehmen Sie als Beispiel die Kartoffel, eines unserer meistgegessenen Lebensmittel: Eine geschälte, gekochte Kartoffel verliert durch den Kochvorgang ca. 21 % ihrer Mineralstoffe, eine Pellkartoffel (ungeschält, gedünstet) dagegen nur ca. 0,5 %.

Streichen Sie möglichst Süßigkeiten sowie gesüßte Fruchtsäfte und Cola-Getränke.

Schränken Sie Ihren Kaffee-, Schwarz- und Früchteteekonsum ein bzw. verzichten Sie darauf.

Trinken Sie viel (ca. 2 – 3 Liter täglich) – Ihre bereits bekannten Kräutertees, frisch gepreßte und mit Wasser verdünnte Säfte sowie kohlesäurearmes Mineralwasser – aber bitte nur zwischen den Mahlzeiten.

*Überprüfen Sie Ihr **Einkaufsverhalten**, kaufen Sie bewußt und gezielt ein. Fertigen Sie sich einen wöchentlichen Essenplan, dadurch sparen Sie Zeit und Geld. Kaufen Sie voll ausgereiftes Obst und Gemüse. Einige Arten (z.B. Äpfel, Aprikosen, Avocados, Bananen, Birnen, Pflaumen, Tomaten, Wassermelonen) reifen nach der Ernte nach. Obst und Gemüse sollte knackig frisch aussehen, sonst hat es einen Teil seines Wertes eingebüßt. Essen Sie Sommergemüse im Sommer und Wintergemüse im Winter, so wie es die Natur vorgesehen hat.*
Sie können natürlich auch auf Tiefkühlgemüse und -obst zurückgreifen. Dieses sollte jedoch nur blanchiert sein, so enthält es noch verhältnismäßig viele Nährstoffe.

Wählen Sie Ihre Lebensmittel sorgfältig aus.
Suchen Sie sich Lebensmittel natürlichen Ursprungs, auch wenn sie manchmal nicht so gut aussehen. Meiden Sie dagegen polierte und unnatürlich glänzende Lebensmittel mit nicht notwendigen Zusatzstoffen, z.B. zum Haltbarmachen. In manchen Ländern wird stark gedüngt und Schädlingsbekämpfungsmittel oder gar radioaktive Bestrahlung eingesetzt, die zum Haltbarmachen erlaubt sind.

Denken Sie daran, daß Allergien oft auf Farbstoffe oder Rückstände aus Schädlingsbekämpfungsmitteln zurückzuführen sind.

Bauen Sie Ihre Ernährung auf der basenüberschüssigen Kost auf. Gestalten Sie Ihre Mahlzeiten im Rahmen des Säure-Basen-Haushaltes, d.h., 80 % basenüberschüssig und 20 % säureüberschüssig bzw. säurebildend. Achten Sie hierbei auf Ihren Stoffwechsel und auf die Unverträglichkeit (Allergie) bestimmter Lebensmittel. Um dies zu vermeiden, wechseln Sie in Ihrer Ernährung ab, nehmen Sie nur maximal alle 4 – 5 Tage die gleichen Lebensmittel zu sich.

Üben Sie Selbsthilfe – führen Sie regelmäßig die Bauchselbstmassage durch, sie regt den Kreislauf an, verbessert den Muskeltonus und verhilft Ihnen immer wieder zu Ruhe und dem wunderbaren Gefühl der Entspannung.

Machen Sie von Zeit zu Zeit eine ein- oder mehrwöchige Entschlackungskur für sich selbst und Ihre Gesundheit. Sie können dies mehrmals im Jahr tun, wenn Ihnen danach zumute ist.

Wahrscheinlich sind während der Azidose-Fastenzeit auch Ihre Darmbeschwerden verschwunden. Wenn Sie nicht in Ihre alte Ernährungsweise zurückfallen wollen, was wünschenswert wäre, sollten Sie ein paar wichtige Punkte beachten:

Die allergenarme Basenkost ist eine vegetarische Kost. Falls Sie vorhaben, diese über längere Zeit einzuhalten, müssen Sie auf eine ausreichende Eiweißzufuhr achten. Wenn Sie Milchprodukte wegen einer bei Ihnen bestehenden Allergie meiden, sollten Sie ab und zu ein Ei essen, zweckmäßigerweise im Wechsel mit Nüsse und Samen (Sonnenblumenkerne, Mandeln, Hasel- und Walnüsse u.a.). Ebenso andere Nahrungsmittel wie Linsen und andere Hülsenfrüchte (vorzugsweise als Keimlinge und Sprossen), gemischt mit Grünkern, Hafer oder auch mit Sojaprodukten.

Falls Sie eine starke „Fleischeslust" verspüren, geben Sie dieser ruhig nach. Denken Sie aber bitte daran, daß Sie Fleisch oder Fisch anfangs nur dünsten, nicht scharf anbraten. Ihr Magen wird es Ihnen danken.
Solange Sie nur einmal in der Woche tierisches Eiweiß essen, brauchen Sie sich wegen Ihres Säure-Basen-Haushaltes nicht zu sorgen.

Verzichten Sie nicht auf Ihren Irrigator, benutzen Sie ihn weiterhin - bei Verstopfung, Durchfall, Kopfschmerz - oder einfach mal zur Reinigung. Sie putzen bestimmt auch regelmäßig Ihre Zähne – der Mund ist der Beginn der Verdauung, der Darm das Ende – hat nicht auch Ihr Darm Sauberkeit verdient?

Was der Körper über Jahrzehnte angesammelt hat, kann er nicht innerhalb ein paar Wochen ausscheiden und regulieren. Deshalb kann die Entschlackung eine Kur für Monate oder Jahre, manchmal auf Lebenszeit sein.

Wir alle haben es also in unserer Hand, was wir aus unserer Gesundheit machen. Gesundheit können Sie sich nirgendwo kaufen; die echte, wahre Gesundheit müssen Sie sich selbst erarbeiten. Wenn Sie zu dieser Einsicht gekommen sind, dann haben Sie den Schlüssel für ein weiteres wertvolles, schmerzfreies oder schmerzärmeres Leben bereits in Ihrer Hand!

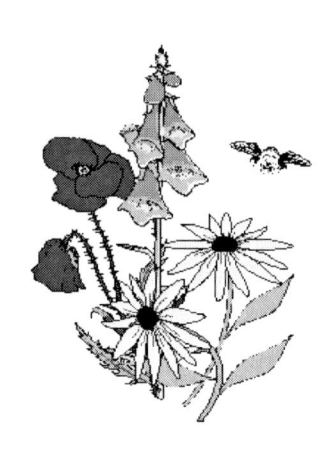

Schlußgedanke

*„Nur in einem gesunden Körper
kann ein gesunder Geist wohnen"*

Gesundheit ist nicht in wenigen Tagen, Wochen oder Monaten zu erreichen. Nicht Sanatorien oder Krankenhäuser, weder Ärzte noch Medikamente "machen" uns gesund. Nur eine grundlegende Lebensumstellung, die wir selbst in eigener Verantwortung vollziehen müssen, kann zum Ziel führen. Voraussetzung dafür sind vor allem unser fester Entschluß und unsere innere Bereitschaft, konsequent den neu erworbenen Erkenntnissen zu folgen, sie Schritt für Schritt in unserem Alltag umzusetzen. Das bedeutet auch, Verantwortung für sich selbst zu übernehmen.

Bedenken Sie bitte auch, daß unser „täglich Brot" nicht selbstverständlich ist und wir es als Geschenk annehmen sollten. Daß es unsere Mutter Erde ist, die uns unsere Lebensmittel gibt und wir sie dafür pfleglich behandeln müssen, soweit es bei unserer fortgeschrittenen Umweltverschmutzung möglich ist. Die Erde wurde uns gegeben, damit wir mit ihr leben, sie bebauen und bewahren, nicht um sie zu zerstören.

Wir brauchen unsere Erde, aber die Erde braucht uns nicht.

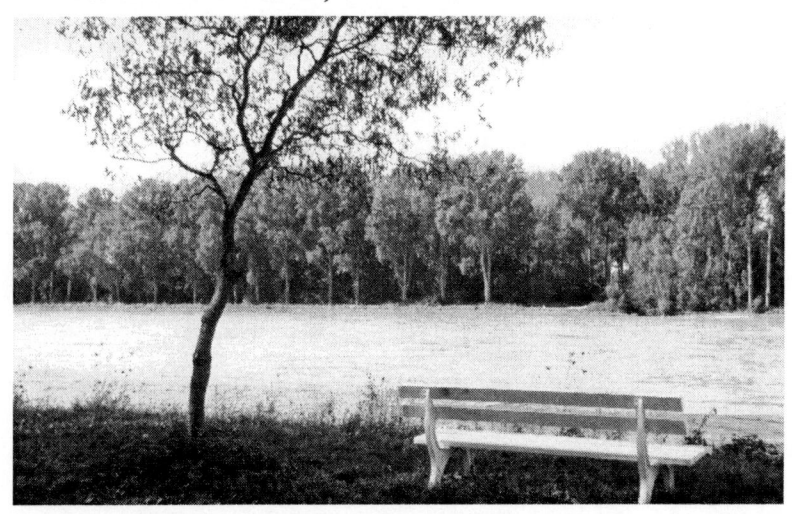

Persönliches Nachwort

*Letztendlich gilt mein Dank meiner Frau Claudia
für ihre freundliche und selbstlose Unterstützung und Mithilfe
bei der Erstgestaltung dieses Buches,
bei den anfangs oft langwierigen Erklärungen
und Hilfestellungen zur Computerhandhabung
und der damit verbundenen unendlichen Geduld,
für notwendige Korrekturen und Vorschläge,
für das Verständnis und oft stundenlange Entbehren
ihres Mannes während der Nachtarbeit,
oder einfach nur
(oder gerade deshalb)
für ihre liebevolle Art,
dabei zu sein und
mich anzulächeln.*

Anhang:

Gesund und vital mit Basenkost

Ein Ideenschatz für die basische Küche

mit vielen Beschreibungen - Erklärungen -
und Rezepten - Rezepten - Rezepten

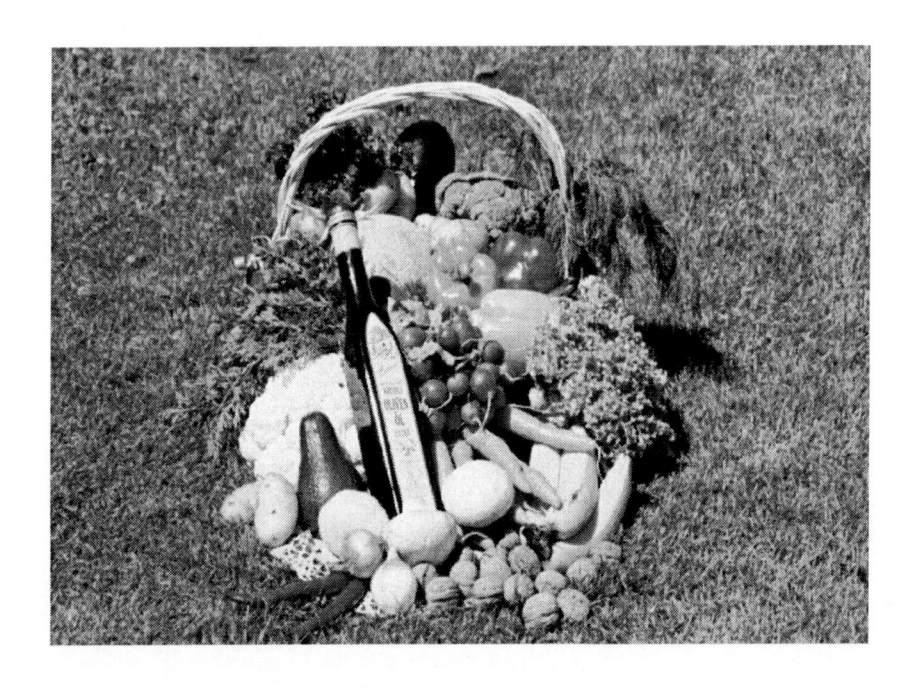

Gesund und vital mit Basenkost

In diesem Sinne habe ich für Sie einen kleinen Ideenschatz für die basische Küche zusammengetragen, den ich Ihnen im folgenden Kapitel übergeben möchte.

__„Essen hält Leib und Seele zusammen"__ sagt zumindest der Volksmund. Allerdings hat sich diese Weisheit in den letzten Jahrzehnten in den reichen Industrieländern ins Gegenteil verkehrt. Viele Menschen leiden an ernährungsbedingten Krankheiten oder Übergewicht, im schlimmsten Fall verkürzen sie durch falsche Eßgewohnheiten ihre Lebenserwartung. Dabei ist es sehr einfach, gesund zu essen und gesund zu leben.

Gehen Sie einmal in aller Ruhe durch einen Wochenmarkt und schauen sich die Gemüseauslagen an. Sie können eine reichhaltige und vielfältige Auswahl an knackigen, frischen Gemüsesorten sehen. Vielleicht haben Sie aber auch einen eigenen Garten, wo Sie Ihr Gemüse selbst anbauen können.

Garen Sie Ihr Gemüse schonend und würzen es mit frischen Kräutern, dann schmeckt jedes Gemüse für sich köstlich.
Wenn auch manches Gemüse roh hervorragend schmeckt, sollten Sie es während der Zeit der Entschlackung zum Zweck der Darmschonung (Vermeidung von Gärung und somit Vorbeugung vor Übersäuerung) garen.

Durch diesen kulinarischen Genuß für Leib und Seele bekommen Sie eine Vielzahl an lebenswichtigen und gesunderhaltenden Stoffen zugeführt. Die darin enthaltenen Vitamine, Mineralstoffe und Spurenelemente kommen allen unseren Organen zugute, angefangen vom Herz über den Magen bis hin zu unserer Haut.
Auf diese Weise werden Sie von innen heraus geschützt und haben gute Widerstandskräfte gegen viele Krankheiten.
Und Sie haben die Rückkehr zu einer einfachen und natürlichen Ernährungsweise geschafft.

Auch für „Kalorienbewußte" hat das Gemüse seine Vorteile: Gemüse mag zwar mengenmäßig auf dem Teller nach mehr aussehen, hat aber nur einen Bruchteil der Kalorien gegenüber der vielen Lebensmittel tierischen Ursprungs (welche darüber hinaus zum großen Teil auch noch schwerer verdaulich sind). Es ist bekannt, daß Vegetarier (und dazu zählen Sie in der Zeit der Entschlackung auch) im Durchschnitt 1000 Kilokalorien weniger zu sich nehmen als Fleischesser. Noch ein Grund mehr, über eine basische Kost nachzudenken.

Wenn Sie mit der Zubereitung von Aufläufen bereits vertraut sind, ist Ihnen das Ei als Bindemittel ein Begriff. Denken Sie aber bitte daran, daß das Ei in der basischen Küche nicht erwünscht ist. Statt dessen bietet sich das Sojamehl als idealer Ei-Ersatz an. Es hat einen angenehmen, nußartigen Geschmack und eignet sich sehr gut zum Binden von Aufläufen, Soßen, Eintöpfen und Gemüsegerichten und -bratlingen.

Die Formel hierfür lautet:
1 EL Sojamehl + 2 EL Wasser = 1 Ei-Ersatz.
Lesen Sie hierzu auch im Kapitel „Soja".

Überraschen Sie Ihre kleinen und großen Leckermäuler mit etwas **Süßem**. *Sie können süße Speisen in verschiedenen Varianten zubereiten – angefangen von großen Hauptmahlzeiten bis hin zum feinen Dessert. Lesen Sie mehr im Kapitel „Süßes".*

Salate *stellen einen wichtigen Bestandteil unserer Ernährung dar; lesen Sie hierzu im Kapitel „Salate" weitere Hinweise.*

Ebenso möchte ich Ihnen in diesem Kapitel einige Lebensmittel im Einzelnen beschreiben und im Anschluß daran die jeweils dazugehörigen Rezeptvorschläge unterbreiten.

Es mag für viele Menschen unvorstellbar sein, schon zum Frühstück eine warme Mahlzeit – Salate, Kartoffeln und Gemüse – zu essen.
Trotzdem müssen wir einsehen, einige grundlegende Änderungen in unserer Ernährung, vor allem beim Frühstück vorzunehmen.
Wir sollten, wenn auch nur probeweise, unsere Vorurteile beiseite lassen. Dann stellen wir fest, wie gut es schmeckt und wie wenig der Magen belastet wird. Und wir sind bis zum Mittagessen satt.
Die warme Morgenkost – Salate, Kartoffeln, Gemüse, eiweißhaltige Nüsse, Sprossen und Keimlinge, evtl. Tofu – ist wichtig und notwendig, wenn das Abendessen knapp gehalten wird oder gar ausfällt (was beim Übergewichtigen vorteilhaft wäre).

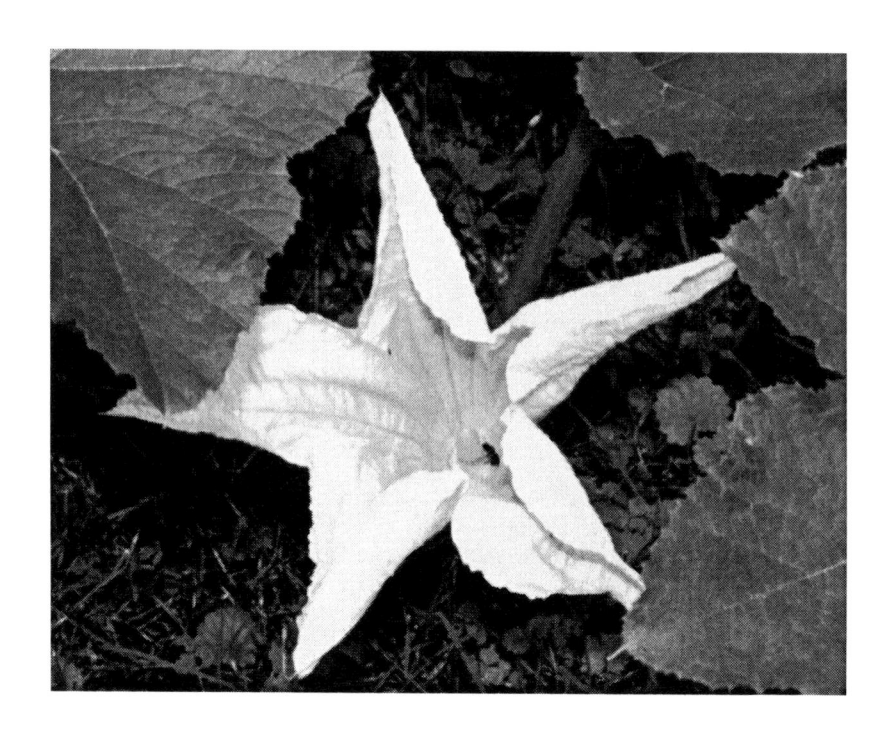

Der nachfolgende Teil ist als Hilfe und kleine Orientierung für Sie zusammengestellt, die Sie sich für den neuen, natürlichen und gesunden Ernährungsweg entschlossen haben. Für Sie, die Sie auf dem großen gesundheitlichen Weg sind, aber mit sich, Ihrer Gesundheit und Ihrer Ernährung bisher nicht zufrieden waren. Wenn Sie sich gesundheitlich weiter orientieren wollen und die für sich bestverträgliche Ernährungsweise beim Lesen dieses Buches vielleicht gefunden haben (was mich freuen würde) und dabei noch Ihre Altlasten (Altschlacken) loslassen wollen, dann haben Sie in dieser Schrift einen wichtigen Wegbegleiter gefunden.

Die Vorschläge in diesem Kapitel sind auf den Grundlagen der Azidose-Therapie (Körperentschlackung nach Dr. Collier) aufgebaut. Sie sollen helfen, den übersäuerten Körper durch natürliche, basenüberschüssige Lebensmittel von den Schlacken zu befreien und gleichzeitig einer neuen Übersäuerung vorzubeugen.
Die Hintergründe der Azidose haben Sie ja im Hauptteil dieses Buches erfahren.

Sie sehen, daß die basenüberschüssige Kost bei der Entschlackung immer im Vordergrund steht. Sie sollten sie auch in Ihrer alltäglichen Ernährung vordergründig mit einbeziehen.

Für eine einfache basische Mahlzeit benötigen Sie nicht viel, jedoch können Sie mit etwas Phantasie viele schmackhafte Gerichte zubereiten. Denken Sie hierbei daran, daß die Augen auch mit essen. Richten Sie deshalb Ihre Speisen phantasievoll und mit viel Liebe an. Sie machen damit nicht nur sich selbst, sondern auch Ihren Mit-Essern eine große Freude.

Dieser Anhang ist mit vielen eigenen Rezepten, mit bekannten Rezepten anderer Autoren (auch in abgewandelter Form), aber auch mit denen von Teilnehmern meiner Azidose-Fastenkurse aus der Not heraus entstanden, sich nicht für jeden Tag eine neue kulinarische basische Überraschung überlegen zu müssen.

Ich möchte Ihnen hier einige Möglichkeiten aufzeigen, wie Sie Ihren Lieben, vor allem aber sich selbst, eine wunderbare, einfache Mahlzeit herrichten können. Einfach, natürlich, schmackhaft, gesund - so sollte eine basische Mahlzeit aussehen.

Die Rezeptvorschläge stellen nur einen kleinen Teil der vielen Möglichkeiten dar, die Sie in der basischen Küche haben. Es gibt sicherlich noch sehr viele, hier nicht genannte Rezepte. Wenn Sie den Sinn der Entschlackung und der basenüberschüssigen Ernährung verstanden haben und sich anhand der Säure-Basen-Übersicht orientieren, können Sie sehr viele herkömmliche Rezepte durch Weglassen bzw. Umändern bestimmter Zutaten in eine basische Mahlzeit verwandeln. Versuchen Sie es einfach, es ist gar nicht schwer. Ihrer Fantasie sind keine (basischen) Grenzen gesetzt.

Für Ihre Gesunderhaltung und zur Aufrechterhaltung eines gesunden Säure-Basen-Haushalts ist es von großer Wichtigkeit, die basische Kost als Grundlage für Ihre Ernährung zu übernehmen. Dies sollte so aussehen, daß Ihre Ernährung (außerhalb der Azidose-Fastenzeit) zu 80 % aus basenüberschüssigen und zu 20 % aus säureüberschüssigen bzw. säurebildenden Lebensmitteln besteht. Und wenn Sie dann ab und zu noch einen „Basentag" einlegen, haben Sie schon sehr viel für Ihre Gesundheit getan.

Das wichtigste Gebot ist ein bescheidenes und gesundes Maß.

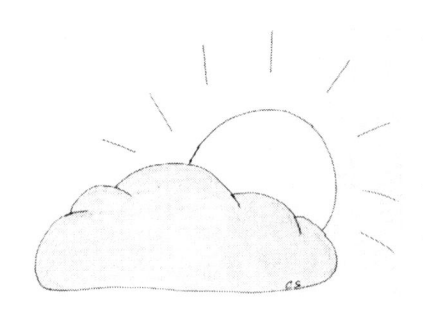

Die nachfolgend genannten Ideen und Rezepte sollen Ihnen helfen, im bewölkten Übersäuerungsalltag die basische Sonne scheinen zu lassen.

Ich wünsche Ihnen viel Freude beim Zubereiten, gutes Gelingen und einen guten Appetit.

Frühstück

Wenn es Ihnen am Morgen nicht nach Salat und Kartoffeln mit Gemüse zumute ist, können Sie sich gern gedünstetes oder gebackenes Obst (im Rezeptteil unter „Desserts" zu finden) oder Reiswaffeln mit Butter oder Avocado oder einem leckeren Aufstrich (siehe dort) zubereiten. Sie können sich auch aus Reiswaffeln einen „MacRice" richten. Sie kennen ihn noch nicht? Dabei ist er ganz einfach zu bereiten:

Basischer Sandwich
„MacRice"

Zutaten pro Person:
2 Reiswaffeln   ca. 1/8 reife Avocado
2 Salatblätter   3 Tomatenscheiben
Kräutersalz oder Gomasio (geröstetes Sesamsalz)

Sie bestreichen die beiden Reiswaffeln mit der Avocado und belegen sie mit je einem Salatblatt. Auf die eine Reiswaffel legen Sie die Tomatenscheiben und würzen sie – je nach Geschmack – mit Kräutersalz oder Gomasio. Dann legen Sie die andere Reiswaffel obenauf, und fertig ist Ihr „MacRice".

Der MacRice ist das etwas andere Frühstück, der knackige Snack für zwischendurch oder das leichte „Abendbrot".

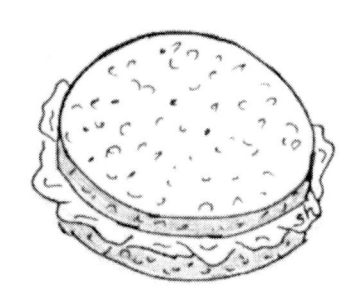

Oder Sie genießen ein ganz besonderes Müsli - ich habe es Ihnen nachfolgend näher beschrieben:

Hirsesprossen-Müsli
(2 Personen)

Zutaten:

2 Tassen Hirsesprossen	1 geriebener, süßer Apfel
1 Tasse Haferflocken	2 EL Rosinen, geweicht
1 EL Sonnenblumensprossen	1 TL Agavendicksaft
1 ½ EL Leinsamen	1 Tasse Sahne
Zimt und Nelken, gemahlen	2 Tropfen äth. Zitronenöl

Vermischen Sie alle Zutaten miteinander in einer Schüssel. Dann portionieren Sie sie auf kleine Teller, geben einen kleinen Sahneberg obenauf und überstreuen diese erfrischende Morgengabe mit dem frisch gemahlenen Leinsamen.

Sie können - je nach Geschmack - noch eine Banane in Scheiben schneiden und damit das Müsli „umranden".
Statt der Sahne können Sie auch frische Molke oder Sojamilch verwenden.

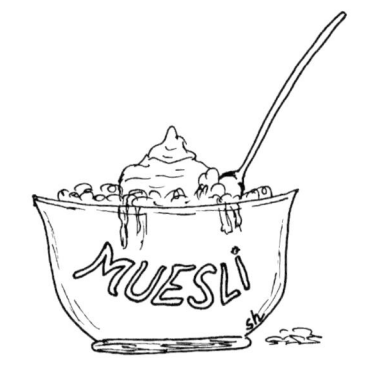

Freuen Sie sich während des Frühstücks auf den neuen Tag.

Lassen Sie mich mit einigen
„allgemeinen" Gemüse-Rezepten
beginnen:

Gemüserouladen
(4 Personen)

Zutaten:
1 mittelgroßer Kopf Weißkohl oder Wirsing
1 Stange Lauch   1 große Karotte
je ½ Paprika rot und grün   1 kleine Zucchini
½ Aubergine   1 EL Maiskörner
1 EL Erbsen   Olivenöl, Kokosfett

Den Weißkohl / Wirsing kurz blanchieren, so daß sich die Blätter gut vom Strunk lösen lassen.

Karotte, Lauch, Paprika, Zucchini und Aubergine in feine Streifen schneiden oder fein würfeln. Alles nur kurz in heißem Olivenöl halb gar dünsten. Dann die Maiskörner und Erbsen hinzugeben. Das Gemüse sollte bißfest sein und darf seine Farbe nicht verlieren. Es können auch andere saisonbedingte Gemüsesorten verwendet werden.

2 - 3 Kohlblätter werden übereinander gelegt und die Gemüsefüllung darauf verteilt. Dann werden sie zusammengewickelt und mit einem weißen Faden gebunden.

Um die Rouladen etwas zu bräunen, werden sie zuerst bei großer Hitze in Kokosfett kurz angebraten und dann mit Wasser abgelöscht. Bei kleiner Hitze 10 - 15 Minuten mit geschlossenem Deckel schmoren lassen.

Gefüllte Tomaten und Paprika
(6 Portionen)

Zutaten:

6 große, feste Tomaten	6 große Paprikaschoten
2 Zwiebeln	1 Tasse Tomatensaft
1 Bund Petersilie	12 EL Reis
1 ½ EL Öl	Salz, Pfeffer

Tomaten und Paprika gut waschen. Von den Tomaten die Deckel aufschneiden, aber nicht ganz abschneiden. Mit einem Löffel die Kerne und das Mark entfernen und aufbewahren. Die Tomate darf nicht durchlöchert werden.

An der Stielseite der Paprikaschoten einen runden Deckel abschneiden, das Weiße und die Kerne entfernen. Tomaten und Paprika in eine Auflaufform legen.

Die kleingehackten Zwiebeln und einen EL Öl in der Pfanne erhitzen. Wenn die Zwiebeln gelb sind, den Reis zugeben und anbraten. Dann das zerkleinerte Tomateninnere und den –saft dem Reis zugeben. Mit Salz, Pfeffer und der kleingehackten Petersilie würzen. Nun eine halbe Tasse Wasser zugießen und alle Zutaten kochen, bis die Flüssigkeit fast aufgesogen ist. Die Pfanne vom Herd nehmen. Den Reis in die Tomaten und Paprika füllen (Achtung: Reis quillt noch auf!), je einen EL Wasser zugeben und das Gemüse mit ihren Deckeln schließen.

Eine Tasse Tomatensaft und einen halben EL Öl in die Backpfanne geben und mit Salz und Pfeffer würzen. Das Ganze etwa eine Stunde backen.

Je nach Geschmack können auch Kartoffelscheiben zwischen die Gemüse gelegt werden.

Zucchiniauflauf mit Thymian
(4 Personen)

Zutaten:

750 g Zucchini	2 EL Butter
150 g Sahne	2 EL Tomatenmark
1 kleine Zwiebel	2 Knoblauchzehen
Kräutersalz, Pfeffer	etwas Thymian

Eine Auflaufform mit Butter ausstreichen und das Tomatenmark dünn darübergeben. Die feingehackten Zwiebeln und Knoblauchzehen in die Form streuen und mit Salz und Pfeffer würzen. Die gewaschenen und in Scheiben geschnittenen Zucchini schräg in die Form einschichten, mit Sahne übergießen und nochmal würzen. Nun den Thymian darüberstreuen und im vorgeheizten Backofen bei 200° etwa 25 Minuten backen.

Okragemüse in Öl
(3 – 4 Portionen)

Zutaten:

½ kg Okra-Gemüse	2 mittelgroße Zwiebeln
3 reife Tomaten	½ Tasse Öl
Salz, Pfeffer	milder, ausgereifter Essig

Das Gemüse gut waschen und mit einem scharfen Messer die Spitzen abtrennen (die Schoten nicht beschädigen, damit der Saft nicht auslaufen kann). Auf einen Teller einen EL Salz und drei EL milden, lang ausgereiften Essig geben. Jede Okra mit dem Kopf in die Mischung tauchen und in den Topf legen. Die in Scheiben geschnittenen Zwiebeln ebenso in den Topf legen. Die Tomaten schälen, zerkleinern und mit Öl, Salz und Pfeffer in den Topf geben. Zwei Tassen Wasser zugießen und das Gericht auf schwacher Flamme kochen, bis die Okra weich sind. Nicht umrühren, da die Okra sonst klebrig wird, sondern den Topf leicht schütteln.

Champignon-Zucchini-Auflauf
(4 Personen)

Zutaten:

600 g Zucchini
300 g Champignons
250 g rote Paprika
250 g Sahne
2 Knoblauchzehen
Muskatnuß, frisch gemahlen

1 TL Butter
1 Bund Basilikum
4 Eigelb
4 EL Sojamilch
Kräutersalz, Pfeffer

Die gewaschenen Zucchini längs in ½ cm dicke Streifen, die geputzten Champignons in dicke Scheiben schneiden und in Butter in einer Pfanne andünsten. Die gewaschenen und in Streifen geschnittenen Paprika 1 – 2 Minuten in kochendem Salzwasser blanchieren und abtropfen lassen. In eine gefettete Auflaufform abwechselnd Champignonscheiben, Zucchini- und Paprikastreifen einschichten. Die Basilikumblättchen abspülen und in feine Streifen schneiden. Die Eigelbe mit der Sojamilch und der Sahne verrühren und mit Basilikum, Kräutersalz, Pfeffer, Muskatnuß und den zerdrückten Knoblauchzehen würzen. Nun die gewürzte Eiermilch über den Auflauf gießen.

Die Form in den kalten Backofen schieben und bei 200° (Heißluft 180°) ca. 30 – 40 Minuten backen.

Staudensellerie in Currysauce
(2 Personen)

Zutaten:

400 g Staudensellerie
200 ccm Gemüsebrühe
100 g Sahne
2 – 3 Tropfen äth. Öl Zitrone

25 g Mandeln
2 EL Reismehl
1 ½ TL Currypulver

Die Mandelstifte in einer Pfanne ohne Fett unter Umwenden hellgelb rösten. Die Selleriestangen waschen, nötigenfalls die harten Fäden an der Außenseite abziehen und die Blättchen beiseite legen. Nun die Selleriestangen längs und quer halbieren und in der Gemüsebrühe zugedeckt bei schwacher Hitze in ca. 10 Minuten bißfest garen. Die Brühe absieben und den Sellerie warm stellen. Das Reismehl mit dem Schneebesen kräftig in die Brühe rühren, unter Umrühren aufkochen und auf der ausgeschalteten Kochstelle ca. 3 Minuten ziehen lassen. Das ätherische Zitronenöl und den Curry mit der Sahne mischen und mit dem Schneebesen in die Sauce rühren. Die Sauce und die Mandelstifte (bis auf ½ EL) unter den Sellerie heben. Die in Streifen geschnittenen Sellerieblättchen mit den restlichen Mandelstiften über das Gemüse streuen. Dazu schmecken Pellkartoffeln, Reis oder Hirse.

Grünkohlauflauf
(4 Personen)

Zutaten:

500 – 600 g Grünkohl	1 große Zwiebel
1 großer Apfel	50 g Butter, 3 Eigelb
400 g Kartoffeln	125 ml Sahne

Kräutersalz, Pfeffer, geriebene Muskatnuß

Entfernen Sie die Rippen des gewaschenen Grünkohls und schneiden ihn grob. Die jeweils gewürfelten Zwiebel und Apfel mit dem Grünkohl in der Butter andünsten und mit Kräutersalz und etwas Pfeffer würzen. Fügen Sie etwas Wasser hinzu und dünsten alles ca. 15 – 20 Minuten. Füllen Sie die Hälfte der Grünkohlmischung in eine gefettete Auflaufform. Drücken Sie die gekochten und gepellten Kartoffeln durch die Kartoffelpresse und geben sie auf den Grünkohl. Bedecken Sie alles mit dem restlichen Grünkohl. Die Sahne verschlagen Sie mit dem Eigelb, mischen es mit der geriebenen Muskatnuß und verteilen die Mischung über dem Auflauf. Schieben Sie den Auflauf in den kalten Backofen und backen alles bei 200° (Heißluft 180°) etwa 30 – 35 Minuten.

Champignonragout
(4 Personen)

Zutaten:

375 g frische Egerlinge	½ Zwiebel
200 ml Gemüsebrühe	1 EL Reismehl
20 g Butter	3 EL Sahne
Kräutersalz	Curry
Sojasoße	Pfeffer

Die abgeriebenen Egerlinge in Scheiben schneiden und mit der fein gewürfelten Zwiebel in der Butter andünsten. Geben Sie das Reismehl zu und löschen alles mit der Gemüsebrühe ab. Nach Zugabe der Gewürze lassen Sie das Ragout noch 10 Minuten köcheln und schmecken es vor dem Servieren mit der Sahne ab.
Dazu paßt Basmati-Reis.

Buntes Sommergemüse
(4 Personen)

Zutaten:

200 g Lauch	375 g Paprika
400 g Gemüsegurken oder Zucchini	
500 g reife Fleischtomaten	4 EL Olivenöl
½ EL Rosmarin	2 Knoblauchzehen
1 ½ TL Steinpilzbrühe	40 g Butter
1 EL Sahne	Kräuter-/Meersalz

reichlich Kräuter (Majoran, Thymian, Petersilie, Liebstöckel)

Das Gemüse putzen und waschen. Den Lauch und die Paprika in Streifen schneiden. Die geschälten Gurken oder Zucchini längs halbieren, die Kerne entfernen und in Würfel schneiden. Die Fleischtomaten halbieren, das Innere herausnehmen und zerkleinern. Das Fruchtfleisch würfeln. Das Tomateninnere in Öl in einer großen Pfanne erhitzen. Das Gemüse und den Rosmarin zugeben und bei schwacher Hitze etwa 10 Minuten dünsten.

Nun den gepreßten Knoblauch, die Tomatenwürfel und die Steinpilzbrühe untermischen und kurz ziehen lassen. Butter, Sahne und Kräuter unterziehen und mit wenig Salz abschmecken.

Karottengemüse
(4 Personen)

Zutaten:

500 g Karotten	50 g Butter
1 Bund Petersilie	150 g Sahne
Kräutersalz	

Die gebürsteten und in Scheiben geschnittenen Karotten in der Butter kurz andünsten, mit wenig Wasser ablöschen und weiterdünsten. Die letzten Minuten vor dem Garwerden die kleingehackte Petersilie hinzufügen und mit Kräutersalz würzen.
Mit Pellkartoffeln servieren.

Italienische Gemüsepfanne
(4 Personen)

Zutaten:

Je 2 gelbe und rote Paprika	4 mittelgroße Zucchini
50 g schwarze Oliven	1 Knoblauchzehe
1 Bund Basilikum	6 EL Olivenöl
200 g Sahne	Kräutersalz, Pfeffer

Die gewaschenen Paprika in Streifen schneiden und im Backofen bei 250° rösten, bis die Haut platzt. Die Haut abziehen und mit den in Scheiben geschnittenen Zucchini und den Oliven in eine leicht gefettete Pfanne (mit Deckel) geben. Mit Salz und frisch gemahlenem Pfeffer würzen. Die feingewürfelte Knoblauchzehe und das gehackte Basilikum mit dem Olivenöl und der Sahne verrühren und über dem Gemüse verteilen.
Das Gemüse in der Pfanne zugedeckt in ca. 15 Minuten bißfest garen.

Grüne Bohnen in Öl
(4 Portionen)

Zutaten:

1 kg frische Bohnen
3 Tomaten
Salz, Pfeffer

1 große Zwiebel
1 Tasse Öl
frisches Bohnenkraut
(oder getrocknet)

Von den Bohnen entfernen Sie die Spitzen und evtl. die Fäden. Geben Sie die gewaschenen Bohnen mit der in dünne Scheiben geschnittenen Zwiebel in einen Topf und dünsten beides mit einer halben Tasse Wasser an. Dann fügen Sie das Öl und die geschälten und zerkleinerten Tomaten zu. Würzen Sie mit Salz, Pfeffer und dem Bohnenkraut und kochen das Gericht, bis die Bohnen weich sind.

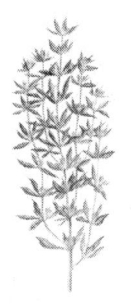

Sie können – je nach Geschmack – auch in Würfel geschnittene Tomaten hinzufügen, wenn die Bohnen halb gar sind.

Gurken-Tomaten-Gemüse
(4 Personen)

Zutaten:

2 Gemüsegurken
Basilikum, Dillspitzen

4 Tomaten
Kräutersalz, Öl, Sahne

Die Gurken schälen, längs halbieren, mit einem Löffel die Kerne ausschaben und in kleine Stücke schneiden. In einer Pfanne mit Öl kurz andünsten und dann etwas Wasser nachfüllen. Die Tomaten überbrühen, die Haut abziehen und in Würfel schneiden. Geben Sie die Tomatenstücke zu den Gurken und lassen sie kurz mitdünsten. Das Gemüse mit Kräutersalz und Sahne abschmecken und mit Basilikum und Dill würzen.

Balkangemüse
(4 Personen

Zutaten:

500 g Tomaten	3 Zwiebeln
500 g Paprika	3 Kartoffeln
1 Tasse Gemüsebrühe	2 TL edelsüßer Paprika
Kräutersalz	Cayennepfeffer
1 TL Tomatenmark	etwas Butter
Oregano, Rosmarin	Thymian, Basilikum

Die Zwiebeln in der Butter glasig dünsten. Die Tomaten in Scheiben, die Paprika in Streifen und die geschälten Kartoffeln in Würfel schneiden. Alles zu den Zwiebeln geben und mit der Gemüsebrühe aufgießen. Die Gewürze und das Tomatenmark zugeben und bei milder Temperatur ca. 20 Minuten garen.
Dazu paßt Basmati-Reis oder Wildreis.

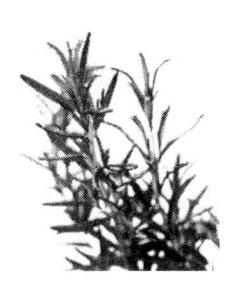

Spinatgemüse - asiatische Art -
(4 Personen)

Zutaten:

1 kg Spinat	1 Peperoni
15 Körner Bockshornklee	½ TL Salz
2 EL Speiseöl	

Erhitzen Sie das Öl in der Pfanne und braten die halbierte Peperoni kurz an. Unmittelbar danach geben Sie die Bockshornkleekörner hinzu und lassen sie mitbraten, bis sie eine goldbraune Farbe bekommen haben. Fügen Sie nun den gut gewaschenen und noch tropfnassen Spinat dazu und dünsten ihn ca. 5 – 10 Minuten.

Durch Hinzufügen von Sahne können Sie den Geschmack etwas mildern.

Paprikaschoten mit Pilzfüllung
(2 Personen)

Zutaten:

100 g grob gemahlenen Hirse	325 ccm Gemüsebrühe
150 g Egerlinge	100 g Zwiebeln
15 g Butter	½ Bund Petersilie
2 Liebstöckelblätter	1 ½ EL Majoranblättchen
70 g Sahne	Pfeffer, Kräutersalz
2 rote Paprikaschoten (je 180 g)	¼ TL Currypulver

zum Garnieren etwas krause Petersilie

Die gemahlene Hirse in 200 ccm Gemüsebrühe bei sehr schwacher Hitze in etwa 10 Minuten ausquellen lassen, bis die Flüssigkeit aufgesogen ist. Die Pilze mit Küchenkrepp säubern, zwei davon zum Garnieren beiseite legen. Die restlichen Pilze würfeln und mit den gewürfelten Zwiebeln in der Butter bei mittlerer Hitze etwa 5 Minuten offen braten. Die feingehackten Kräuter (auch die Petersilienstengel mitverwenden) mit der Zwiebel-Pilze-Mischung in 50 g der Sahne geben (vorher 3 EL abnehmen) und alles unter die Hirse mischen. Mit Kräutersalz und Pfeffer abschmecken.

Die gewaschenen Paprikaschoten längs halbieren, die weißen Innenwände entfernen und die Hirsemischung hineinfüllen. Die Schoten nebeneinander in einen breiten Topf in die restliche Gemüsebrühe legen und zugedeckt bei schwacher Hitze etwa 15 Minuten garen.

Die gefüllten Paprikaschoten auf zwei vorgewärmte Teller setzen. Die restliche Sahne mit dem Schneebesen unter den Kochsud schlagen und mit dem Curry vorsichtig abschmecken. Die zurückgelegten Pilze längs in Scheiben schneiden. Die Paprikaschoten mit der Sahnesauce beträufeln und mit den Pilzen und der abgezupften Petersilie garnieren.

Dazu schmeckt Feldsalat.

Tipp: *Sie können auch Wirsing-, Weißkohl- und Mangoldblätter mit der Hirsemasse füllen.*

Gefüllte Avocados
(2 Personen)

Zutaten:
2 reife Avocados
2 EL Sesamöl
2 Tropfen äth. Pfefferöl
50 g Kresse
Petersilienstengel

3 Tropfen äth. Zitronenöl
Kräutersalz
1 Tropfen äth. Dillöl
Basilikumblätter

Die Avocados halbieren und die Kerne entfernen. Das Fruchtfleisch mit einem Löffel herausnehmen und in eine Schüssel geben. Die Avocadoschalen aufheben. Das Fruchtfleisch mit einer Gabel zerdrücken und mit dem Sesamöl, dem Kräutersalz und den ätherischen Ölen vermengen. Zum Schluß die Kresse unterheben und in die leeren Avocadohälften verteilen. Die gefüllten Avocados mit Petersilienstengel und Basilikumblätter garnieren.

Bananengemüse
(2 Personen)

Zutaten:
4 Bananen
1 mittelgroße Zwiebel
1 EL feingehackte Petersilie
1 Msp. schw. Pfeffer, frisch gemahlen

2 EL Sesamöl
1 gestr. TL Kräutersalz
2 Tropfen äth. Zitronenöl

Dünsten Sie die feingeschnittene Zwiebel im heißen Öl. Geben Sie nun die in Scheiben geschnittenen Bananen hinzu und lassen es unter mehrmaligem Umrühren bei kleiner Hitze in knapp 10 Minuten gar dünsten. Würzen Sie alles mit Kräutersalz, Pfeffer und dem äth. Zitronenöl und bestreuen es vor dem Servieren mit der feingehackten Petersilie.

Dazu paßt gut Basmati-Reis oder Kalifornischer Reis (siehe dort).

Kürbisgemüse
- asiatisch -
(4 Personen)

Zutaten:

500 g Kürbis	1 Peperoni
100 g Senfkörner	3 EL Speiseöl
50 g Ingwerwurzel	3 Knoblauchzehen
1 EL Masala	½ TL Kurkuma
1 EL Salz	2 Tassen Wasser

Schälen Sie den Kürbis und schneiden ihn in kleine Stücke. Die Ingwerwurzel schälen und zerdrücken Sie. Dann geben Sie beides mit zwei Tassen Wasser, der kleingeschnittenen Peperoni, dem geschälten und zerdrückten Knoblauch und den Gewürzen Masala, Kurkuma und Salz in einen Topf und lassen alles ungefähr 20 Minuten kochen. Erhitzen Sie nun das Öl in der Pfanne und braten darin die Senfkörner gut an. Dann geben Sie diese zum Gemüse in den Topf, rühren alles gut um und servieren.

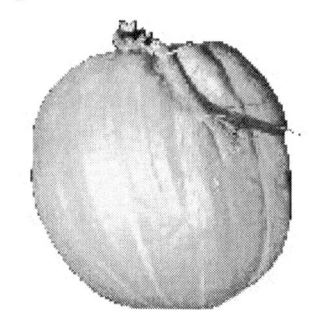

Bunte Gemüsespieße
(4 Personen)

Zutaten:

Je 2 gelbe und rote Paprika	1 große Zucchini
4 große Champignons	2 große Zwiebeln
1 Aubergine	6 EL Olivenöl
4 Fleischtomaten	Kräutersalz, Pfeffer
Paprikapulver	8 Holzspieße

Vierteln Sie die Paprika, entfernen die weißen Scheidewände und schneiden sie in mundgerechte Stücke. Das übrige Gemüse schneiden Sie in dicke Scheiben. Die Auberginenscheiben werden von beiden Seiten gesalzen. Stecken Sie nun die verschiedenen Gemüse abwechselnd auf die Spieße.
Aus dem Öl und den Gewürzen rühren Sie eine Marinade und bestreichen damit die fertigen Gemüsespieße.
Legen Sie nun die Spieße auf den Grill und lassen sie unter häufigem Wenden ca. 15 Minuten grillen.
Bestreichen Sie die Spieße immer wieder mit der Marinade, damit sie nicht austrocknen.

Sie können hierzu Reis servieren.

Gurken in Kerbelsauce
(4 Personen)

Zutaten:
1 kg Gemüsegurken	140 g Zwiebeln
40 g Butter	180 g Sahne
1 Knoblauchzehe	50 g Kerbel
2 TL gekörnte Gemüsebrühe	Kräutersalz, Pfeffer

Die gewaschenen und geschälten Gurken längs vierteln und die Kerne entfernen. Das Gurkenfleisch schräg in 2 cm dicke Scheiben schneiden. Die gewürfelten Zwiebel in 20 g Butter goldgelb braten, die Gurken hinzugeben und zugedeckt bei schwacher Hitze in 8 – 10 Minuten bißfest dünsten. Dann die Kochstelle ausschalten.
Inzwischen die Knoblauchzehe in die Sahne pressen und mit einer Prise Pfeffer verquirlen. Die gekörnte Gemüsebrühe und die restliche Butter zu den Gurken geben und die Sahnemischung vorsichtig unterheben. Den Kerbel waschen, trockenschütteln und ohne die groben Stiele fein hacken. Anschließend unter das Gemüse mischen und mit Kräutersalz abschmecken.

Gefüllter Wirsing
(4 Personen)

Zutaten:

150 g Kichererbsen	1 Lorbeerblatt
2 ½ TL gekörnte Gemüsebrühe	1 Wirsingkopf (1 kg)
120 g Zwiebeln	2 EL Sonnenblumenöl
120 g Knollensellerie	2 ½ TL Steinpilzbrühe
120 g Möhren	1 ½ EL Petersilie
140 g Sahne	1 Tropfen äth. Öl Zitrone
Muskatnuß, frisch gerieben	Kräutersalz
10 g Butter	

Die Kichererbsen in einem Sieb abspülen und in ½ Liter Wasser über Nacht einweichen. Am nächsten Tag mit dem Lorbeerblatt und der gekörnten Brühe in etwa 50 Minuten bei schwacher Hitze zugedeckt weich kochen. Inzwischen den Wirsing um den Strunk herum keilförmig einschneiden und so viel von den äußeren Blättern ablösen, daß der Kopf noch ca. 750 g wiegt. Den Wirsing waschen, den Strunk gerade schneiden, so daß der Kopf gut steht. Nun einen Deckel von 1,5 cm Dicke abschneiden und beiseite legen. Den Kohl mit einem spitzen Messer in der Mitte 2 cm vom Rand entfernt tief einschneiden und die inneren Blätter herauslösen. Den Wirsing innen leicht salzen, 150 g der inneren Blätter in schmale Streifen schneiden. Das Öl mit 6 EL Kichererbsenbrühe in einem breiten Topf erhitzen und die in kleine Würfel geschnittenen Zwiebeln, Sellerie und Möhren bei schwacher Hitze zugedeckt ca. 8 Minuten dünsten. Die Steinpilzbrühe und 9 EL Sahne unterrühren und den Topf von der Kochstelle nehmen. Die Kichererbsen auf einem Sieb abtropfen lassen, die Brühe auffangen und das Lorbeerblatt entfernen. 4 EL Kichererbsen zum Gemüse geben, den Rest grob gehackt mit der Petersilie unter das Gemüse mischen. Mit Muskat und Kräutersalz würzen. Den Wirsingkopf mit der Masse füllen, 3 EL der Füllung zurücklassen. Den Deckel aufsetzen und leicht salzen.

200 ccm Kichererbsenbrühe in einem großen Topf aufkochen, den Wirsing hineinsetzen und etwa 15 Minuten zugedeckt bei mittlerer Hitze garen. Er sollte nicht zu weich werden, damit er seine Form behält.

Den Wirsing vorsichtig auf eine vorgewärmte Platte heben. Die Butter auf eine Gabel spießen und den Kohlkopf damit bestreichen. Die restliche Füllung mit der Kochbrühe und der restlichen, mit dem äth. Zitronenöl angereicherten Sahne fein pürieren, noch etwas salzen und den Wirsing damit umgießen.

Zucchini-Tomaten-Gemüse
- asiatisch -
(4 Personen)

Zutaten:
600 g Zucchini   1 TL Masala
400 g Tomaten   ½ TL Kurkuma
1 TL Salz   1 Peperoni
ca. 10 Körner Bockshornklee   2 EL Kokosöl

Erhitzen Sie das Öl in einem Topf sehr stark und geben den Bockshornklee in das heiße Öl. Brechen Sie die Peperoni in der Mitte durch und braten sie mit an. Geben Sie nun die in feine Streifen geschnittenen Zucchini mit Kurkuma und Masala hinein, lassen es kurz mitdünsten und rühren es gut um. Fügen Sie gleich die fein geschnittenen Tomaten und das Salz hinzu und lassen es etwa 10 Minuten kochen.

Sie können dieses Gericht mit Reis servieren.

Buntes Kürbisgemüse
(4 Personen)

Zutaten:

400 g Kürbisfleisch	1 EL Olivenöl
250 g Karotten	1 Zweig Rosmarin
250 g Zucchini	¼ Liter Gemüsebrühe
4 EL Sahne	

Waschen und putzen Sie das Gemüse. Die Karotten werden in dünne Scheiben geschnitten, die Zucchini entkernt und gewürfelt. Vom Kürbis entfernen Sie die Schale und würfeln das Fruchtfleisch. Nun dünsten Sie das Gemüse im Olivenöl kurz an, fügen den Rosmarinzweig hinzu und löschen es mit der Gemüsebrühe ab. Lassen Sie alles ca. 10 Minuten garen, entfernen den Rosmarinzweig (Sie können die Blättchen auch klein schneiden und im Gemüse belassen) und rühren die Sahne unter.
Zu diesem Gericht paßt hervorragend (Basmati-)Reis.

Fenchelgemüse
(4 Personen)

Zutaten:

600 g Fenchel	2 Knoblauchzehen
400 g Tomaten	20 Basilikumblättchen
100 g Räuchertofu	2 TL Olivenöl
Kräutersalz	weißer Pfeffer

Halbieren Sie den gewaschenen und vom Stielansatz befreiten Fenchel und schneiden ihn in ca. 1 cm dicke Scheiben. Die Tomaten werden überbrüht, Haut und Stielansätze entfernt und ebenfalls in Scheiben geschnitten. Die Knoblauchzehen und das Basilikum fein hacken. Schneiden Sie den Räuchertofu in kleine Würfel und erhitzen ihn zusammen mit dem Knoblauch im Olivenöl.

Dann fügen Sie die Tomaten hinzu, löschen es mit ca. 8 EL Wasser oder Gemüsebrühe ab und würzen mit Kräutersalz und frisch gemahlenem Pfeffer. Legen Sie die Fenchelscheiben in die Sauce und dünsten alles ca. 10 Minuten.
Das gehackte Basilikum streuen sie über das fertige Gemüse.
Hierzu passen Pellkartoffeln.

Tomaten-Brokkoli-Auflauf
(4 Personen)

Zutaten:

300 g Brokkoli	½ TL Pfeffer
200 g Tomaten	2 EL Paprikamus (Glas)
50 g geriebene Haselnüsse	1 Bund Basilikum
10 g Butter	

Zerteilen Sie den Brokkoli in Röschen, waschen und garen ihn in Wasser oder Gemüsebrühe bißfest. Lassen Sie ihn abtropfen und geben ihn in eine Auflaufform. Die in Scheiben geschnittenen Tomaten legen Sie darüber, würzen mit Pfeffer und Paprikamus und bestreuen alles mit den geriebenen Haselnüssen. Verteilen Sie die Butterflocken über den Auflauf und überbacken ihn bei 200° etwa 15 Minuten. Streuen Sie nun den in Streifen geschnittenen Basilikum über den fertigen Auflauf und servieren ihn heiß.

Kürbis-Mais-Gemüse
(4 Personen)

Zutaten:

1 kg Kürbisfleisch
1 ½ Tassen gekochten Mais
2 Knoblauchzehen
2 EL frischen Oregano
¼ TL schwarzer Pfeffer

3 EL Olivenöl
2 Zwiebeln
2 große Eiertomaten
¼ TL Kräutersalz

Erhitzen Sie das Öl in einem Topf und dünsten die grob gehackten Zwiebeln glasig. Dann geben Sie den fein gehackten Knoblauch hinzu und dünsten ihn kurz mit. Die enthäuteten und gewürfelten Tomaten geben Sie ebenfalls hinzu und lassen alles ca. 5 Minuten köcheln. Schneiden Sie nun das Kürbisfleisch in etwa 2 cm große Würfel und geben es hinzu. Bei Bedarf füllen Sie etwas Wasser oder Gemüsebrühe nach und lassen alles ca. 15 – 20 Minuten leicht köcheln, bis der Kürbis fast weich ist. Rühren Sie nun die Maiskörner unter, würzen mit Oregano, Kräutersalz und frisch gemahlenem Pfeffer und lassen das Gemüse nochmals ca. 5 Minuten köcheln.
Hierzu paßt sehr gut Basmati-Reis.

Quinoabratlinge
(4 Personen)

Zutaten:

150 g Quinoa
300 ml Gemüsebrühe
100 g Haselnüsse
Kräutersalz

2 EL Sojamehl
4 EL Wasser
Olivenöl
Pfeffer, frisch gemahlen

Spülen Sie den Quinoa unter heißem Wasser ab, geben ihn in die kochende Gemüsebrühe und lassen ihn zugedeckt ca. 15 Minuten köcheln. Die Haselnüsse werden (in der Küchenmaschine) fein gehackt, das Sojamehl mit dem Wasser verrührt. Rühren Sie nun beides unter den Quinoa und würzen mit Kräutersalz und Pfeffer. Lassen Sie die Teigmasse noch ca. 15 Minuten abkühlen, damit er besser zusammenhält.
Formen Sie nun mit feuchten Händen kleine Bratlinge und braten sie von beiden Seiten an.

Blumenkohl-Spinat-Pfanne
(4 Personen)

Zutaten:
1 Blumenkohl   450 g TK-Spinat
1 Zwiebel   80 g Kokosflocken
(Erdnuß-)Öl   200 ml Wasser
Gewürze (Curry, Kurkuma, Koriander, Kreuzkümmel, Ingwer)

Zerteilen Sie den Blumenkohl in Röschen und waschen ihn gründlich. Die Zwiebel schneiden Sie in halbe Ringe und dünsten sie in einer Pfanne an. Geben Sie die zerstoßenen Koriander und Kreuzkümmel mit den anderen Gewürzen hinzu und braten es kurz mit. Geben Sie nun die Blumenkohlröschen hinzu, verrühren sie gut mit den Gewürzen und lassen es kurz mitbraten.
Vermischen Sie Kokosflocken und Wasser in einer Schüssel und gießen es über den Blumenkohl. Verrühren Sie alles gut und lassen es zugedeckt ca. 7 Minuten köcheln.
Geben Sie dann noch den Spinat hinzu und lassen alles zugedeckt noch ca. 5 Minuten köcheln.

Hierzu paßt sehr gut Reis.

Die Kartoffel,
unser wichtigstes Lebensmittel

Die Kartoffel wurde im 16. Jahrhundert von den Spaniern aus Südamerika (aus dem heutigen Bolivien und Peru) in Europa eingeführt. Sie wurde zunächst nur in Spanien, Italien und Deutschland angebaut. Ihr Name entstand im 17. Jahrhundert in Italien, wo die damals noch fremde Frucht als „Tartufolo" bezeichnet wurde.

Die Kartoffel wird in weiten Teilen der Welt als wertvoller Vitamin-C- und Kohlehydratträger als das wichtigste Nahrungsmittel angesehen.

Richtig verwendet liefert sie den täglichen Bedarf an Vitamin C, der Anteil liegt bei 20 mg pro 100 g Kartoffeln. Weiterhin enthält sie die Vitamine B1, B2 und Niacin (Nikotinsäure, wichtig für den Stoffwechsel von Kohlehydraten, Eiweiß und Fett) und 2 % wertvolles Eiweiß. Ebenso enthält sie Folsäure (für Nerven, Blutbildung und Wachstum) und Zink (für Bindegewebe und Hormonproduktion). Mit 500 g Kartoffeln und einem Ei kann der tägliche Eiweißbedarf gedeckt werden. Neben den wertvollen Mineralstoffen Kalzium, Magnesium, Natrium, Chlor, Phosphor und Schwefel enthält die Kartoffel einen hohen Prozentsatz an Kalium.

Kalium wirkt entwässernd und ausschwemmend und ist für die Zellversorgung mit anderen Nährstoffen wichtig. Magnesium ist der Lebensspender in den Zellen, Kalzium und Phosphate sind Bestandteile der Knochensubstanz. Kartoffeln wirken sättigend und sind reich an Ballaststoffen (sie wirken darmregulierend und helfen bei Verstopfung). Die enthaltenen hochwertigen Kohlehydrate werden im Darm in einem stundenlangen Prozeß gespalten und dem Blut zugeführt.

Dadurch werden Nerven und Gehirn mit dem Brennstoff Glukose versorgt und der Blutzuckerspiegel gehoben. Dies macht munter, verscheucht Müdigkeit und Konzentrationsmangel. Durch die Inhaltsstoffe Molybdän und Chrom werden der Zucker- und Harnsäurestoffwechsel positiv beeinflußt.

Die Kartoffel wird als unser basenreichstes Nahrungsmittel angesehen und nimmt in der basenüberschüssigen Ernährung eine vorrangige Stellung ein.

Ein wichtiger Faktor ist die Herkunft der Kartoffel. Eine gesunde Pflanze kann nur auf gesundem Boden gedeihen. Sie erkennen eine gesunde Kartoffel am guten Geschmack und der guten Haltbarkeit. Wenn Sie Ihre Kartoffeln trocken, frostfrei, dunkel und kühl (3-6°) einkellern, faulen sie nicht und keimen sehr spät. Die gesunde Kartoffel ist nach der Ernte frisch und gehaltvoll und somit am lebendigsten. Der Wert der Kartoffel nimmt im Laufe der Monate ständig ab, sie verliert an Stärke und Eiweiß. Der Vitamin-C-Gehalt bleibt jedoch erhalten. Im Laufe der Zeit geht die Lebenskraft in den Keim über, deshalb sollen gekeimte Kartoffeln wegen des gefährlichen Solaningehalts (Pflanzengift, das Kopf-, Hals- und Bauchschmerzen, Durchfall und andere Erkrankungen verursachen kann) nicht mehr gegessen werden. Solanin entwickelt sich auch bei zu warmer Lagerung und durch Lichteinwirkung (Grünfärbung). Normal gelagerte und unbehandelte Kartoffeln sollten deshalb nur bis Ende Januar / Anfang Februar verwendet werden. Chemisch behandelte Kartoffeln sollten Sie meiden.

Vorsicht bei Frühkartoffeln: Der Solaningehalt liegt bei jungen, unreifen Kartoffeln bis 50 mg pro 100 g Kartoffeln, wobei die Giftschwelle bei 38 – 45 mg pro 100 g Kartoffeln liegt. Achten Sie deshalb beim Kauf von Kartoffeln ab Februar auf das Herkunftsland und die Anbauweise.

Bei der Zubereitung der Kartoffeln sollten Sie das Dünsten in der Schale (Pellkartoffeln) allen anderen Zubereitungsarten vorziehen. Die Vitamine und Mineralstoffe liegen wie bei den meisten Früchten direkt unter der Schale und würden beim Roh-Schälen (Salzkartoffeln) zum großen Teil verloren gehen. Eine geschälte, gekochte Kartoffel verliert durch den Kochvorgang ca. 21 % ihrer Mineralstoffe, eine Pellkartoffel (ungeschält, gedünstet) dagegen nur ca. 0,5 %.

Beim leicht bekömmlichen Kartoffelbrei verwenden Sie ebenfalls Pellkartoffeln und erhöhen die Qualität dieses Gerichts durch Hinzufügen von Sahne und frischer Rohmilch.

Achtung: *Milchallergiker! Milchempfindliche Menschen sollten statt dessen das Kochwasser oder Gemüsebrühe verwenden. Als Gewürze passen dazu neben etwas Kräutersalz hervorragend Majoran, Muskatnuß, etwas weißer Pfeffer oder Liebstöckel. Und nicht zu vergessen eine kleine Portion Butter.*

Wenn Sie die hervorragenden Inhaltsstoffe der rohen Kartoffel nutzen wollen, reiben Sie einfach 1 - 2 Kartoffeln in die fertige Gemüsebrühe oder nehmen morgens 1 – 2 TL frisch gepreßten Kartoffelsaft nüchtern (hilft gegen Magenübersäuerung).

Schwer verdaulich sind alle in heißem Fett zubereiteten Kartoffelgerichte, wie z.B. Pommes frites, Bratkartoffeln, Kartoffelpuffer (bessere Verträglichkeit bei Zubereitung im Waffeleisen). Sie sollten bei Leber- und Gallenleiden gemieden werden.

Zusammenfassend kann gesagt werden, daß sich in der Kartoffel sehr viele positive Eigenschaften befinden: So reguliert sie den Wasserhaushalt im Körper, stimuliert den Transport aller Nährstoffe in die Zellen, baut Knochensubstanz auf und kräftigt die Muskeln. Ebenso stärkt sie Herz und Kreislauf, aktiviert den gesamten Stoffwechsel und wirkt entsäuernd. Weiterhin stimuliert sie das Wachstum, kräftigt das Bindegewebe und regt die Hormonproduktion an. Sie reguliert die Verdauung, beseitigt Verstopfungen, sorgt für mentale Frische und verscheucht Müdigkeit.

Und nun noch ein Zusatz für Schlanke-Linie-Bewußte: Die Kartoffel macht nicht dick, wie oft behauptet wird. Es sind die Zusätze bei den verschiedenen Zubereitungsarten (Fett u.a.), welche die ungewollten Pfunde verursachen.

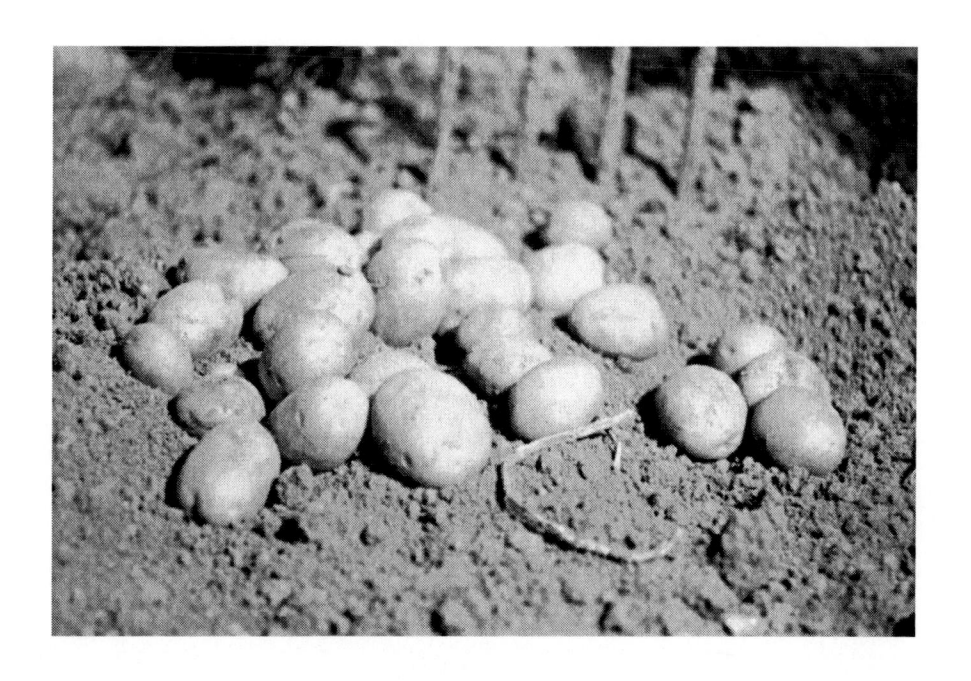

Geröstete Kartoffeln
(4 Personen)

Zutaten:

680 g Kartoffeln, ungeschält   ½ Knoblauch-Knolle
¼ Tasse frische Rosmarinblätter, gehackt
Kräutersalz   Pfeffer, frisch gemahlen
Kümmel, grob gemahlen

Backofen auf 200 ° vorheizen.
Kartoffeln in Hälften oder Viertel schneiden und mit den ganzen Knoblauchzehen, Rosmarin und wenig Wasser in eine beschichtete Auflaufform schichten. Zugedeckt 20 Minuten im Backofen backen lassen. Anschließend den Deckel abnehmen und nochmals 10 bis 15 Minuten backen. Mit Kräutersalz, Pfeffer und dem gemahlenen Kümmel bestreuen.

Nach dem Backen sollten die Kartoffeln knusprig sein.

Kartoffelpuffer
im Waffeleisen

Zutaten:

500 g Kartoffeln   1 große Zwiebel
2 EL Kartoffelmehl   Kräutersalz
Pfeffer oder Galgant

Aus den geschälten und geraspelten Kartoffeln und der kleingeschnittenen Zwiebel einen Teig rühren und das Kartoffelmehl hinzufügen. Gut verrühren und mit Kräutersalz und Pfeffer oder Galgant abschmecken.
Den Teig in entsprechender Menge in das Waffeleisen geben, zuerst kurz auf Stufe 3, dann noch etwa 5 Minuten auf Stufe 1 dämpfen lassen.

Blumenkohl-Kartoffel-Gemüse
(4 Personen)

Zutaten:

1 mittelgroßer Blumenkohl	5 mittelgroße Kartoffeln
2 Tomaten	1 Zwiebel
20 g Ingwerwurzel	1 kleine Peperoni
2 EL Speiseöl	½ TL Kurkuma (Safran)
1 TL Masala	1 Tasse Wasser

Erhitzen Sie das Öl in einem großen (3-Liter-)Topf. Halbieren Sie die Peperoni und dünsten sie kurz an. Geben Sie die in sehr kleine Würfel geschnittene Ingwerwurzel und die in Würfel geschnittene Zwiebel hinzu und lassen sie bräunlich anbraten. Fügen Sie nun die geschälten und der Länge nach geviertelten Kartoffeln hinzu und lassen alles ca. 7 Minuten anbraten. Geben Sie den kleingeschnittenen Blumenkohl und das Kurkuma hinein und rühren alles gut um, damit es nicht anbrennt. Nach ca. 5 Minuten fügen Sie die geviertelten Tomaten hinzu, würzen es mit dem Masala und lassen alles bei geschlossenem Deckel kochen, bis die Tomaten verkocht sind. Gießen Sie nun eine Tasse Wasser hinein und lassen es auf höchster Stufe ca. 15 Minuten kochen. Rühren Sie das Gericht ab und zu um, damit es nicht anbrennt. Zum Verfeinern können Sie dem Gericht vor dem Anrichten fein geschnittenen grünen Koriander zufügen.

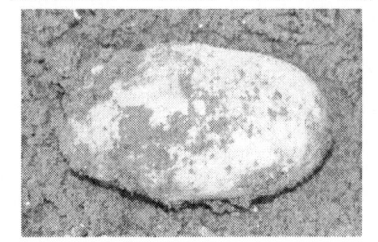

Diese Variante ist eine der bekanntesten Zubereitungsarten von Gemüse.

Kartoffeln und Zucchini im Backrohr
(4 – 6 Portionen)

Zutaten:

1 kg Kartoffeln	1 kg mittelgroße Zucchini
½ kg Tomaten	6 Knoblauchzehen
1 Bund Petersilie	1 ½ Tassen Öl
Salz, Pfeffer	

Die Kartoffeln schälen, waschen und in Scheiben schneiden. Die Zucchini säubern, waschen und in längliche, dicke Scheiben schneiden. In eine mittelgroße Backpfanne eine Lage Kartoffeln legen und mit Salz und Pfeffer würzen. Darauf eine Lage Zucchinischeiben legen, ebenfalls mit Salz und Pfeffer gewürzt. Mit der halben Menge der feingehackten Petersilie bestreuen. Drei Knoblauchzehen zerkleinern und auch darüber streuen. Die Tomaten in kleine Stücke schneiden und die Hälfte über die Zucchini geben. Danach wieder je eine gewürzte Schicht Kartoffeln und Zucchini legen. Die restlichen Zutaten, Knoblauch, Petersilie und Tomate darübergeben. Mit Salz und Pfeffer würzen und das Gericht mit Öl übergießen. Das Ganze mit 2 – 3 Tassen Wasser aufgießen und im Backrohr etwa eine Stunde backen.
Nach Belieben kann die Hälfte der Zucchini durch Auberginen ersetzt werden.

Kartoffeln mit Tomaten im Backrohr
(6 Portionen)

Zutaten:

1 ½ kg kleine, runde Kartoffeln	1 große Zwiebel
3 reife Tomaten	1 Tasse Öl
Salz, Pfeffer	frisches Basilikum

Die kleingeschnittene Zwiebel in Öl anbraten. Die enthäuteten und zerkleinerten Tomaten zugeben und mit Salz und Pfeffer würzen. Die Soße gut aufkochen und die frischen, ungeschälten Kartoffeln hinzufügen. Die Kartoffeln gut mit der Soße mischen und drei Tassen Wasser zugießen. Das Gericht kochen, bis die Soße eingedickt ist und die Kartoffeln gar sind.
Vor dem Anrichten mit frischen Basilikumblättern garnieren. Wenn Sie getrockneten (gerebbelten) Basilikum verwenden, können Sie diesen die letzten Minuten mitkochen.

Kartoffelbrei-Bratlinge mit Brokkoli
(4 Personen)

Zutaten:
12 mittelgroße Kartoffeln   100 g Sahne
Kräutersalz   Sesam
1 großer Brokkoli   Butter
geriebene Muskatnuß

Die Kartoffeln in der Schale kochen und heiß pellen. Mit einer Gabel grob zerteilen. Dann die Kartoffeln mit Sahne und Butter pürieren, mit geriebener Muskatnuß und Kräutersalz würzen und erkalten lassen.
Sie können auch Kartoffelreste vom Vortag verwenden
Aus dem Brei werden Klöße geformt, flachgedrückt und in Sesam gewendet. Die Teigklöße in etwas Öl anbraten, bis sie goldgelb sind.
Zwischendurch den Brokkoli putzen, waschen und in Röschen zerteilen. Diese nun in etwas Wasser bißfest dünsten und mit Kräutersalz abschmecken.

Kartoffelkuchen
(4 Personen)

Zutaten:
1 kg mehligkochende Kartoffeln
60 g Butter
frisch gemahlener Pfeffer
200 g Räuchertofu

4 mittelgroße Zwiebeln
4 Eigelb
Kräutersalz

Die geschälten Kartoffeln grob reiben. Die in dünne Scheiben geschnittenen Zwiebeln dünsten Sie in 30 g Butter an und vermischen sie mit der Kartoffelmasse. Nun verquirlen Sie die Eigelbe und schmecken sie mit Kräutersalz und Pfeffer kräftig ab. Heben Sie nun die Eimischung unter die Kartoffel-Zwiebel-Mischung und füllen alles in eine gefettete Auflaufform. Würfeln Sie noch den Räuchertofu, bräunen ihn in der restlichen Butter an und verteilen ihn über den Auflauf.

Die Auflaufform schieben Sie in den kalten Backofen und backen alles bei 200° (Heißluft 180°) etwa 45 Minuten.

Mexikanische Folienkartoffeln
(4 Personen)

Zutaten:
8 große Kartoffeln (ca. 2 kg)
100 g Maiskörner (Dose)
Kräutersalz, Pfeffer
8 TL Chilisauce
200 g Sahne

1 große, rote Paprika
2 Stangen Staudensellerie
1 TL Oregano
Speiseöl

Den Backofen auf 225° vorheizen. Die Kartoffeln waschen, abtrocknen und mit einer Gabel mehrmals einstechen. Acht Stücke Alufolie auf der glänzenden Seite mit Öl einpinseln und die Kartofffeln darin einwickeln.

Die Kartoffeln bei 180° etwa 1 ¼ Stunden backen.
Die gewaschene Paprika in kleine Würfel schneiden. Den Mais abtropfen lassen und den gewaschenen Staudensellerie in feine Scheiben schneiden. Das Gemüse mit der Sahne mischen und mit Kräutersalz, frisch gemahlenem Pfeffer und Oregano würzen.
Von den Kartoffeln jeweils einen flachen Deckel abschneiden und das Innere bis auf einen ca. 1 cm breiten Rand herausholen. Geben Sie je einen TL Chilisauce und die Gemüsemischung hinein und schieben die gefüllten Kartoffeln nochmals 3 – 4 Minuten in den Backofen.

Kartoffel-Lauch-Gratin mit gefüllten Champignons
(2 Personen)

Zutaten:

Ca. 6 mittelgroße Kartoffeln	1 Stange Lauch
6 - 8 große Champignons	1 Knoblauchzehe
150 g Sahne	2 Eigelb
Kräutersalz	Butter

Die Kartoffeln kochen, pellen und abkühlen lassen.
Eine Auflaufform mit Butter einfetten.
Den Lauch in Streifen schneiden und waschen. Dann in etwas Butter dünsten. Die Kartoffeln und den Lauch schichtweise in die Auflaufform füllen, mit Kräutersalz würzen und mit 100 g Sahne übergießen.
Die Champignons waschen, die Stiele entfernen und die Lamellen ausschaben. Die Stiele kleinschneiden und die zuvor geschlagene Sahne-Eigelb-Mischung zufügen.
Das Ganze mit dem gepreßten Knoblauch und Kräutersalz abschmecken und in die Champignonköpfe füllen.
Dann das Kartoffelgratin und die Champignons bei 190 ° etwa 30 Minuten überbacken.

Gratin de pommes
(4 Personen)

Zutaten:

1 Bund Frühlingszwiebeln	50 g Butter
250 g große, weiße Champignons	3 Äpfel
750 g mehligkochende Kartoffeln	Kräutersalz, Pfeffer
200 ml Schlagsahne	2 Eigelb
geriebene Muskatnuß	Kerbel

Die geputzten und gewaschenen Frühlingszwiebeln und die geputzten Champignons in Ringe schneiden. Beides in etwas Butter kurz andünsten und mit Kräutersalz und frisch gemahlenem Pfeffer würzen. Die Kartoffeln schälen und in dünne Scheiben schneiden, die Äpfel waschen, vierteln, entkernen und in dünne Scheiben schneiden. Nun die Sahne mit Salz, Pfeffer und der geriebenen Muskatnuß verrühren. Die Hälfte der Kartoffeln in eine mit Butter gefettete Auflaufform schichten und mit Salz und Pfeffer bestreuen. Dann Frühlingszwiebeln und Champignons darauf verteilen, darauf die Apfelscheiben und die andere Hälfte der Kartoffeln schichten. Darüber geben Sie die Eiersahne mit dem eingerührten Kerbel und setzen die restliche Butter in Flöckchen obenauf.

Schieben Sie das Gratin in den kalten Backofen und backen es mit ca. 170 – 200° (Heißluft ca. 150 – 180°) 35 – 45 Minuten.

Kartoffel-Auberginen-Gratin
(2 Personen)

Zutaten:

1 Aubergine	6 - 8 mittelgroße Kartoffeln
100 g Sahne	Kräutersalz
2 Zwiebeln	2 Knoblauchzehen

Die Kartoffeln garen, pellen und abkühlen lassen. Die Aubergine in Scheiben schneiden uns etwas ziehen lassen. Nun die Auberginenscheiben in etwas Öl dünsten (Achtung: Auberginenscheiben saugen viel Öl auf!), die kleingehackten Zwiebeln und die kleingehackten Knoblauchzehen dazugeben. Abwechselnd Kartoffel- und Auberginenscheiben in eine Auflaufform schichten und alles mit Sahne übergießen.
Bei 190 ° im Backofen ca. 30 Minuten überbacken.

Kartoffel-Auberginen-Gemüse
- asiatisch -
(4 Personen)

Zutaten:

500 g Auberginen	3 Kartoffeln
200 g Tomaten	1 Peperoni
1 TL Salz	½ TL Kurkuma
1 TL Masala	2 EL Speiseöl
6 Nelken	

Erhitzen Sie das Öl in einem Topf, dünsten die Peperoni und die ganzen Nelken leicht an. Geben Sie die in Längsstreifen geschnittenen Auberginen hinzu und braten sie mit an. Nach ca. 3 Minuten fügen Sie die geschälten und der Länge nach geschnittenen Kartoffeln und die klein geschnittenen Tomaten hinzu, rühren es gut um und lassen alles bei geschlossenem Deckel kochen, bis die Kartoffeln halbgar sind. Geben Sie nun die restlichen Gewürze hinzu, gießen noch eine Tasse Wasser nach und lassen alles noch etwa 10 Minuten kochen.
Sie können das Gemüse mit Reis servieren.

Kartoffel-Kichererbsen-Gemüse
- asiatische Art -
(4 Personen)

Zutaten:

200 g Kichererbsen	5 mittelgroße Kartoffeln
2 Zwiebeln	6 Knoblauchzehen
20 g Ingwerwurzel	1 Peperoni
1 TL Salz	½ TL Kurkuma
1 EL Masala	2 EL Speiseöl
1 Bund Frühlingszwiebeln	

Weichen Sie die Kichererbsen etwa 10 Stunden vor dem Kochen ein (kleine Erbsen haben einen besseren Geschmack).

Erhitzen Sie das Öl in einem Topf, rösten die Kichererbsen mit den in Scheiben geschnittenen Zwiebeln an und geben eine Tasse Wasser zu. Anschließend zerdrücken Sie Peperoni, Ingwer und Knoblauch und geben es dem Gemüse zu. Danach geben Sie die geschälten und in Würfel geschnittenen Kartoffeln hinzu, würzen mit Masala, Kurkuma und Salz und lassen alles etwa 20 Minuten kochen, bis die Kartoffeln gar sind. Zum Schluß können Sie das Gericht mit Frühlingszwiebeln verfeinern.

Dieses Gemüsegericht ist in Asien weit verbreitet und wird oft auf der Straße oder auch in kleinen Teehütten angeboten.

Kartoffelgratin mit Blattspinat
(4 Personen)

Zutaten:

750 g gekochte Kartoffeln
750 g Blattspinat
2 mittelgroße Zwiebeln
etwas geriebene Muskatnuß

100 g Butter
Salz, Pfeffer
250 ml Gemüsebrühe

Die gepellten und erkalteten Kartoffeln in etwa ½ cm dicke Scheiben schneiden, in 50 g Butter kurz anbraten und mit Salz würzen. Den gewaschenen und gut abgetropften Blattspinat in einem Topf so lange dünsten, bis die Blätter zusammengefallen sind und keine Flüssigkeit mehr vorhanden ist. Die feingewürfelten Zwiebeln in der Restbutter andünsten, zum Spinat geben und mit (Kräuter-) Salz, frisch gemahlenem Pfeffer und der geriebenen Muskatnuß würzen. Die Kartoffeln und den Spinat abwechselnd in eine gefettete Auflaufform schichten und mit Gemüsebrühe übergießen.

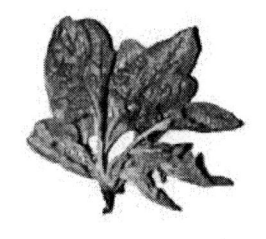

Den Auflauf in den kalten Backofen schieben und 15 – 20 Minuten bei etwa 200 – 220° (Heißluft 180 – 200°) backen.

Hirse
ein besonderes Korn

Die Hirse wird zwar in die Getreidearten eingeordnet, ist aber ein Rispengewächs und wird schon seit prähistorischen Zeiten angebaut.

Sie enthält einen hohen, ausgewogenen Anteil an Vitalstoffen, etwa 71 % Kohlehydrate, 10 % Proteine, 4 % Fett und alle 10 essentiellen Aminosäuren. Weiterhin enthält sie alle wichtigen B-Vitamine, die Vitamine A, C und E sowie Kalium, Natrium, Kalzium, Kupfer, Eisen, Magnesium, Silicium, Phosphat und Flour. Flour und Kieselsäure tragen zur Kräftigung von Haut, Haaren, Zähnen und Nägel bei.

Hirse ist wohlschmeckend, leicht verdaulich und von großer Heilkraft bei Nieren- und Blasenentzündungen. Sie wirkt entwässernd und heilt – wie auch Gerstensud – den Magen- und Darmtrakt. Ebenso stärkt sie die Sehkraft.

Sie können Hirse sowohl pikant (300 g Hirse in 1 l Gemüsebrühe, je 1 kleingeschnittene Zwiebel und Knoblauchzehe, Suppenkräuter, Majoran, Muskat) zubereiten als auch die süße Variante wählen. Hierzu garen Sie die Hirse in Wasser unter Zufügung von (kleingeschnittenem) Trockenobst, geben etwas gemahlene Mandeln und/oder Haselnüsse sowie Kokosraspeln hinzu und runden alles mit etwas gemahlenem Zimt und Kardamom oder einer Lebkuchengewürzmischung ab. Sie können auch statt Trockenobst kleingeschnittenes Frischobst (z.B. Apfel, Birne, Banane) kurz vor Ende der Garzeit zufügen und – je nach Geschmack – mit etwas Ahornsirup, Agavendicksaft o.ä. nachsüßen.

Hirse eignet sich besonders – wie auch andere Getreidearten – als „Entblähungskost" im Zusammenwirken mit Gemüsesorten, die blähend wirken. Falls Sie auf Blumenkohl, Weißkohl u.a. mit Blähungen reagieren, ersetzen Sie die Kartoffel durch Hirse. Sie werden positiv überrascht sein, wie Ihr Magen reagiert.

Hirse-Gemüse-Auflauf
(4 Personen)

Zutaten:

3 große Zwiebeln	3 TL Öl
200 g Hirse	400 ml Gemüsebrühe
600 g Blattspinat (TK)	2 Knoblauchzehen
750 g Fleischtomaten	2 TL Butter
250 g Champignons	100 g Sahne
einige Salbeiblätter	frisch gemahlener Pfeffer
geriebene Muskatnuß	edelsüßer Paprika

Die Zwiebeln abziehen und fein würfeln, die Hälfte in 2 TL Öl goldgelb rösten. Die Hirse hinzufügen, leicht anrösten und mit dem Pfeffer würzen. Das Ganze mit der Gemüsebrühe aufgießen und ca. 20 Minuten garen. Die Salbeiblätter (ersatzweise getrockneter Salbei) abspülen, trockentupfen und fein hacken. Von den restlichen Zwiebeln die Hälfte in der Butter goldgelb rösten, den tiefgefrorenen Blattspinat hinzufügen und bei geringer Hitze auftauen. Nun mit Pfeffer, der geriebenen Muskatnuß und dem Paprika würzen und die zerdrückten Knoblauchzehen hinzufügen.

Verteilen Sie nun den aufgetauten Spinat in einer gefetteten Auflaufform. Die enthäuteten und gewürfelten Tomaten mit der Hirse und dem gehackten Salbei vermischen, mit Salz und Pfeffer abschmecken und auf dem Spinat verteilen. Die restlichen Zwiebeln im restlichen Öl glasig dünsten. Hier hinein geben Sie die geputzten und in Scheiben geschnittenen Champignons, würzen mit Pfeffer und Knoblauch und braten es bei starker Hitze kurz an. Das Ganze geben Sie über die Hirse und verteilen darüber löffelweise die Sahne.

Backen Sie den Auflauf ca. 20 Minuten bei ca. 200° (Heißluft ca. 180°).

Auberginen-Hirse-Curry
(für 3 Personen)

Zutaten:

1 kg Auberginen
1 Bund Lauchzwiebeln
125 g Hirse
gut ¼ l Gemüsebrühe
gemahlener Koriander

Kräutersalz
8 EL Olivenöl
1 TL Kurkuma
Ingwerpulver

Auberginen würfeln, mit Salz bestreuen und 30 Minuten stehen lassen.
Inzwischen die Lauchzwiebelringe in einem Eßlöffel heißem Öl andünsten. Hirse zugeben und kurz mit andünsten. Mit etwas Salz und Kurkuma würzen. Gemüsebrühe zugießen und im geschlossenen Topf 20 Minuten garen.
Auberginen gut abtupfen, in Scheiben schneiden und im restlichen heißen Öl anbraten (Auberginen nehmen viel Öl auf). Aus der Pfanne nehmen und auf Küchenkrepp abtropfen lassen.
Auberginen mit der Hirse vermischen und mit Ingwerpulver und Koriander abschmecken.

Hirsebrei mit Paprikagemüse
(4 Personen)

Zutaten:

300 g Hirse
1 Liter Gemüsebrühe
gem. Muskatnuß
Kräutersalz

je 2 rote und gelbe Paprika
100 ml Gemüsebrühe
100 g Sahne

Kochen Sie die Hirse in der Gemüsebrühe kurz auf und lassen sie ca. 15 Minuten ausquellen. Zwischenzeitlich schneiden Sie die Paprika in Stücke und dünsten sie in 100 ml Gemüsebrühe oder Wasser, bis sie bißfest sind. Dann löschen Sie sie mit der Sahne ab und würzen mit etwas Kräutersalz.
Die gegarte Hirse würzen Sie mit etwas gemahlener Muskatnuß und evtl. noch mit Kräutersalz.

Kartoffel-Hirse-Auflauf
(4 Personen)

Zutaten:

200 g Hirse	2 mittelgr. Zwiebeln
500 ml Gemüsebrühe	5 EL Sojaöl
150 g Sahne	4 Eigelb
750 g Kartoffeln	Kräutersalz
frisch gem. Pfeffer	geriebene Muskatnuß
50 g Butter	1 EL Petersilienblättchen

Die gewürfelten Zwiebeln mit der Hirse (ganze Körner) in der Hälfte des Öls anschwitzen. Die Gemüsebrühe hinzugießen und zugedeckt etwa 20 Minuten garen. Die Eigelbe mit der Sahne verrühren. Die geschälten Kartoffeln grob in die Sahne-Ei-Masse reiben und mit den Gewürzen abschmecken.
Eine Auflaufform mit dem Rest des Öls ausstreichen. Nun die Hälfte der Kartoffelmasse in die Auflaufform füllen, darauf die Hirse und als Abschluß die restliche Kartoffelmasse streichen. Die Butter in Flöckchen auf den Auflauf setzen.

Schieben Sie die Form in den kalten Backofen und backen den Auflauf bei etwa 190° (Heißluft ca. 170°) etwa 45 Minuten.

Vor dem Servieren garnieren Sie den Auflauf mit den Petersilienblättchen.

Champignongemüse
(4 Personen)

Zutaten:

250 g Kokosflocken	2 EL Sojamehl, Vollfett
150 g Hirse	1 Stück Sternanis
200 g Champignons	4 EL Erdnußöl
50 g Bambussprossen	1 rote Paprika
150 ml Gemüsebrühe	1 EL Pistazienkerne
50 g Sojasprossen	1 TL Kräutersalz

2 EL Ahornsirup oder Agavendicksaft oder Zuckerrübensirup
1 Msp schwarzer Pfeffer

Zur Herstellung der Kokosmilch brühen Sie die Kokosflocken in 250 ml kochendem Wasser auf und lassen es 15 Minuten ziehen. Mixen Sie die Flüssigkeit anschließend mit dem Pürierstab und drücken alles kräftig durch ein Käsetuch oder dünnes Baumwolltuch.

Nehmen Sie von der Hirse 2 EL zur Seite, die Sie fein mahlen. Den Rest mahlen Sie etwas grober, lassen ihn in 300 ml kochendem Wasser kurz aufwallen und dann auf kleinster Flamme ausquellen, bis alles Wasser aufgesogen ist. Rühren Sie währenddessen das Sojamehl in wenig Wasser cremig, vermischen es mit dem fein gemahlenen Hirsemehl und dem gegarten Hirseschrot. Nachdem der Teig abgekühlt ist, formen Sie daraus walnußgroße Bällchen. Erhitzen Sie nun 2 EL Erdnußöl in einer großen Pfanne (Wok) und braten die Hirseklößchen knusprig an. Stellen Sie die fertigen Klößchen zur Seite.

Schneiden Sie nun Paprika und Bambussprossen längs in etwa 3 mm dünne Streifen und vierteln die Champignons. Kochen Sie die Paprikastreifen und Bambussprossen ca. 2 Minuten, gießen Sie das Wasser ab und lassen das Gemüse abtropfen.

Erhitzen Sie das restliche Erdnußöl in der Pfanne und braten die Paprikastreifen ca. 2 Minuten unter Rühren an. Dann fügen Sie die Bambussprossen und die Pistazienkerne hinzu und braten sie eine weitere Minute an. Rühren Sie alles gut um, geben dann die Champignons hinzu und braten es nochmals eine Minute unter Rühren an.

Geben Sie nun Gemüsebrühe, Kokosmilch, Kräutersalz, Sirup, Sternanis, Pfeffer und Sojasprossen hinzu und lassen alles etwa 3 Minuten kochen. Reduzieren Sie die Hitze, fügen die Hirseklößchen hinzu und lassen alles noch einmal 2 Minuten durchziehen (nicht mehr kochen!).

Zu diesem Gericht paßt hervorragend Basmati-Reis.

Hirsebratlinge
(4 Personen)

Zutaten:

100 g Hirse	2 EL Sojamehl
300 ml Gemüsebrühe	4 EL Wasser
etwas Olivenöl	3 Haferaflocken
Gewürze (Paprika, Majoran, Pfeffer)	

Geben Sie die Hirse in die kochende Gemüsebrühe und lassen sie zugedeckt ca. 20 Minuten köcheln.
Verrühren Sie das Sojamehl mit dem Wasser und rühren es zusammen mit den Haferflocken und den Gewürzen unter die Hirse.
Lassen Sie die Teigmasse noch etwa 15 Minuten abkühlen, damit sie besser zusammenhält.
Erhitzen Sie nun das Olivenöl in einer Pfanne, formen kleine Bratlinge und braten sie von beiden Seiten an.

Tomaten mit Hirsefüllung und Bohnen
(2 Personen)

Zutaten:

¼ l Gemüsebrühe	125 g Hirse
½ Lorbeerblatt	2 Fleischtomaten (je 200 g)
150 g junge grüne Bohnen	20 g Butter
200 g Fenchel	1 Eigelb,
1 – 2 Knoblauchzehen	2 EL Olivenöl
je 2 TL Majoran und Petersilie, frischgehackt	
2 TL Bohnenkraut,	1 TL Thymian
2 Blätter Liebstöckel	Kräutersalz
etwas Kokosfett	4 EL Sahne

Schütten Sie die in einem Sieb heiß abgebrauste Hirse in die kochende Gemüsebrühe, kochen sie etwa 5 Minuten bei schwacher Hitze und lassen sie anschließend auf der abgeschalteten Kochfläche ca. 15 Minuten ausquellen.

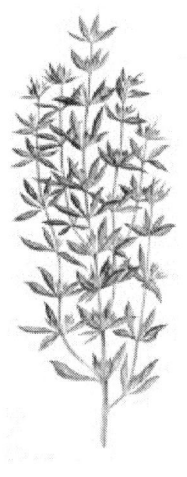

Schneiden Sie von den Tomaten einen Deckel ab. Dann nehmen Sie das Tomateninnere mit einem kleinen Löffel heraus, hacken und geben es in einen Kochtopf. Die Bohnen und den Fenchel waschen und putzen, das Fenchelgrün beiseite legen.

Das Lorbeerblatt nun aus der Hirse nehmen und Butter und Eigelb unter die Hirse rühren. Den gepreßten Knoblauch hinzugeben und mit Majoran und Petersilie kräftig würzen. Eine flache, feuerfeste Form (ca. 24 cm Durchmesser) mit Kokosfett einfetten und den Backofen auf 200° vorheizen.

Die Tomaten leicht salzen und mit der Hirse füllen. Die Tomaten in die Form setzen, mit der Sahne begießen und mit hauchdünnen Butterscheibchen belegen.

Die Tomaten im Backofen etwa 20 Minuten backen.

Reis
ein wichtiges Grundnahrungsmittel

Reis wurde schon vor über 6000 Jahren in China angebaut. Von dort nahm er seinen Weg um die ganze Welt. Durch die Araber gelangten die ersten Reispflanzen nach Griechenland – der botanische Name **Oryza** *ist der griechische Name für Reis – und von dort um 326 v.Chr. durch Alexander den Großen nach Indien. 700 n.Chr. führten die Mauren den Reis in Spanien ein. Über die Spanier gelangte er Anfang des 17. Jahrhunderts auch nach Südamerika.*

Der Reis ist nach dem Weizen weltweit die am meisten angebotene Getreideart. Mehr als die Hälfte der Weltbevölkerung ernährt sich von Reis. In Asien, wo 94 % des weltweiten Ertrages produziert werden, ist Reis das wichtigste Grundnahrungsmittel überhaupt.

Reis ist eine einjährige Gräserart. Sie wuchs ursprünglich auf dem Trockenen, entwickelte sich jedoch durch wiederholte Mutationen zur Sumpfpflanze. Sie kann zu extrem klimatischen Bedingungen leben, gedeiht jedoch in heißen und feuchttropischen Zonen am besten. Je nach Klima sind jährlich eine oder mehrere Ernten möglich. Die Pflanze erreicht eine Höhe von etwa 60 cm bis knapp 2 m. Sie bildet verzweigte Halme aus, die in 20 – 30 cm langen Rispen auslaufen. Diese bestehen aus jeweils 50 – 300 Blüten oder „Ährchen", die sich nach der Befruchtung zu Reiskörnern entwickeln.

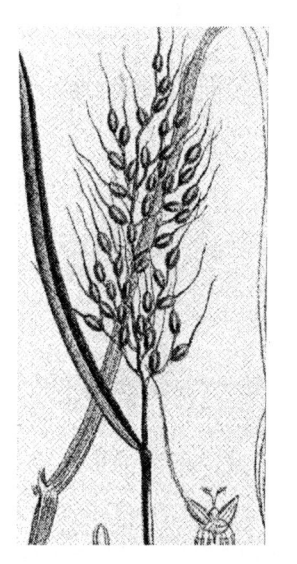

*Kulturreis wird in **zwei Hauptarten** unterteilt:*

*Wir kennen den aus Asien stammenden **Sativa** oder weißen Reis, der am weitesten verbreitet ist, und den vorwiegend in Afrika angebauten **Glabberima** oder afrikanischen Reis. Zu diesen beiden Reisarten gehören mehr als 8000 Reissorten, die entsprechend ihrer Körnerlänge in Rund-, Mittel- und Langkornreis unterteilt werden. Der **Wildreis** gehört zu keiner der beiden genannten Arten, sondern zu einer anderen Familie, die ich Ihnen später vorstellen möchte.*

***Rundkornreis** ist 4 – 5 mm lang und wird durch seinen höheren Stärkeanteil beim Kochen meistens klebrig.*
***Mittelkornreis** ist 5 – 6 mm lang und etwas dicker als Langkornreis. Diese Sorten bleiben beim Kochen körnig und locker, neigen jedoch dazu, beim Abkühlen zusammenzukleben.*
***Langkornreis** ist mindestens 6 mm lang und bleibt auch gegart locker und körnig.*

Das Reiskorn ist von einer festen, unverdaulichen Hülle (Spelze) umschlossen, die entfernt wird. Dies geschieht durch unterschiedliche Schleifmethoden in speziellen Mühlen, vom traditionellen Dreschen und Zerstoßen von Hand bis hin zu modernen Verfahren mit mechanischen Bürsten. Hierdurch werden Geschmack, Nährwert und Haltbarkeit des Reiskorns bestimmt, das aus mehreren Schichten mit unterschiedlichem Nährstoffgehalt besteht. In der äußeren Schicht befinden sich über 80 % des Vitamins B1, 56 % Vitamin B2, 65 % Niacin (Nikotinsäure), 60 % Pantothensäure und 85 % des gesamten Fettgehalts. So ist der Nährstoffgehalt des Reiskorns davon abhängig, wie viel von dieser Schicht beim Schleifen entfernt wird.

Zum Haltbarmachen werden die Körner von dem sie umschließenden Silberhäutchen und dem Keimling befreit. Durch das anschließende Pudern und Polieren verliert der Reis wertvolle Mineralstoffe und Vitamine (hauptsächlich B-Vitamine). Deshalb sollte statt dessen möglichst ein Naturreis bevorzugt werden.

Wir haben heute eine große Auswahl an Reissorten auf dem Lebensmittelmarkt. Nachfolgend möchte ich Ihnen einige vorstellen:

Brauner Reis *oder* **Naturreis** *ist ein Vollkornreis, bei dem nur die äußere, unverdauliche Spelze, nicht aber die äußeren Schichten des Reiskorns entfernt wurden. Er enthält noch alle Nährstoffe und hat ein intensives nußartiges Aroma.*

Brauner Parboiled Reis *wird wie weißer Parboiled Reis (siehe dort) vorbehandelt, wodurch sich die Garzeit etwa um die Hälfte auf 25 Minuten verkürzt. Durch dieses Verfahren wird die Haltbarkeit verbessert, da jene Substanzen neutralisiert werden, durch die das im Keim enthaltene Öl ranzig wird. Der braune Parboiled Reis enthält im Gegensatz zum weißen noch Kleie und Keime und ist deshalb ebenfalls sehr nährstoffreich.*

Weißer Reis *wird geschliffen und poliert. Dadurch verliert er einen Großteil seiner Nährstoffe; sein Gehalt an Nikotinsäure, Vitamin B1, Magnesium, Zink, Eisen und Ballaststoffen ist um vieles geringer als beim braunen Reis. Deshalb wird der weiße Reis in vielen Ländern mit Eisen, Niacin und Vitamin B1 angereichert, um die Nährstoffverluste teilweise auszugleichen.*

Weißer Parboiled Reis *wird vor dem Schleifen eingeweicht und mit Dampfdruck behandelt. Durch dieses Parboil-Verfahren werden die im Keim und den äußeren Schichten enthaltenen wasserlöslichen Vitamine und Mineralstoffe ins Innere des Korns gepreßt, so daß sie während des Schleifens nicht verloren gehen. Diese Reissorte ist leicht durchsichtig und hat eine gelbliche Färbung, wird jedoch während des Kochens weiß. Er klebt nicht zusammen und ist lockerer und von feinerem Aroma als brauner Reis. Er ist nach dem braunen Reis am nährstoffreichsten, enthält jedoch durch das Entfernen der Kleie nur noch geringe Mengen Ballaststoffe. Durch das Parboil-Verfahren wird seine Haltbarkeit verbessert, da er nicht so schnell ranzig wird.*

Minutenreis ist geschliffener und polierter weißer Reis, der vorgekocht angeboten wird. In gegartem Zustand ist dieser Reis körnig und locker, hat aber kaum noch Eigengeschmack und besitzt noch weniger Nährstoffe als weißer Reis.

Arborio wird der klassische weiße Rundkornreis genannt. In Italien angebaut gilt er als eine wichtige Grundzutat der italienischen Gerichte und als eine der besten Reissorten, da er sehr viel Flüssigkeit aufnehmen kann, ohne breiig zu werden.

Duftreis werden äußerst aromatische Reissorten genannt, zu denen hauptsächlich der köstliche **Basmati-Reis** zählt. Er ist wie der Naturreis ein Vollkornreis, bei dem die äußere, unverdauliche Schale entfernt (entspelzt) wurde (lesen Sie hierzu auch das gesonderte Kapitel „Basmati-Reis"). Basmati-Reis besitzt eine lokkere, körnige Struktur und ist ein wichtiger Bestandteil der indischen Küche.

*Auch der **Jasminreis** ist eine beliebte Duftreissorte.*

*Und nun möchte ich Ihnen eine weitere Reisfamilie vorstellen, nämlich den **Wildreis**:*

Wildreis ist der Same einer Wasserpflanze, die ursprünglich aus dem Gebiet der Great Lakes in Nordamerika stammt und im Sumpf- und Uferbereich von Süßwasserseen gedeiht. Heute wächst Wildreis vorwiegend in Kanada und den USA und gilt immer mehr als Delikatesse, weshalb die Produktion in den letzten Jahren stark zugenommen hat.

Die Wildreispflanze ist ein einjähriges Gras, das bis zu 3 m hoch werden kann. Ihr Anbau ist ziemlich kostspielig, da die Pflanze sehr empfindlich auf klimatische Veränderungen sowie auf Veränderungen des Wasserzustandes oder Parasiten reagiert. Demzufolge fällt auch die Ernte entsprechend geringer aus.

Auch läßt sich Wildreis äußerst schwierig ernten. Während die Indianer die Halme bei der traditionellen Ernte über den Bootsrand zogen und die reifen Körner aus den Rispen schlugen, werden heute mehr mechanische Erntehilfen eingesetzt, wie sie auch bei der Weizenernte üblich sind.
Die Körner werden nach der Ernte gewaschen, getrocknet und von der Spelze befreit. Sie sind mit einer Länge von bis zu 1,5 cm länger als gewöhnliche Reiskörner, haben eine dunkelbraune Farbe und schmecken gegart leicht nußartig.
Wildreis hat im Vergleich zu normalem Reis einen höheren Eiweißgehalt, was durch seinen höheren Anteil an der essentiellen Aminosäure Lysin besonders hochwertig ist. Darüber hinaus ist Wildreis sehr nährstoffreich, er enthält viel Zink, etwas Folsäure, Nikotinsäure, Vitamin B2 und B6, Magnesium, Kalium, Phosphor und Kupfer.
Sie sollten aber daran denken, daß es sich beim Reis um kein spezielles basenüberschüssiges Lebensmittel handelt (er liegt mehr im neutralen bis leicht säureüberschüssigen Bereich). Jedoch ist er aufgrund seines hohen Vitamin- und Mineralstoffgehalts und seiner entwässernden Wirkung ein wichtiger Bestandteil unserer Ernährung. Deshalb sollten Sie ihn bei Ihrer täglichen Ernährung (außerhalb der Azidose-Fastenzeit) im Rahmen der 20 % säureüberschüssiger Lebensmittel einordnen und in der Zeit des Azidose-Fastens 1 – 2 mal wöchentlich neben Hirse, Quinoa usw. einreihen. So beugen Sie einer Unverträglichkeit der Kartoffel vor, die in dieser Zeit eines der Hauptnahrungsmittel ist.

Original Basmati-Reis
Königin aller Reissorten

Ich möchte Ihnen an dieser Stelle eine ganz besondere Delikatesse vorstellen. Sie wird zwar nicht unbedingt in die Reihen der basenüberschüssigen Lebensmittel eingestuft, sondern hält sich mehr im leicht säureüberschüssigen bis neutralen Bereich auf, nimmt aber aufgrund der entwässernden Wirkung (und noch einiger anderer Vorteile) eine besondere Stellung in der Basenküche ein.

Hoch im Norden Indiens und Pakistans, am Fuße des Himalaya im Kaschmirtal, wo das Schmelzwasser des Schnees und der Monsunregen die Talterassen überfluten, wächst in begrenzter Menge eine herrliche Reisart. Sie gilt als die beste der Welt und wird als Königin aller Reissorten bezeichnet.
*Ihr Name ist **Basmati-Reis**, was soviel wie „**Duft und Aroma"** bedeutet. Dieser Reis gehört zu den ältesten Reissorten der Welt und war schon um 3000 v. Chr. bei den Hochkulturen der Inder, Ägypter und Griechen bekannt.*

Basmati-Reis wird auf kleinen Talterrassen angebaut und steht nur 3 - 4 cm unter Wasser. Er wächst meistens mit einer bestimmten Farnart zusammen. Diese lebt ihrerseits wieder mit einer Algenart zusammen, die die Fähigkeit hat, freien Stickstoff aus der Luft zu binden und den Pflanzen zuzuführen, was ein hervorragender Dünger für den Basmati-Reis ist. Sonst werden keinerlei Dünge- oder Spritzmittel erlaubt und eingesetzt.

Wie uns alte ayurvedische Schriften berichten, wird der Basmati-Reis auch als „Gesundheitsreis" bezeichnet. Dies liegt daran, daß er durch seine spezielle Zusammensetzung einen günstigen Einfluß auf den Krankheitsverlauf hat. Basmati-Reis ist leicht verdaulich, relativ eiweiß- und fettarm und hat einen hohen Anteil an Mineralstoffen (Natrium, Kalium, Mangan, Eisen, Kobalt, Zink, Jod, Phosphat und Flour).

Durch die geringe Menge an Natrium wird nur wenig Wasser im menschlichen Körper gespeichert, das Kalium fördert die Ausschwemmung von Wasser und anderen Stoffwechselprodukten über die Nieren. Durch diese und noch andere Eigenschaften wird der Original Basmati-Reis zur Königin aller Reissorten.

Wenn es etwas „Gutes und Wertvolles" gibt, dann sind natürlich die Fälschungen nicht weit. Es gibt sogenannten kontrolliertbiologischen Natur-Basmati-Reis aus Ländern wie USA, Italien, Frankreich, Peru, Burma usw., wo zwar die gleiche Sorte gezüchtet wird, jedoch sorgen verschiedene Anbaumethoden, fehlender Himalaya-Monsun, das Schneewasser und unterschiedliche Klimaverhältnisse für eine Qualität, die mit dem Original Basmati-Reis nicht zu vergleichen ist. Es sollte deshalb betont werden, daß es auf der ganzen Erde nur einen Original Basmati-Reis gibt, und der wächst im Kaschmirtal und Punjab in Nordindien / Pakistan am Fuße des Himalaya. Diese Originalität ist besonders an seinem unvergleichlichen Aroma zu erkennen.

Der Original Basmati-Reis wird vor seiner zweijährigen Einlagerung von der oberen fetthaltigen Hülse befreit, damit er nicht ranzig wird. In der Fachsprache heißt das, er wird entspelzt, was mit schälen nichts zu tun hat. Diese zweijährige Reifezeit ist für sein spezielles, unvergleichliches Duftaroma und seine gute Bekömmlichkeit unbedingt notwendig.

Ich möchte Ihnen nun einige verschiedene Zubereitungsmöglichkeiten des Basmati-Reis` aufzeigen:

Bei der **schnellen Art** *bringen Sie die doppelte Menge Wasser wie Reis zum Kochen, geben den Reis hinzu und schalten herunter. Köcheln Sie den Reis ca. 10 Minuten auf kleiner Flamme, bis das Wasser vom Reis aufgesogen ist. Würzen Sie ihn mit etwas Kräutersalz und servieren ihn mit einigen aufgelegten Butterflöckchen.*

*Für die **kulinarische Feinschmecker-Variante** braten Sie 500 g Basmati-Reis (für 4 - 6 Personen) mit etwas grünem Cardamom, drei Gewürznelken und einem halben TL ganzem Kreuzkümmel in 2 - 3 EL Oliven- oder Erdnußöl etwa 3 - 5 Minuten an. Bevor er braun wird, löschen Sie ihn mit einem Liter Wasser ab und lassen ihn kurz aufkochen. Der Reis sollte auf niedriger Temperatur ausquellen und alles Wasser aufgesogen haben. Am besten schmeckt er weich und bißfest.*

*Übrig gebliebener Reis vom Vortag schmeckt hervorragend in einer **Reispfanne**. Braten Sie hierzu in einer großen Pfanne eine kleingehackte Zwiebel mit einer halben Messerspitze Safran in Oliven- oder Erdnußöl an und geben Sie ebenfalls übrig gebliebenes, gedünstetes Gemüse hinzu. Wenden Sie es auf kleiner Flamme unter Hinzugabe vom Reis gut durch und lassen alles kurz durchgaren.*

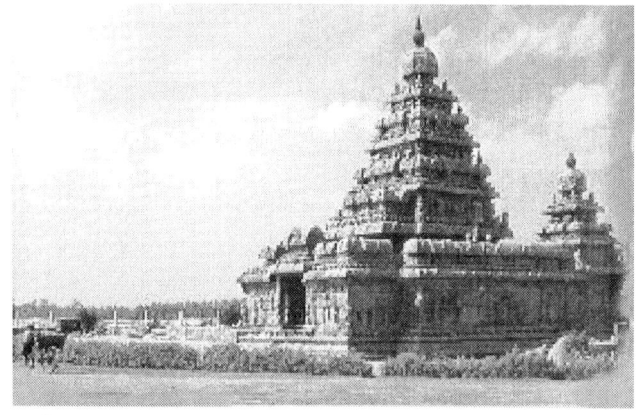

Noch ein Hinweis:
Basmati-Reis wird mit zunehmendem Alter immer besser.
Probieren Sie es einmal aus und lagern ein Reissäckchen an einem kühlen, dunklen Platz für einige Monate. Sie werden angenehm überrascht sein, einen milden, zarten und doch mit dem unnachahmlichen Basmati-Duft behafteten Reis zu genießen, abgelagert und ausgereift wie bei einem edlen Wein.

Basmati-Reis mit Spinat
(5 – 6 Portionen)

Zutaten:

1 kg Blattspinat
1 Bund Dill
1 Tasse Öl

6 frische Zwiebeln
1 ½ Tassen Basmati-Reis
Salz, Pfeffer

Den geputzten Spinat in Stücke schneiden, sorgfältig waschen und abtropfen lassen. Die in Scheiben geschnittenen Zwiebeln in Öl in einem Topf erhitzen und den Dill zugeben, wenn die Zwiebeln gelb sind. Kurz anbraten und den Spinat zugeben. Einige Male umrühren und mit Salz und Pfeffer würzen. Drei Tassen Wasser zugießen und den Reis zugeben. Das Gericht im zugedeckten Topf bei mittlerer Hitze unter mehrmaligem Umrühren kochen. Wenn der Reis die Flüssigkeit aufgesogen hat, mit frisch gemahlenem Pfeffer würzen und servieren.

Gewürzreis
(4 Personen)

Zutaten:

500 g Reis
5 Kardamom-Kerne
2 Lorbeerblätter
60 g Butter

½ Liter Wasser
3 Nelken
½ Zimtstange
½ TL Salz

Weichen Sie den Reis vor Kochbeginn etwa 20 Minuten ein und lassen Sie ihn gut abtropfen. Bringen Sie während dieser Zeit die Gewürze in ½ Liter Wasser zum Kochen. Lassen Sie nun die Butter in einem Topf schmelzen, geben den Reis hinzu und lassen ihn anbraten, bis er bräunlich wird. Gießen Sie nun das Kochwasser mit den Gewürzen zu (Vorsicht: Spritzwasser!) und lassen alles auf kleiner Stufe ca. 15 Minuten zugedeckt kochen.

Die Gewürze werden beim Servieren im Reis gelassen, sollten jedoch vor dem Verzehr entfernt werden.

Reisgericht mit Gemüse
(6 Portionen)

Zutaten:
3 ½ Tassen Wasser oder Gemüsebrühe
1 ½ Tassen brauner Langkornreis
¼ Tasse Möhren ½ Tasse Sellerie
½ Tasse Wasserkastanien, in Scheiben
1 TL Safranfäden 1 Msp Kräutersalz
1 ½ TL Currypulver (je nach Geschmack)
¼ TL frischer Ingwer, gerieben
¼ Tasse Frühlingszwiebeln zum Garnieren

Das Wasser oder die Gemüsebrühe zum Kochen bringen. Reis zufügen und kurz aufkochen. Hitze reduzieren und bei geschlossenem Deckel ca. 1 Stunde köcheln lassen. Möhrenscheiben in wenig Wasser oder Gemüsebrühe ca. 5 Minuten dünsten. In Stifte geschnittene Sellerie, Wasserkastanien, Safran, Currypulver und Ingwer hinzufügen und ca. 10 Minuten dünsten lassen. Falls notwendig, etwas Wasser oder Gemüsebrühe zugießen (um ein Braunwerden oder Anbrennen der Gemüse zu vermeiden).
Mit Salz abschmecken und mit Frühlingszwiebeln garnieren.

Kalifornischer Reis
(4 Personen)

Zutaten:
200 g Naturreis gut ½ Liter Wasser
100 g Sojamarkwürfel 1 gehäufter TL Pilzpulver
100 g ungeschwefelte Rosinen ¼ Liter Wasser
3 Äpfel 1 ½ TL Kräutersalz
1 gestrichener TL Curry etwas Butter
½ Bund Petersilie

Lassen Sie den Reis am Vorabend mit dem Wasser in einem weiten Topf zugedeckt etwa 12 Stunden, am besten über Nacht, quellen. Das Sojamark lassen Sie mit dem Pilzpulver in ¼ Liter Wasser in einem separaten Gefäß quellen.

Nach dem Quellen geben Sie das Sojamark mit der Einweichflüssigkeit in den Topf zum Reis und lassen es zusammen etwa 10 Minuten kochen.

Zwischenzeitlich vierteln Sie die Äpfel, entfernen die Kerngehäuse und würfeln sie grob. Dann geben Sie sie mit den gewaschenen Rosinen zum Reis und lassen alles noch etwa 10 Minuten kochen, bis der Reis gar ist.

Schmecken Sie nun das Gericht mit Kräutersalz und Curry ab und fügen etwas Butter hinzu. Vor dem Servieren bestreuen Sie den Reis mit der feingehackten Petersilie.

Dazu paßt Bananengemüse (siehe dort).

Milchreis
(4 Personen)

Zutaten:

300 g Reis	2 Liter Sojamilch
2 EL Zuckerrübensirup	½ Zimtstange
70 g Butter	5 g Kokosraspeln

Kochen Sie die Milch in einem großen Topf auf, geben den Reis hinzu und lassen ihn bei kleiner Hitze gar kochen. Geben Sie zwischendurch Butter und Zimtstange hinzu und rühren den Reis öfter um. Bevor er fest wird, rühren Sie Zuckerrübensirup und Kokosraspeln hinein. Vor dem Servieren entfernen Sie die Zimtstange.

Milchreis ist in ostasiatischen Ländern ein besonderes Essen und wird in manchen Regionen sogar als religiöse Opfergabe verwendet. Wollen Sie z.B. einen guten nepalesischen Milchreis haben, müssen Sie ihn lange bei schwacher Hitze kochen und öfter umrühren, am besten in einem Topf mit dickem Boden.

Eine gute Kombination ist Milchreis mit Blumenkohl-Kartoffel-Gemüse (siehe dort).

Brokkoli, chinesisch
mit Pilze und Basmati-Reis
(2 Personen)

Zutaten:
6 getrocknete chinesische Mu-Err-Pilze
1 Tasse Basmati-Reis   etwas Gemüsebrühe
200 g Brokkoli   ½ Zwiebel
1 EL Olivenöl   2 EL milde Sojasoße
2 Tassen Wasser

Die Pilze in einer Schüssel mit lauwarmem Wasser ½ Stunde einweichen. Den Basmati-Reis aufkochen und bis ca. 10 Minuten ausquellen lassen. Den Brokkoli putzen und mundgerecht schneiden, die Zwiebel würfeln. Öl in der Pfanne erhitzen und die Zwiebel anbraten. Dann Brokkoli und Pilze dazugeben und noch 3 Minuten unter Rühren braten. Gemüsebrühe dazugeben und noch eine Minute kochen. Das Ganze mit Sojasauce abschmecken.

Butterreis
(4 Personen)

Zutaten:
1 ½ Tassen Langkorn- oder Basmati-Reis
3 Tassen Wasser   2 EL Butter
Kräutersalz   Muskatnuß

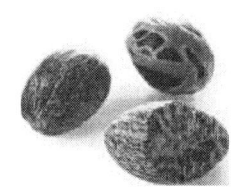

Den Reis in das kochende Wasser geben und bei milder Temperatur ausquellen lassen. Das Kräutersalz unterheben. Nun die Butter hell bräunen und den gegarten Reis hineingeben und locker vermischen. Zum Schluß mit der geriebenen Muskatnuß abschmecken.

Kräuterpilze im Safranreisring
(5 Personen)

Zutaten:

500 g Basmati-Reis	1 l Wasser / Gemüsebrühe
250 g Austernpilze	1 große Zwiebel
250 g Champignons	1 Knoblauchzehe
1 Handvoll Majoran, Petersilie und Kerbel	
2 EL Sonnenblumenöl	1 EL Butter
200 g süße Sahne	1 TL Safranfäden
Kräutersalz	frisch gem. Pfeffer
etwas Butter für die Form	

Den Reis in Salzwasser oder Gemüsebrühe aufkochen und zugedeckt bei schwacher Hitze in etwa 10 - 15 Minuten körnig weich garen.

Inzwischen die Austernpilze in Streifen und die gewaschenen Champignons in feine Scheiben schneiden. Zwiebel und Knoblauch fein hacken und die ebenfalls gehackten Kräuter beiseite legen.

Nun braten Sie im erhitzten Öl die Pilze, die Zwiebel und den Knoblauch etwa 2 Minuten unter Rühren bei starker Hitze.

Gießen Sie nun die Sahne hinzu und lassen sie unter Rühren bei mittlerer Hitze cremig einkochen. Mischen Sie die gehackten Kräuter unter die Pilzmischung und würzen mit Kräutersalz und Pfeffer. Halten Sie alles zugedeckt warm.

Schmelzen Sie die Butter in einem Schälchen, lassen die Safranfäden unter Rühren darin auflösen und ziehen sie mit einer Gabel unter den Reis.

Streichen Sie nun eine Kranzform mit Butter aus. Füllen Sie den heißen Reis hinein, streichen ihn glatt und drücken ihn gut fest. Tauchen Sie die Form kurz in heißes Wasser und stürzen dann den Reis als Ring auf eine heiße Platte. Die Pilzmischung geben Sie in die Mitte hinein.

Frühlingsreis
(4 Personen)

Zutaten:

250 g Langkorn- / Basmati-Reis
 50 g Räuchertofu
200 g Austernpilze
200 g Zuckerschoten
2 EL Öl
100 g Sahne
weißer Pfeffer, frisch gemahlen
½ Bund Petersilie

½ Liter Gemüsebrühe
1 Zwiebel
1 Knoblauchzehe
2 Tomaten
1 EL Butter
Kräutersalz
frisch geriebene Muskatnuß

Kochen Sie den Reis in der Gemüsebrühe auf und lassen ihn bei schwacher Hitze bißfest garen.

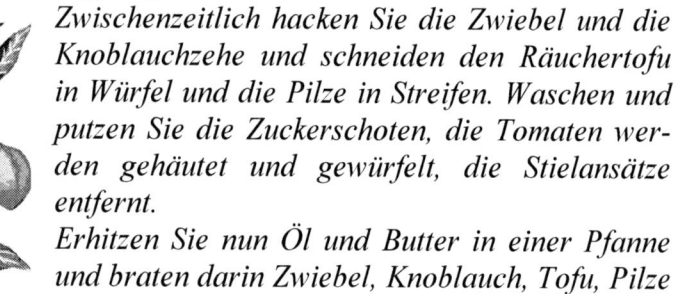

Zwischenzeitlich hacken Sie die Zwiebel und die Knoblauchzehe und schneiden den Räuchertofu in Würfel und die Pilze in Streifen. Waschen und putzen Sie die Zuckerschoten, die Tomaten werden gehäutet und gewürfelt, die Stielansätze entfernt.

Erhitzen Sie nun Öl und Butter in einer Pfanne und braten darin Zwiebel, Knoblauch, Tofu, Pilze und Zuckerschoten bei mittlerer Hitze unter Rühren etwa 3 Minuten.

Geben Sie jetzt die Tomaten hinzu und lassen alles zugedeckt bei mittlerer Hitze etwa 3 Minuten dünsten, bis die Zuckerschoten bißfest sind.

Mischen Sie nun den Reis und die Sahne darunter und schmecken alles mit Kräutersalz, Pfeffer und Muskatnuß ab.

Als Abschluß streuen Sie die feingehackte Petersilie darüber.

Gewürzreis - exotisch -
(4 Personen)

Zutaten:
1 ½ Tassen Basmati-Reis
3 EL Korinthen
4 EL Sonnenblumenkernsprossen
1 TL Agavendicksaft
2 EL Butter

3 Tassen Wasser
½ TL Safran
2 EL Bockshornklee
1 Prise Zimt

Zerlassen Sie die Butter in einem Eisentopf und geben die Zutaten (außer Reis) nacheinander hinein. Füllen Sie nun das Wasser hinzu, lassen es kurz aufkochen und geben den Reis hinein.
Lassen Sie das Reisgericht auf kleiner Flamme ausquellen. Wenn Sie den Topf bei Tisch öffnen, strömt Ihnen ein aufregender Duft entgegen.

Paprika-Bananen-Reis
(2 Personen)

Zutaten:
200 g Natur- oder Basmati-Reis
400 ml Wasser / Gemüsebrühe
je 1 grüne und rote Paprika
2 Bananen
50 g Butter

4 EL Öl
1 kleine Zwiebel
Kräutersalz
Cayennepfeffer

Erhitzen Sie das Öl und braten darin die kleingeschnittene Zwiebel bei schwacher Hitze glasig an. Geben Sie den Reis dazu und rühren ihn unter die Zwiebel. Gießen Sie nun das Wasser bzw. die Gemüsebrühe dazu, kochen alles kurz auf und lassen den Reis zugedeckt bei schwacher Hitze etwa 35 Minuten garen. Schneiden Sie den gewaschenen Paprika in kleine Stücke und mischen sie unter den Reis. Würzen Sie mit Kräutersalz und Cayennepfeffer und lassen alles 5 – 10 Minuten garen, bis der Reis bißfest ist.

Gemüsespieße mit Curryreis
(4 Personen)

Zutaten:

150 g brauner Langkornreis
1 Aubergine
12 Cocktailtomaten
24 kleine Champignons
1 Knoblauchzehe
Curry, Pfeffer
100 g Sahne

2 mittelgroße Zucchini
2 große, gelbe Paprika
5 EL Olivenöl
1 Zweig Rosmarin
1 Zweig Thymian
12 lange Grillspieße
Kräutersalz

Kochen Sie den Reis in 300 ml Salzwasser auf und lassen ihn bei geringer Hitze ca. 30 Minuten quellen.
Inzwischen waschen Sie die Gemüse, die Paprika halbieren und von Kernen und Trennhäuten befreien. Schneiden Sie nun Paprika und Auberginen in große Stücke, die Zucchini in dicke Scheiben. Die Gemüsestücke werden in 1 EL heißem Öl kurz gedünstet. Stecken Sie nun abwechselnd die gedünsteten Gemüsestücke, die abgeriebenen Champignons und die Cocktailtomaten auf 12 Spieße. Erhitzen Sie das restliche Öl und geben den grob gehackten Knoblauch sowie die Rosmarin- und Thymianblätter hinein. Braten Sie darin die Gemüsespieße von allen Seiten leicht an und würzen alles mit Kräutersalz und Pfeffer. Schmecken Sie den gegarten Reis mit Curry und Kräutersalz pikant ab. Löschen Sie nun den Bratensatz mit der Sahne ab und geben ihn über die Gemüsespieße, die Sie auf dem Curryreis servieren.

Paprikagemüse mit Basmati-Reis
(4 Personen)

Zutaten:

Je 2 rote und gelbe Paprika
100 ml Gemüsebrühe
100 g Sahne

2 Tassen Basmati-Reis
4 Tassen Wasser
Kräutersalz

Geben Sie den Basmati-Reis in das kochende Wasser und lassen ihn bei kleiner Flamme ca. 10 Minuten ausquellen.
Zwischenzeitlich schneiden Sie die Paprika in Streifen und lassen sie in der heißen Gemüsebrühe bißfest garen. Danach fügen Sie die Sahne hinzu und würzen mit dem Kräutersalz.

Basi Goreng
(4 Personen)

Zutaten:

500 g Räuchertofu	2 Zwiebeln
250 g Langkornreis	2 Knoblauchzehen
je 1 rote u. gelbe Paprika	5 EL kaltgepr. Speiseöl
½ TL Pfeffer	1 TL Kräutersalz
¾ Ltr. Gemüsebrühe	½ TL Samba Olek
1 TL Currypulver	½ TL Ingwerpulver
2 Msp. ger. Muskatnuß	1 EL kaltgepr. Speiseöl
½ Bund Petersilie	

Schneiden Sie Räuchertofu und Zwiebel in kleine Würfel, zerdrükken die Knoblauchzehen und schneiden die Paprika in kleine Würfel geschnitten. Braten Sie den Räuchertofu ca. 2 Minuten an und wenden ihn dabei einige Male. Würzen Sie mit Salz und Pfeffer, nehmen es aus der Pfanne und übergießen es mit dem Bratensud. Kochen Sie die Gemüsebrühe auf, geben den Reis hinein und lassen ihn bei schwacher Hitze ca. 20 Minuten garen. Kurz vor Ende der Garzeit fügen Sie Samba Olek, Curry- und Ingwerpulver und geriebene Muskatnuß hinzu. Zwischenzeitlich erhitzen Sie das Öl und braten darin Paprika- und Zwiebelwürfel sowie den Knoblauch ca. 7 Minuten an. Mischen Sie nun den gegarten Reis mit dem Tofu, geben es zum gebratenen Gemüse und lassen alles unter mehrmaligem Wenden weiter braten, bis alle Flüssigkeit verdampft und der Reis leicht bräunlich ist.
Die gewaschene und zerkleinerte Petersilie streuen Sie über das Gericht und servieren auf vorgewärmte Teller.

Reisauflauf mit Fenchel und Tomaten
(4 Personen)

Zutaten:

250 g Basmati-Reis
1 Lorbeerblatt
½ Liter Gemüsebrühe
2 Knoblauchzehen
Kräutersalz
140 g Sahne
je 1 TL Fenchel- und Korianderkörner
600 g reife, aromatische Fleischtomaten
für die Form ungehärtetes Kokosfett

30 – 40 g Butter
600 g Fenchel
140 g Zwiebeln
2 EL Olivenöl
½ TL Rosenpaprika

Den Reis mit einem Lorbeerblatt in der Gemüsebrühe bei schwacher Hitze bißfest garen und dann das Lorbeerblatt herausnehmen. Vom gewaschenen Fenchel die Stengel kürzen, die Knollen längs halbieren und quer in Streifen schneiden. Die Zwiebeln grob würfeln und den Knoblauch fein hacken. Das Öl mit 4 EL Wasser in einem breiten Topf erhitzen und Zwiebeln, Knoblauch und Fenchel hinein geben. Das Gemüse salzen und zugedeckt bei schwacher Hitze in etwa 10 Minuten bißfest dünsten.

Inzwischen das Fenchelgrün hacken (einige Zweige zum Garnieren zurücklassen) und die Fenchel- und Korianderkörner mahlen. Nun den Reis, das Fenchelgrün, die zerkleinerten Gemüse und den Rosenpaprika mit der Hälfte der Sahne mischen. Den Backofen auf 200° vorheizen.

Die Tomaten waschen und in Scheiben schneiden. Nun den Fenchelreis abwechselnd mit den Tomatenscheiben in die gefettete Form legen, als Garnierung einige Tomatenscheiben darauf legen. Die restliche Sahne über den Auflauf verteilen und hauchdünne Butterscheiben darauf verteilen. Den Auflauf im Backofen etwa 15 Minuten überbacken, bis er goldgelb ist.

Vor dem Servieren mit dem Fenchelgrün garnieren.

Soja
eine pflanzliche Vielfalt

In der Basenkost meiden wir neben tierischen Produkten auch die wichtigsten allergieerzeugenden Nahrungsmittel, wozu hauptsächlich die Kuhmilch zählt. Deshalb verzichten wir außer auf die Kuhmilch auch auf deren weitere Endprodukte wie Joghurt, Käse, saure Sahne usw.

Als pflanzlicher Ersatz bietet sich das **Soja** *in Form von* **gelben, roten und grünen Sojabohnen, Sojamehl, Sojamark, Sojamilch, Tofu, Räuchertofu, Miso, Sojasauce und Sojaöl** *an.*

Die **Sojabohne** *ist eine erbsengroße Hülsenfrucht, sie enthält viele Nährstoffe und ist reich an hochwertigem Eiweiß (35 – 50 %) und Fetten (18 – 20 % - davon 10 % ungesättigte Fettsäuren). Der Anteil an Kohlehydrate beträgt ca. 30 %.*

Sojabohnen enthalten reichlich Vitamine, Lecithine und Mineralstoffe, aber wenig Stärke. Das Soja-Eiweiß ist dem Fleisch-Eiweiß fast ebenbürtig. Die Heimat der Sojabohnen ist Ostasien, jedoch stammt heute der Großteil der Welternte aus den USA.
Sie haben gegart eine feste Konsistenz und sind von eigenem, sehr aromatischem Geschmack. Sojabohnen sind in Reformhäusern und Naturkostläden erhältlich.

Gelbe Sojabohnen *werden bei uns am häufigsten gebraucht. Sie sind der Rohstoff für Sojamehl, Sojaöl, Sojamark, Sojamilch und Tofu. Sie enthalten 37 % Protein mit allen essentiellen Fettsäuren (das ist doppelt so viel Protein wie im Fleisch), 18 % Fett (davon 10 % ungesättigte Fettsäuren), die Vitamine B1, B2, B3, A, C und K sowie Kalzium, Magnesium, Kupfer, Eisen, Mangan und Phosphor.*

Der im rohen Zustand der Sojabohne enthaltene giftige Stoff (ein Trypsinhemmer, verhindert die Spaltung der Proteine durch das Verdauungsenzym Trypsin) wird wie auch bei allen anderen Bohnenarten durch das Kochen ausgeschaltet. Weichgekochte Sojabohnen haben einen feinen Geschmack, der an Hühnerfleisch erinnert. Das in den Bohnen und im Mehl enthaltene Fett (ca. 18 %) ist cholesterinfrei und leicht verdaulich.

Rote Sojabohnen (Azukibohnen) schmecken vorzüglich und haben eine günstige Wirkung auf Nieren und Bindegewebe.
Sie beinhalten 25 % Protein, die Vitamine B1, B2 und B3 sowie Magnesium, Eisen, Kalzium und Phosphor.

Grüne Sojabohnen (Mungobohnen) werden als Saatgut für selbstgezogene Sojasprossen benutzt, sie ist die berühmteste Sprosse der Welt (lesen Sie hierzu auch im Kapitel „Sprossen und Keime").

Sojamehl wird aus gelben Sojabohnen gewonnen, nachdem diese in einem schonenden Verfahren von den Schalen, den Bitterstoffen und dem Trypsinhemmer befreit wurden. Deshalb kann es auch ungekocht verwendet werden. Sojamehl erhalten Sie als Vollsoja oder auch als teilentfettet (Soja fettarm).

Nun noch ein Tipp für Ihre Rezepte: Lassen Sie sich bitte von dem Begriff „Mehl" nicht irreführen, denn Sojamehl hat eine andere Zusammensetzung der Nährstoffe als beispielsweise das Weizenmehl und wird daher in der Küche ganz anders verwendet. Das Sojaeinweiß kann viel Wasser binden und benötigt daher höhere Flüssigkeitsmengen als anderes Mehl in vergleichbaren Rezepten.

In vielen Rezepten werden **Eier** verwendet. Als Ersatz für ein Ei verrühren Sie einfach einen EL Sojamehl mit zwei EL Wasser. Auf diese Weise können Sie viele Rezepte basenüberschüssig machen.

Sojamark *eignet sich hervorragend für pikante, würzige Gerichte. Es wird auch Sojafleisch genannt und wird in verschiedenen Verfahren hergestellt. Das in den USA aus den bei der Ölgewinnung abfallenden Extraktionsschroten hergestellte* **TVP** *(Texturierte Vegetabiles Protein) ist ein fleischähnliches und fast fettfreies Produkt, jedoch infolge des hohen Aufwandes an Chemie und Technologie weit entfernt von einem Vollwert-Lebensmittel.*
Die Vorzüge von Sojamark sind die vielseitige Verwendbarkeit, die gute Lagerfähigkeit und der hohe Eiweißgehalt bei extrem niedrigem Fettgehalt.

Sojabohnenkeime *sind sehr schmackhaft und vitaminreich und werden als Gemüsebeilage oder zum Salat geschätzt (lesen Sie hierzu mehr im Kapitel „Sprossen und Keime").*

Zur Herstellung der ***Sojasauce*** *werden die Sojabohnen nach einem althergebrachten, ostasiatischen Rezept vergoren. Die Bohnen werden gemahlen und gekocht und mit gequollenem, mit edlem Schimmelpilzen durchsetzten Reis- oder Weizenschrot versetzt. Nach mehreren Jahren Gärzeit wird eine würzige Flüssigkeit, die Sojasauce, abgesondert. Die Sojasauce gilt als die älteste Würzsauce.*

Sojamilch *wird aus gequollenen und zerkleinerten gelben Sojabohnen und Wasser hergestellt Sie können sie als Fertigprodukt pur oder mit Kalziumzusatz („Sojadrink") erwerben, oder Sie stellen sich die Sojamilch selbst her. Dies ist zwar nicht ganz einfach, aber Sie werden feststellen, daß es sich lohnt.*

Zur Herstellung Ihrer Sojamilch benötigen Sie folgende Geräte:
- *Eine Schüssel und ein dazu passendes Edelstahl-Sieb (Durchschlag) mit mindestens 2 Liter Fassungsvermögen (das Sieb muß ringsherum Löcher haben),*
- *einen Topf oder Wasserkessel mit 3 Liter Fassungsvermögen,*
- *einen elektrischen Mixer aus Glas,*
- *einen großen Topf mit etwa 6 - 7 Liter Fassungsvermögen,*
- *einen Sack aus feinem, dünnem, dichtgewebtem Baumwollstoff, der in das Sieb paßt, oder*
- *ein Geschirrtuch mit mittlerer Fadenstärke,*
- *einen großen Holzlöffel und*
- *einen Kartoffelstampfer*

Für etwa 2 ½ Liter Sojamilch benötigen Sie 300 g gelbe Sojabohnen und ca. 1 ½ Liter Wasser.

Und so bereiten Sie Ihre eigene Sojamilch zu:

Stellen Sie das Sieb in die Schüssel, füllen die Sojabohnen hinein und gießen das Wasser darüber. Lassen Sie alles 12 Stunden stehen, am besten über Nacht.

Am nächsten Tag heben Sie das Sieb mit den Bohnen aus dem Wasser und spülen sie gründlich ab. Das Einweichwasser gießen Sie weg. Bringen Sie nun den Topf mit den 3 Litern Wasser zum Kochen.

Zwischenzeitlich stellen Sie den großen Topf auf den Herd, hängen das Sieb hinein und legen es mit dem Baumwollsack (stülpen Sie ihn über den Rand des Siebes) bzw. dem Geschirrtuch aus. Füllen Sie nun ¾ Liter kochendheißes Wasser in den Mixer, fügen 1/3 der gequollenen Bohnen hinzu und mixen es zwei Minuten. Gießen Sie nun den Inhalt des Mixers in das ausgelegte Sieb und legen den Topfdeckel obenauf. Wiederholen Sie den Mixture noch zweimal, bis alle Bohnen verbraucht sind. Spülen Sie das Sieb mit dem restlichen heißen Wasser aus und gießen es langsam unter Rühren in das Sieb mit dem Sojapüree.

Schalten Sie nun den Herd unter dem Topf auf mittlere Hitze und rühren das Püree in das Sieb, bis es die Festigkeit von weichem Grießbrei hat. Drehen Sie das Tuch bzw. den Baumwollsack zusammen und drücken bzw. pressen es von außen mit einem Kartoffelstampfer aus, soweit es geht.

Als Ersatz für Fleisch haben Sie je nach Geschmack den normalen **Tofu** oder den **Räuchertofu**. Tofu – auch Sojaquark oder -käse genannt – wird aus frischer heißer Sojamilch mit einem Gerinnungsmittel (ähnlich wie Käse) hergestellt. Dies ist deshalb möglich, weil das Sojaeiweiß dem Kasein der Milch mehr gleicht als jeder andere Eiweißstoff.
Tofu hat ein neutrales, cremeartiges Aroma fast ohne Eigengeschmack und läßt sich in fast alles verwandeln – Ihrer Phantasie sind keine Grenzen gesetzt. Er ist leicht verdaulich, die groben Fasern und wasserlöslichen Kohlehydrate sind nicht mehr in ihm enthalten.

Tofu ist die ideale Schlankheitskost, auf 100 g entfallen nur etwa 85 kcal. Für die Ernährung von Kleinkindern, alten Menschen und Menschen mit Verdauungsschwäche ist er bestens geeignet. Sie können das Tofu käuflich erwerben oder selbst herstellen.

Wenn Sie das Tofu mit dem traditionellen japanischen Gerinnungsmittel Nigari (Kalziumchlorid) herstellen, enthält es zusätzlich noch ca. 23 % mehr Kalzium als Kuhmilch. Die wirkt sich u.a. durchaus positiv auf Zähne und Knochen aus.

Als Arbeitsgerät benötigen Sie einen Tofu-Preßkasten oder ein Sieb mit einem **in** das Sieb passenden Deckel. Sie können auch eine Kartoffelpresse benutzen, sollten hierbei nicht stark pressen, sondern nur ablaufen lassen und dann evtl. leicht nachdrücken. Weiterhin brauchen Sie ein in den Preßkasten oder das Sieb passendes Stück locker gewebten Baumwollstoff.

Für die Herstellung von ca. 700 g Tofu benötigen Sie 2 ½ Liter frische, heiße Sojamilch, 2 gestrichene Teelöffel Nigari und gut 1/8 Liter Wasser.
Und nun können Sie beginnen:
Lösen Sie das Nigari im Wasser auf, während die Milch kocht. Nehmen Sie die Milch von der Kochstelle und rühren 1/3 des flüssigen Nigari mit einem großen Holzlöffel in 2 – 3 langsamen Rührbewegungen in die Milch ein. Machen Sie eine halbe Rührbewegung zurück, damit die Milch „stehenbleibt". Lassen Sie die Milchmischung im zugedeckten Topf 3 Minuten ruhen. Rühren Sie nun das zweite Drittel des Nigari mit wenig Rührbewegungen in die „obere Hälfte" der Milch und lassen sie wieder 3 Minuten zugedeckt ruhen.
Nun rühren Sie das letzte Drittel ebenfalls vorsichtig hinein und lassen alles nochmals 3 Minuten zugedeckt ruhen. Rühren Sie nun alles nochmal ganz vorsichtig um; spätestens jetzt haben Sie große weiße Flocken und klare grünliche Molke im Topf.
Stellen Sie nun den Preßkasten oder das Sieb auf ein passendes Gefäß, um die ablaufende Molke aufzufangen. Feuchten Sie das Tuch an und legen den Kasten oder das Sieb damit aus. Schöpfen Sie den Inhalt des Topfes vorsichtig mit einem Schöpflöffel in den Preßkasten oder das Sieb, schlagen das Tuch über den Flocken zusammen und legen den Deckel oder ein passendes Holzbrett auf das Tuch in den Kasten oder das Sieb.
Stellen Sie ein Gewicht (z.B. ein Glas mit einem Liter Wasser) obenauf und lassen alles 15 Minuten stehen. So wird der Tofu „wie von selbst" gepreßt.
Heben Sie nun alle Teile nacheinander vorsichtig aus dem Topf, entfernen das Tuch und lassen den Tofu vorsichtig in ein Gefäß mit frischem kaltem Wasser gleiten. Sie sollten ihn im Wasser im Kühlschrank aufbewahren, zweckmäßigerweise in einer Schüssel mit Siebeinsatz, da das Wasser täglich erneuert werden muß. So hält er sich etwa eine Woche.

Die herausgetropfte Molke brauchen Sie nicht wegschütten, Sie können sie pur als Schönheitswaschmittel für die Haut oder stark verdünnt als Geschirrspülmittel benutzen.

Miso ist ein weiteres Sojaprodukt, das besondere Beachtung verdient. Es besteht aus zerkleinerten, meist mit Getreide vermentierten Sojabohnen und ist als Sojabohnenpaste ein schmackhaftes und eiweißreiches Allzweckgewürz. Von den verschiedenen Arten ist bei uns nur das rote Miso erhältlich. Es enthält neben ca. 10 % Salz erhebliche Anteile an Eiweiß und Kohlehydrate.

Sie sehen, daß das Soja und die daraus gewonnenen Produkte vielerseits verwendbar sind und eine Bereicherung des basischen Küchenzettels darstellen.

Zucchinigratin
(4 Personen)

Zutaten:

500 g Zucchini	*2 Zwiebeln*
100 g Räuchertofu	*2 EL Hirsemehl*
2 Eigelb	*Kräutersalz*
Muskatnuß, frisch gerieben	*Pfeffer, frisch gemahlen*
30 g Butter	*2 EL Kokosfett*

Die gewaschenen Zucchini grob reiben, mit dem Kräutersalz bestreuen und in einem Mulltuch auspressen. Die gewürfelten Zwiebeln mit dem kleingewürfelten Räuchertofu mischen und mit dem Hirsemehl und den Eigelben in die Zucchinimasse geben. Die Mischung mit Kräutersalz, Pfeffer und Muskatnuß abschmecken. Das Kokosfett in einer Gratinform erhitzen und den Zucchiniteig hineingeben.
Schieben Sie die Form in den kalten Backofen und backen Sie das Gratin bei 210° (Heißluft 190°) ca. 35 – 40 Minuten.
Kurz vor Backende setzen Sie die Butterflöckchen auf das Gratin.

Gebratener Reis mit Räuchertofu
(4 Personen)

Zutaten:

200 g Räuchertofu	1 Knoblauchzehe
150 g Langkornreis (thailändischer oder indischer Basmati-Reis)	
300 ml Wasser	5 EL Erdnußöl
200 g Erbsen	1 Möhre
1 Stangensellerie	2 Frühlingszwiebeln
1 kleine Paprikaschote	100 g Austernpilze
2 – 3 EL Sojasoße	50 g Bambussprossen
½ Bund Petersilie	50 g Sojabohnenkeimlinge
frischer Ingwer	

Schneiden Sie den Räuchertofu in kleine Würfel und hacken den Knoblauch fein. Mischen Sie beides mit einem EL Öl und lassen alles etwa 3 Stunden im Kühlschrank ziehen.

Kochen Sie inzwischen den Reis auf und lassen ihn zugedeckt bei schwacher Hitze garen, bis er weich, aber noch körnig ist. Lassen Sie ihn in einer Schüssel erkalten und rühren ihn dabei mit einer Gabel einige Male vorsichtig um, damit die Reiskörner nicht zusammenkleben. Die gegarten und abgekühlten Reiskörner bleiben so stabil, daß sie sich braten lassen, ohne matschig zu werden.

Entfernen Sie von den Frühlingszwiebeln die Wurzelansätze und die welken Blätter und schneiden sie mit dem Grün in Röllchen. Die gebürstete Möhre in dünne Stifte, die gewaschene Paprika achteln und in feine Streifen schneiden.

Die Austernpilze reiben Sie leicht ab und schneiden sie in Streifen. Erhitzen Sie einen EL Öl in einer Pfanne und braten darin den eingelegten Räuchertofu bei starker Hitze unter ständigem Wenden etwa 4 Minuten, bis er leicht gebräunt ist. Nehmen Sie den Tofu heraus und stellen ihn auf einem Teller beiseite.

Erhitzen Sie nun das restliche Öl in der Pfanne und braten darin das zerkleinerte Gemüse bei starker Hitze unter ständigem Rühren etwa 5 Minuten an.

Dann geben Sie den Reis, die Pilze und die Sprossen hinzu und lassen alles noch 2 Minuten braten, bis das Gemüse bißfest und der Reis heiß ist. Rühren Sie das Gericht immer wieder um.

Mischen Sie nun den Räuchertofu unter, würzen alles mit Salz, einer kräftigen Prise Cayennepfeffer und der Sojasoße und erhitzen alles noch einmal kurz unter Rühren. Richten Sie die Portionen auf vorgewärmte Teller an und garnieren alles mit der gehackten Petersilie.

Gefüllte Schmorgurken
(4 Personen)

Zutaten:

4 Schmorgurken (ca. 1600 g)	2 Zwiebeln
600 g Räuchertofu	2 – 3 Knoblauchzehen
1 kg reife (Fleisch-)Tomaten	2 EL Sonnenblumenöl
4 TL Kräutersalz	1 Msp. Cayennepfeffer
4 TL Kräuter der Provence	4 TL Gemüsebrühe (Pulver)
10 EL süße Sahne	2 EL gehacktes Basilikum

Schälen Sie die Gurken dünn, halbieren sie längs und kratzen die Kerne mit einem Löffel vorsichtig heraus. Zwiebel und Knoblauch fein würfeln und im heißen Öl glasig dünsten. Schneiden Sie den Räuchertofu in kleine Würfel, geben diese zu der Zwiebel-Knoblauch-Mischung und braten sie mit.

Vierteln Sie nun die Tomaten, entfernen die Stielansätze und pürieren sie. Geben Sie ca. 14 EL vom Tomatenpüree in die Tofumischung, würzen es mit Kräutersalz und den Kräutern der Provence und füllen alles in die Gurkenhälften. Geben Sie nun das restliche Püree in einen Bräter, schmecken es mit dem Gemüsebrühepulver und dem Cayennepfeffer ab und setzen die gefüllten Gurkenhälften hinein.

Garen Sie die Gurken zugedeckt bei geringer Hitzezufuhr etwa eine halbe Stunde. Zum Schluß rühren Sie die Sahne in die Sauce und garnieren die angerichteten Gurken mit dem Basilikum.

Tacoauflauf
- mexikanische Art -
(4 Personen)

Zutaten:
150 g getrocknete schwarze Bohnen
250 g rote Bohnen (Dose)   175 g Maiskörner (Dose)
je 1 grüne und rote Paprika   250 g Räuchertofu
3 EL Speiseöl   250 g Sahne
1 Eigelb   Kräutersalz, Pfeffer
Rosenpaprika   Chilipfeffer
1 Avocado   1 Knoblauchzehe

Weichen Sie die schwarzen Bohnen über Nacht in Wasser ein und kochen sie ca. 30 – 40 Minuten. Geben Sie die schwarzen mit den roten Bohnen und den Maiskörnern auf ein Sieb und lassen alles gut abtropfen. Blanchieren Sie die in Streifen geschnittenen Paprikastreifen etwa 3 Minuten und braten den Räuchertofu in Öl an. Fügen Sie nun Bohnen, Mais und Paprika hinzu und vermengen alles miteinander. Verrühren Sie die Sahne mit dem Eigelb und würzen alles mit Salz, Pfeffer, Rosenpaprika und Chili. Geben Sie die Gemüsemischung in eine Auflaufform und übergießen diese mit der Sahne-Ei-Mischung.

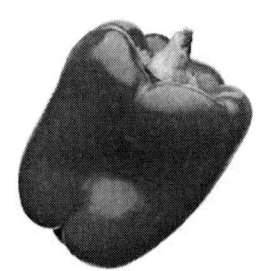

Schieben Sie den Auflauf in den kalten Backofen und lassen ihn bei 180 – 200° etwa 30 Minuten garen (Heißluft 160 – 180°).

Reichen Sie dazu Guacamole (mexikanisches Avocadopüree). Das Rezept können Sie unter „Aufstriche" nachlesen.

Walliser Gratin
(4 Personen)

Zutaten:

2 Knollensellerie (ca. 700 g)
½ Kopf Wirsing (ca. 300 g)
4 – 5 Stangen Staudensellerie (ca. 500 g)
200 ml Sahne
Pfeffer, frisch gemahlen
gem. Muskatblüte (Macis)
2 mittelgr. rote Zwiebeln
200 g Räuchertofu
Kräutersalz
Muskatnuß, frisch gerieben

Den geschälten Knollensellerie in dünne Scheiben schneiden, in kochendes Salzwasser geben und etwa 8 Minuten kochen. Die Zwiebeln in Scheiben schneiden. Vom Wirsing die schlechten äußeren Blätter entfernen, teilen und waschen und ohne Strunk in feine Streifen schneiden. Vom Staudensellerie die harten Außenfäden entfernen, die Stauden waschen, abtropfen und in kleine Stücke schneiden.

Zwiebelscheiben, Wirsingstreifen und Selleriestücke in kochendes Salzwasser geben und etwa 8 Minuten kochen lassen. Danach in einem Sieb mit kaltem Wasser übergießen und gut abtropfen lassen. Den Räuchertofu in kleine Würfel schneiden.

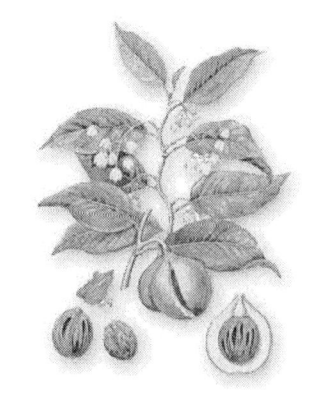

Alle Zutaten abwechselnd lageweise in eine gefettete Auflaufform füllen, wobei die unterste und oberste Schicht aus Knollenselleriescheiben bestehen sollten. Bestreuen Sie jede Schicht mit Kräutersalz, Pfeffer, Muskatnuß und –blüte und verteilen Sie die Sahne auf der obersten Schicht des Auflaufs.

Schieben Sie die Form in den kalten Backofen und backen Sie den Auflauf ca. 45 – 50 Minuten bei 220° (Heißluft 200°).

Gefüllte Auberginen
(4 Personen)

Zutaten:

2 große Auberginen
2 Zwiebeln
100 g Räuchertofu
½ Tasse Reis- oder Hirsemehl
Petersilie

½ Tasse Olivenöl
2 Knoblauchzehen
150 g Tomaten
150 g Sahne
Kräutersalz, Pfeffer

Die Auberginen halbieren und im Salzwasser 10 Minuten blanchieren, anschließend herausnehmen und abtropfen lassen.
1 – 2 EL des Auberginenfleisches herausnehmen. Das Öl in einem Topf erhitzen und die fein gehackten Zwiebeln und Knoblauchzehen darin glasig dünsten. Den kleingewürfelten Räuchertofu dazugeben und kurz mitschwitzen. Von den Tomaten den Strunk herausschneiden, die Tomaten weichkochen und durch ein Sieb passieren. Dann das Reis- oder Hirsemehl hinzufügen und weiterköcheln, bis eine dickliche Soße entsteht. Evtl. etwas Gemüsebrühe hinzufügen. Nun den Topf vom Feuer nehmen, die Petersilie und das pürierte Auberginenmark hinzugeben und die Masse mit den Gewürzen pikant abschmecken. Nun die Auberginenhälften mit der Masse füllen und mit der Sahne übergießen. Die gefüllten Auberginen kurz im Ofen oder im Grill überbacken.

Reis-Tomaten-Auflauf
(4 Personen)

Zutaten:

1 kg Fleischtomaten
50 g Butter
200 g Räuchertofu
1 Bund Petersilie

750 g Lauch
250 g Basmati-Reis
250 g Sahne

Den gewaschenen und in Ringe geschnittenen Lauch in Butter andünsten und den Basmati-Reis hinzufügen. ½ Liter kochendes Salzwasser zugießen und beides ca. 15 Minuten dünsten. Den Tofu in kleine Würfel schneiden, mit der Sahne mischen und die gehackte Petersilie hineingeben. Geben Sie etwa ein Drittel davon in die Reis-Lauch-Mischung. Das Gericht füllen Sie in eine gefettete Auflaufform und belegen es schuppenförmig mit den in Scheiben geschnittenen Tomaten. Darüber verteilen Sie die restliche Mischung aus Sahne-Tofu-Kräuter.
Schieben Sie die Auflaufform in den kalten Backofen und backen das Gericht bei 220° (Heißluft 200°) ca. 35 Minuten.

Rosenkohlauflauf
(4 Personen)

Zutaten:

300 g Rosenkohl	1 Zwiebel
300 g Räuchertofu	3 EL kaltgepreßtes Öl
Kräutersalz, Pfeffer	gerebelter Majoran
4 kleine Port. Kartoffelpüree	200 ml Sahne
30 g gemahlene Hirse	30 g Butter
2 Eigelb	

Die gesäuberten Rosenkohlröschen am Strunk kreuzförmig einschneiden und in kochendem Salzwasser etwa 8 Minuten blanchieren. Die gewürfelte Zwiebel in Öl andünsten, das kleingewürfelte Räuchertofu hinzufügen, anbraten und mit Kräutersalz, Pfeffer und dem gerebelten Basilikum würzen. Den Kartoffelbrei in eine gefettete Auflaufform streichen, das angebratene Räuchertofu darauf geben und etwas andrücken. Nun den abgetropften Rosenkohl darauf schichten. Die Sahne mit dem Eigelb verquirlen, mit Kräutersalz, Pfeffer und Majoran würzen und über den Rosenkohl gießen. Die gemahlene Hirse auf den Auflauf streuen und die Butter in Flöckchen darauf setzen.
Den Auflauf in den kalten Backofen schieben und bei 200° (Heißluft 180°) etwa 45 Minuten backen.

Bunte Kokos-Gemüse-Pfanne
(4 Personen)

Zutaten:

300 g (Basmati-)Reis	1 gelber Paprika
100 ml Kokos- oder Sojamilch	2 Karotten
1 – 2 EL Sojasauce	1 Zucchini
1 TL frischen Ingwer	1 Zwiebel
3 EL Kokosflocken	etwas Olivenöl

Kräutersalz, Pfeffer, Curry, Kurkuma, Paprika, Chilipulver

Kochen Sie den Reis in der doppelten Menge Wasser auf. Schneiden Sie Paprika, Karotten und Zucchini in kleine Stücke. Zwiebel und Ingwer werden zerhackt und in einer Pfanne angedünstet. Geben Sie dann das geschnittene Gemüse in Abständen (Karotten – Paprika – Zucchini) hinzu, vermengen alles miteinander und braten es kurz an.
Streuen Sie nun die Kokosflocken über das Gemüse, gießen die Kokos- bzw. Sojamilch sowie die Sojasauce darüber und verrühren alles miteinander. Garen Sie das Gemüse, bis es bißfest ist. Schmecken Sie alles mit den Gewürzen ab und verrühren es noch einmal gut.

Spinatauflauf mit Pilze
(4 Personen)

Zutaten:

450 g Blattspinat	100 ml Wasser
450 g weicher Tofu	1 Zwiebel
300 g Pilze	2 Knoblauchzehen
2 reife Tomaten	1 EL Tahin
2 TL Basilikum, getrocknet	½ TL Kräutersalz
2 EL Couscous	¼ TL Muskatnuß
50 ml Sojamilch	

Erhitzen Sie das Wasser in einem großen Topf und lassen die gehackten Zwiebel und den gepreßten Knoblauch ca. 3 Minuten weich kochen. Fügen Sie die in Scheiben geschnittenen Pilze hinzu und lassen es weitere 5 Minuten köcheln. Rühren Sie nun den Spinat unter und lassen es so lange kochen, bis die Flüssigkeit verdunstet ist.
Heizen Sie inzwischen den Backofen auf 180 ° vor.
Pürieren Sie nun Tofu und Tahin (im Mixer) zu einer geschmeidigen Masse. Zerreiben Sie das Basilikum in den Handflächen und rühren es mit der Sojamilch und den Gewürzen unter die Tofumasse. Geben Sie die Mischung zum Spinat, mengen alles gut durch und füllen es in eine Auflaufform. Nach einer Backzeit von ca. 15 Minuten bedecken Sie den Auflauf mit den in Scheiben geschnittenen Tomaten und backen ihn weitere 10 Minuten.

Rustikale Reispfanne
(4 Personen)

Zutaten:

2 Tassen Basmati-Reis	4 Tassen Wasser
je 2 rote und gelbe Paprika	500 g Räuchertofu
1 Becher Sahne (200 g)	2 EL Olivenöl
Kräutersalz	Kurkuma
Kräuter	

Lassen Sie den Basmati-Reis kurz aufkochen und dünsten ihn etwa 10 Minuten. Rühren Sie gegen Ende der Garzeit das Kurkuma unter. Den gewaschenen Paprika schneiden Sie in Stücke, den Räuchertofu in Würfel.
Braten Sie nun den Räuchertofu in einer großen Pfanne an, geben dann etwas Gemüsebrühe und den Paprika hinzu und dünsten alles, bis der Paprika bißfest ist. Löschen Sie das Gemüse mit der Sahne ab, würzen und geben die Kräuter hinzu. Lassen Sie alles noch etwas ziehen, geben den Basmati-Reis hinzu und vermengen es vorsichtig miteinander.

Blattspinat mit Sojakeimlingen
(4 Personen)

Zutaten:

450 g Blattspinat	1 Zwiebel
1 - 2 Knoblauchzehen	1 EL Agavendicksaft
etwas Sesamöl	2 EL Sojasauce
1 Glas Sojakeimlinge	3 TL Tomatenmark
1 EL Sesamsamen	Kräutersalz, Pfeffer

Dünsten Sie die kleingewürfelte Zwiebel und die durch eine Knoblauchpresse gedrückten Koblauchzehen in einer großen Pfanne (oder großen Topf) an. Geben Sie den gewaschenen Blattspinat hinzu und lassen ihn unter gelegentlichem Umrühren mitdünsten.
Rühren Sie dann den Agavendicksaft, das Tomatenmark und die Sojasauce unter den Spinat. Lassen Sie die gewaschenen Sojakeimlinge gut abtropfen und geben sie zum Spinat.
Zum Schluß streuen Sie die Sesamsamen darüber, würzen mit Kräutersalz und Pfeffer und vermischen alles gut miteinander.
Hierzu paßt sehr gut Reis.

Brokkoli-Tofu-Pfanne
(4 Personen)

Zutaten:

400 g Brokkoli	3 EL Sojasauce
400 g Tofu	5 EL Olivenöl
200 ml Gemüsebrühe	2 EL Hirsemehl
200 ml Sojamilch	1 Zwiebel
1 Knoblauchzehe	Paprikapulver
Curry, Kurkuma, Ingwerpulver	

Verrühren Sie die Sojasauce mit dem Öl in einer Schale und geben die gewürfelte Zwiebel und die durch eine Knoblauchpresse gedrückte Knoblauchzehe hinzu. Würfeln Sie nun den Tofu und lassen ihn ca. 30 Minuten in der Marinade ziehen.

Zwischenzeitlich erhitzen Sie die Gemüsebrühe und lassen die Brokkoliröschen ca. 10 Minuten bei mittlerer Hitze garen.
Braten Sie nun den Tofu mit der Marinade in einer Pfanne, geben die Gewürze und das Hirsemehl darüber und verrühren es gut miteinander. Anschließend gießen Sie die Sojamilch darüber.
Geben Sie nun den fertigen Brokkoli zum Tofu und verrühren alles noch einmal.
Hierzu paßt sehr gut (Basmati-)Reis.

Tofu-Gemüse in Misosauce
(4 Personen)

Zutaten:

100 g Pilze	3 Karotten
200 g Tofu	1 Stange Lauch
200 ml Gemüsebrühe	2 EL kleingeh. Ingwer
(Erdnuß-)Öl	2 Knoblauchzehen
2 EL Sesamsamen	2 EL Tomatenmark
2 EL Miso (jap. Würzmittel)	Paprika, Curry, Kurkuma

Halbieren Sie die Karotten und den Lauch der Länge nach und schneiden sie in Scheiben. Die gut abgeriebenen Pilze werden ebenfalls in Scheiben geschnitten, der Tofu gewürfelt.
Erhitzen Sie nun das Öl in einer Pfanne und dünsten den kleingehackten Ingwer und die ausgepreßten Knoblauchzehen mit den Gewürzen kurz an. Streuen Sie den Sesamsamen hinzu und verrühren alles miteinander.
Geben Sie nun nacheinander Lauch, Karotten, Pilze und Tofu in die Pfanne, mischen alles gut durch und lassen es ca. 5 Minuten dünsten. Löschen Sie dann das Gemüse mit der Gemüsebrühe ab und lassen es noch etwas köcheln. Rühren Sie noch das Tomatenmark unter das Gemüse und gießen dann das mit 100 ml Wasser verrührte Miso über das Gemüse. Nehmen Sie die Pfanne nun von der Kochstelle.
Zu diesem Gericht paßt gut Reis.

Fette und Öle
hochwertig und kalorienreich

Speisefette und -öle werden aus besonderen fetthaltigen tierischen und pflanzlichen Nahrungsmitteln gewonnen. Der menschliche Körper ist darauf eingestellt, sowohl tierisches als auch pflanzliches Fett zu verwerten. Sind wir bei guter Gesundheit, sollten wir beide Fettarten in vernünftigem Maß in unseren Speiseplan mit einbeziehen. Auch hier liegt die Betonung - wie bei unserer Ernährung überhaupt - auf dem vernünftigen Maß. Sowohl eine Übertreibung als auch ein Defizit führen zu Stoffwechselstörungen, Mangelerscheinungen und später auch zu Krankheiten.

Sollten Sie den einen oder anderen Hinweis auf Übersäuerung von Ihrem Körper erhalten (z.B. Sodbrennen, Allergien, Durchblutungsstörungen, Zellulitis), wäre eine sofortige Umstellung auf pflanzliche Fette und eine entsprechende basenüberschüssige Ernährungsweise nicht nur ratsam, sondern dringend erforderlich.

***Pflanzenöle** als Speiseöle gewinnen immer mehr Bedeutung als hochwertige Lebensmittel, da sie uns wertvolle Nährstoffe, wichtige Vitamine und lebensnotwendige Fettsäuren liefern. Pflanzenöle haben nicht nur einen hohen gesundheitlichen Wert, sondern auch hervorragende vorbeugende Eigenschaften. Die ungesättigten Fettsäuren sind lebenswichtig für die Zellatmung und die Zellmembranen - einfach für das Leben überhaupt.*

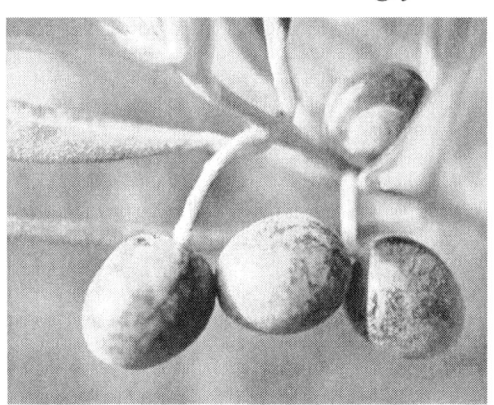

Sie stärken das Immunsystem, wodurch der Körper von sich aus gegen Umwelteinflüsse, falsche Ernährung und Krankheiten vorgehen kann.

Pflanzenöle werden mit Ausnahme des Olivenöls aus den verschiedensten Pflanzensamen gewonnen. Sie werden bei niedrigen bis hohen Temperaturen ausgepreßt oder durch ein chemisches Verfahren ausgelaugt. Das qualitativ beste Öl ist das kaltgepreßte, weil es sehr viele ungesättigte Fettsäuren enthält.
Kaltgepreßtes Öl sollte hauptsächlich im kalten Zustand (z.B. zum Salat) verwendet werden.
Durch das Heißpreßverfahren wird zwar die Ölsaat besser ausgenutzt, jedoch nehmen Qualität und Gehalt an essentiellen Fettsäuren und Vitaminen ab.

Olivenöl wird aus dem zerkleinerten Fruchtfleisch der Olive gepreßt. Der Anteil an mehrfach ungesättigten Fettsäuren ist mit etwa 8 % sehr gering. Es wird jedoch wegen seines markanten Geschmacks gern zum Salat verwendet.

Nicht zu empfehlen sind Olivenöle, die mit Aromen versehen sind. Ebenso sind die dekorativ mit Kräutern ausgestatteten Olivenöl-Fläschchen zwar schön für's Auge, aber weniger für den Gaumen geeignet, da sie nichts über die Qualität des Inhalts aussagen.
Zu bevorzugen sind natürliche kaltgepreßte Speiseöle aus kontrolliert biologischem Anbau, wobei hier ein besonderer Schwerpunkt auf der Reinheit des Öls liegt.

Oliven- und andere Pflanzenöle sind nicht ewig haltbar. Die Öle sollten kühl und dunkel bei ca. 10 – 15° C gelagert werden.
Eine Trübung mit Bodensatz oder eine wachsartige, leicht feste Konsistenz beeinträchtigt nicht die Qualität des Öls. Die oft in hellen Ladenhallen und in Fäßchen oder Bottichen mit Auslaufhähnen gelagerten Öle werden bei solcher unsachgemäßen Lagerung leicht ranzig.

Beachten Sie bitte beim Gebrauch von hochungesättigten Ölen, daß sie auf Sauerstoff und Licht reagieren. Das bedeutet, daß sie von der hochungesättigten Form in die gesättigte übergehen. Verwenden Sie deshalb kleine Ölbehälter und verbrauchen Sie Ihr Öl rasch.

Sie sollten aber auch daran denken, daß Fette die kalorienreichsten Nahrungsträger sind. Je nach Gewichtseinheit liefern sie doppelt so viel Kalorien wie Kohlehydrate und Eiweiße, weshalb sie gern für den Energiestoffwechsel verwendet werden. Im Vordergrund steht jedoch ihr hoher Gehalt an den fettlöslichen Vitaminen A, D, E und K.

Besonders zu empfehlen sind kaltgepreßte Öle mit einem hohen Anteil an mehrfach ungesättigten Fettsäuren. Hier nehmen die essentiellen Fettsäuren (Linol- und Linolensäure) eine Sonderstellung ein. Da diese vom Körper selbst nicht aus anderen Stoffen gebildet werden können, ist ihre Aufnahme mit der Nahrung lebensnotwendig. Sie erfüllen wichtige Funktionen, z.B. beim Stoffwechsel, der in den Zellen stattfindet. Besonders reich an ungesättigten Fettsäuren sind z.B. Distelöl mit 75 %, Sonnenblumenöl mit 65 %, Sojaöl mit 62 % sowie Leinöl und alle Keimöle. Um den täglichen Bedarf an ungesättigten Fettsäuren zu decken, genügen 1 ½ EL Öl pro Tag.

Jedoch sind diese Öle nicht zum Erhitzen geeignet, da hierbei gesundheitsschädliche Substanzen entstehen. Verwenden Sie Ihre kaltgepreßten, hochwertigen Speiseöle in der Originalform, d.h., unerhitzt. Zum Kochen und Braten eignen sich u.a. kaltgepreßtes Olivenöl und Sonnenblumenöl.

Dünsten Sie Ihr Gemüse in Wasser oder Gemüsebrühe und runden Ihr Gericht nach Abkühlen auf ca. 60° mit etwas Butter oder einem nahrhaften Speiseöl ab.

(Lesen Sie zu diesem Thema auch „Natürliche Ernährung in der modernen Welt" von Dr. med. Renate Collier)

Sie wissen ja, daß Butter und Speiseöle in der basischen Küche und speziell beim Azidose-Fasten ihre Anwendung in naturbelassener Form finden, vom Anbraten der Speisen sollte daher abgesehen werden.

Sehen wir die Begriffe chemisch, so besteht reines Fett immer aus Glycerin und Fettsäuren. Hier unterscheiden wir in gesättigte, ungesättigte und mehrfach ungesättigte Fettsäuren. Durch ihren Gehalt an hochungesättigten Fettsäuren gewinnen die Fette ihre größte Bedeutung. Sie vermitteln die chemische Umsetzung zwischen der Zelle und ihrer Umgebung und in der Zelle selbst. Sie können ebenso wie die essentiellen Aminosäuren im Körper selbst nicht gebildet werden, sondern müssen über die Ernährung zugeführt werden. Diese essentiellen Fettsäuren sind nur in kaltgeschlagenen pflanzlichen Ölen und in natürlich belassenen, d.h., unerhitzten tierischen Fetten vorhanden.

*Die Bedeutung der gesättigten und ungesättigten Fettsäuren ergeben sich aus ihren chemischen Eigenschaften, wobei wir zum besseren Verständnis etwas in die Chemie einsteigen müssen. Die **ungesättigten Fettsäuren** sind Fettmoleküle, die in ihrem Aufbau eine (einfach ungesättigte Fettsäuren) oder mehrere Doppelbindungen (mehrfach ungesättigte Fettsäuren) enthalten. Sie verbinden sich gern mit Sauerstoff, Wasser, Eiweiß und - weil sie ja selbst ein Fett sind - mit anderen Fetten. Durch diese Reaktionsfreudigkeit haben sie eine besondere Bedeutung, durch sie wird der Stoffaustausch in der Zelle ermöglicht. Fehlen die ungesättigten Fettsäuren, muß die Zelle zugrunde gehen.*

*Die **gesättigten Fettsäuren** dagegen sind das größte Zellgift, das die Wirkung der Lipoide und essentiellen Fettsäuren ausschalten kann. Sie sind Fettmoleküle, die keine Doppelbindung mehr enthalten und deshalb wenig reaktionsfreudig sind. Trotzdem verbinden sie sich gern mit hochungesättigten Fettsäuren, wodurch alle Stoffwechselvorgänge innerhalb und außerhalb der Zelle blockiert werden.*

*Fette mit gesättigten Fettsäuren werden auch **Neutralfette** genannt. Sie entstehen vor allem bei der industriellen Härtung der Fette zu Margarine. Als Faustregel kann gesagt werden, je härter ein Fett ist, desto weniger „lebendig" und reaktionsfreudig ist es.*

Diese gehärteten Fette / Margarinen sind deshalb nur zum Braten oder Backen bei Temperaturen von 175 – 200° zu verwenden.

Denken Sie bitte in diesem Zusammenhang daran, daß sich bei mehrfacher Benutzung und zu hoher Erhitzung des Bratfettes (Dunkelfärbung) dessen Qualität verändert, was Krebs verursachen kann.

Ungehärtete Fette erhalten Sie hauptsächlich im Reformhaus. Diese Reform-Margarinen können auch von Menschen mit Leber- und Gallenerkrankungen, die außer Butter kein Fett vertragen, gegessen werden.

Beim Erhitzen entstehen aus den hochungesättigten Fettsäuren ebenfalls Neutralfette, weshalb Fette und Öle erst nach dem Abkühlen der Speisen auf etwa 60° zugefügt werden sollten.

Pflanzliche Fette haben einen niedrigeren Schmelzpunkt als tierische, er schwankt zwischen 20° und 50°. Je niedriger er ist, desto leichter ist das Fett im Darm abbaubar und zum Weitertransport in die Zellen aufzunehmen.

Weiterhin enthalten sie Vitamin E, außer Distelöl, dem es zugeführt werden muß. Vitamin E (Tokopherol) hat wichtige Bedeutungen. Es schützt die Gefäßwände vor der Ablagerung von Cholesterin, sorgt für weitgehende Ausnützung des eingeatmeten Sauerstoffs und setzt den Eiweißbedarf herab. Dadurch beeinflußt es zusammen mit den hochungesättigten Fettsäuren die Zellatmung und schützt die hochungesättigten Fettsäuren vor rascher Oxydation und somit vor der Umwandlung in gesättigte Fettsäuren.

Tierische Fettsäuren enthalten im Gegensatz zu pflanzlichen Cholesterin. Dieses erfüllt im Körper wichtige Funktionen. Bei zu hoher Konzentration jedoch führt es zur Arterienverkalkung und zu schweren Störungen des Fettstoffwechsels.

Durch geregelte Zufuhr von mehrfach ungesättigten Fettsäuren, wenig Kohlehydraten und Vitamin-A-Zufuhr kann eine Senkung bzw. Ballance des Cholesterinspiegels erfolgen.

Bei den tierischen Fetten ist hauptsächlich die Butter zu nennen, die in der basenüberschüssigen Ernährung eine Sonderstellung einnimmt. Die aus der Sahne der Kuhmilch gewonnene Butter hat einen Fettanteil von etwa 83 %.
Weiterhin enthält sie wenige Anteile an Eiweiß und Milchzucker, fettlösliche Vitamine, Lezithin, Cholesterin und Wasser.
Die Butter ist leicht verdaulich. Ihr Schmelzpunkt liegt bei 30 ° C, bei 100 ° wird sie braun, verbrennt bei über 120 ° (wodurch ihre enthaltenen Vitamine weitgehendst vernichtet werden) und wird der Gesundheit unzuträglich. Deshalb eignet sie sich nicht zum Braten oder Frittieren.
Hierzu sollte ein höher erhitzbares Fett, z.B. ungehärtetes Kokosfett und Palmkernfett (auf etwa 200° erhitzbar) oder Sesamöl verwendet werden.

Das **Butterschmalz** *wird durch Ausschmelzen von Butter gewonnen. Hierbei wird die Butter weitgehendst von Wasser, Eiweißstoffen und Milchzucker befreit. Es eignet sich hervorragend zum Braten, weil es auch bei höheren Temperaturen nicht verbrennt.*

Inzwischen werden auf dem Lebensmittelmarkt auch verschiedene Arten von Pflanzenöl-Kapseln angeboten. Da sich hierin auch einige andere Inhaltsstoffe befinden und oftmals sehr wenige Inhaltsstoffe des entsprechenden Pflanzenöls enthalten sind, kann zur Einnahme dieser Kapseln nicht geraten werden.
Oftmals sind diese Kapseln aus Gelantine, also aus Knochenmehl hergestellt. Fällt Ihnen hierbei BSE ein?

Ein natürliches, kaltgepreßtes Speiseöl ist nicht zu ersetzen.

Bei der Verarbeitung von ungesättigten Fettsäuren spielt die Hydrierung eine Rolle:

Hydrierung ist ein Prozeß, bei dem den Molekülen von ungesättigten Fettsäuren Wasserstoff zugesetzt wird, der sich an die Doppelbindung hängt und sie dadurch zu gesättigten Fettsäuren macht (welche auch als Trans-Fettsäuren bezeichnet werden).

Auf diese Weise werden pflanzliche Öle mit einem hohen Anteil an mehrfach ungesättigten Fettsäuren behandelt, um sie fest werden zu lassen. Gleichzeitig wird dadurch der Schmelzpunkt erhöht und das Ranzigwerden verzögert. Trans-Fettsäuren haben allerdings den Nachteil, daß sie die gleiche Wirkung zeigen wie gesättigte Fettsäuren, nämlich den Spiegel des LDL-Cholesterins anzuheben und den des HDL-Cholesterins zu senken.
Zum besseren Verständnis möchte ich Ihnen diese Begriffe und das Thema „Cholesterin" noch etwas näher erläutern:

Cholesterin ist eine fettähnliche Substanz, die in den Blutzellen und Nahrungsmitteln tierischen Ursprungs vorkommen. Es liefert zwar keine Energie, spielt aber eine wichtige Rolle bei der Herstellung von Gallesalzen, Adrenalin und verschiedenen Hormonen. Außerdem ist es ein Grundbaustein des Myelins, das als Schutzschicht für die Nerven dient, und bildet die Ausgangssubstanz für Vitamin D.

Der Organismus kann fast 80 % des Cholesterinbedarfs selbst herstellen (hauptsächlich in der Leber), während die restlichen 20 % aus der Nahrung zugeführt werden.
Um seine Aufgaben erfüllen zu können, wird das Cholesterin mittels bestimmter Proteine, der Lipoproteine, durch das Blut zu den Zellen transportiert. Diese Lipoproteine werden in Low-density-Lipoproteine (LDL) und High-density-Lipoproteine (HDL) unterschieden. Das LDL-Cholesterin wird relativ langsam transportiert, wodurch es sich an den Wänden der Arterien ablagert und damit Arteriosklerose und alle damit verbundenen Folgekrankheiten fördert.
Aus diesem Grund wird LDL-Cholesterin auch „schlechtes" Cholesterin genannt. Vergleichsweise wird das HDL-Cholesterin wesentlich schneller transportiert und übernimmt dabei die Rolle des „Straßenkehrers", indem es überschüssiges „schlechtes" Cholesterin in den Arterien aufsammelt und zur Leber transportiert, über die es ausgeschieden wird.

Wegen dieses Reinigungseffekts wird das HDL-Cholesterin auch als „gutes" Cholesterin bezeichnet. Sowohl die „guten" als auch die „schlechten" Cholesterine werden entscheidend von den in den Lebensmitteln enthaltenen (gesättigten, einfach und mehrfach ungesättigten) Fettsäuren beeinflußt.
Lebensmittel enthalten immer eine Kombination aus allen drei Fettsäuretypen, wobei immer ein Typ vorherrscht:
Gesättigte Fettsäuren *erhöhen den Blut-Cholesterinspiegel. Das bedeutet, daß der Anteil an „schlechtem" LDL-Cholesterin vergrößert und das „gute" HDL-Cholesterin verringert wird. Zu den Lebensmitteln mit überwiegend gesättigten Fettsäuren gehören alle Fleisch- und Milchprodukte, tierische Fette und – als große Ausnahme – die tropischen pflanzlichen Öle Palmöl und Kokosnußöl, die bereits bei Zimmertemperatur fest werden.*

*Einfach und mehrfach **ungesättigte Fettsäuren** erhöhen den Anteil an „gutem" Cholesterin und reduzieren gleichzeitig das „schlechte" Cholesterin. Einfach ungesättigte Fettsäuren sind vor allem in Mandeln und Avocados sowie in Oliven-, Haselnuß- und Rapsöl enthalten. Diese Öle sind oxidationsbeständiger als Öle mit mehrfach ungesättigten Fettsäuren wie z.B. Mais-, Soja-, Weizenkeim-, Färberdistel-, Sonnenblumen- und Sesamöl.*

Zu den mehrfach ungesättigten Fettsäuren zählen auch die sog. Omega-3-Fettsäuren, die reichlich in Fisch, z.B. Makrele, Hering, Thunfisch und Lachs sowie in Fischöl vorkommen .
(Mehr über dieses Thema können Sie nachlesen in „Fit mit Fett" von Dr. Ulrich Strunz + Andreas Jopp, Heyne-Verlag)

Zum Schluß dieses Kapitels möchte ich Ihnen noch einige besonders wertvolle und schmackhafte, nicht alltägliche Speiseöle vorstellen:

Olivenöl „Trepietre" *(Apulien) wird nach althergebrachter Verfahrensweise in der Mühle durch ein Mahlwerk von drei Mühlsteinen gemahlen und schonend, bei geringem Druck gepreßt.*

Oliven-Tröpfchen-Öl *wird aus gemahlenen, nicht gepreßten Oliven gewonnen. Der beim Mahlen entstandene Olivenbrei, der Öl und Wasser enthält, wird in einem Bottich zum Dekantieren gebracht. Hierbei setzt sich das schwere Brei-Wasser-Gemisch am Boden ab, während das leichtere Öl Tropfen für Tropfen nach oben steigt und mit einer Kelle mehrmals abgeschöpft wird. Dieses Öl stellt das Beste dar, was die Olive zu geben hat. Es hat eine edle Süße, einen samt-fruchtigen Körper und einen mandelartigen Ausklang.*

Contangaöl *(Namibia), ein goldgelbes Öl, aus der wilden Wassermelone gewonnen, mit mildem, fruchtigem Geschmack. Es ist wegen seiner ausgewogenen Fettsäurenzusammensetzung sehr empfehlenswert.*

Pistazienkernöl *aus den Mittelmeerländern ist ein dunkelgrünes, hocharomatisches Nußöl, sehr ausgewogen in der Menge der einfach und mehrfach ungesättigten Fettsäuren.*

Perillaöl *aus Asien wird aus dem Samen des Lippenblütlers Perilla ocymoides durch Pressung gewonnen und hat eine hellgelbe, klare Farbe. Es enthält große Mengen an Linolensäure (bis 60 %) und Ölsäure (bis 25 %) und hat die höchste Jodzahl (180 – 206) aller bekannter Pflanzenöle.*

Rapsöl *aus Deutschland - denken Sie an die gelben, wogenden Rapsfelder mit dem eigenartigen Duft. Rapsöl enthält hohe Anteile an einfach und mehrfach ungesättigten Fettsäuren und hat ein schmackhaftes nußartiges Aroma mit milder Senfnote.*

Reiskeimöl *eignet sich aufgrund des hohen Rauchpunktes bestens zum Braten und Backen.*

Schwarzkümmelöl *aus Ägypten, ein Klassiker unter den Speiseölen, ist als hervorragendes Speiseöl weit bekannt und hoch geschätzt. Es stärkt die Abwehrkräfte in unserem Körper, was den alten Ägyptern und Indern schon seit Jahrtausenden bekannt ist.*

Dieses Speiseöl mit seiner aromatischen und leicht scharfen Note wird dem Namen „Lebens"-Mittel gerecht. Es wird zur Vorbeugung, Stärkung und Erhaltung der Lebenskraft verwendet.

Sesamöl *(Frankreich) mit mild-nussigem Aroma wird aufgrund seines hohen Anteils an natürlichen Antioxidantien (Sesamol und Sesamolin) sehr geschätzt.*

Beim **gerösteten Sesamöl** *werden die Körner vor dem Pressen geröstet, wodurch der einzigartige Röst-Nuß-Duft mit sehr geschmacksintensivem, würzigem Aroma entsteht.*

Sojabohnenkeimöl *ist durch die besondere Fettsäurenzusammensetzung ernährungsphysiologisch ein wertvolles Speiseöl. Der hohe Lonolsäuregehalt von bis zu 50 % und der Tocopherolgehalt des Sojaöls, dem als Antioxidans und Vitamin E eine besondere Bedeutung zukommt, ist mit bis zu 2800 mg/kg beachtlich hoch. Ebenso ist der Anteil an Lecithin bemerkenswert.*

Traubenkernöl, *ein aus einheimischen baden-württembergischen Trauben kaltgepreßtes Speiseöl, ist ein dunkelgrünes Öl mit intensivem Aroma nach Weintrauben und Cognac. Es besitzt hohe Anteile an ungesättigten Fettsäuren und Vitaminen, insbesonders Vitamin E.*

Walnußöl *aus auf heimischen Wiesen geernteten Walnußkernen besitzt wertvolle Inhaltsstoffe wie einfach und mehrfach ungesättigte Fettsäuren und die Vitamine A, B1, B2 und C.*

Weizenkeimöl *aus Deutschland, ein rotgoldenes Öl mit aromatischem Geschmack, hat ebenfalls hohe Anteile an ungesättigten Fettsäuren, Pro-Vitaminen und zahlreichen Vitaminen (besonders Vitamin E - 2500 mg/kg). Aufgrund des hohen Vitamin-E-Gehalts eignet sich Weizenkeimöl hervorragend zum Mischen mit anderen guten Pflanzenölen.*

Genießen Sie die kulinarische Vielfalt der Speiseöle mit Flair von Sonne, Kraft und Leben.*)

Diese genannten Speiseöle sind nur einige wenige aus der großen Vielfalt der hervorragenden, kaltgepreßten Speiseöle, die Ihre Gerichte in der basischen Küche verfeinern und Phantasie und Gaumen anregen sollten.

Denken Sie bitte trotz aller guten Eigenschaften dieser wertvollen Speiseöle und -fette daran, daß auch sie sehr kalorienreich sind. Sie sollten deshalb sehr sparsam dosiert verwendet werden.

Ebenso verhält es sich mit dem Verzehr von fetthaltigen Früchten und Samen (Lesen Sie mehr darüber im Kapitel „Nüsse, Kastanien und Ölfrüchte, das etwas andere Obst").

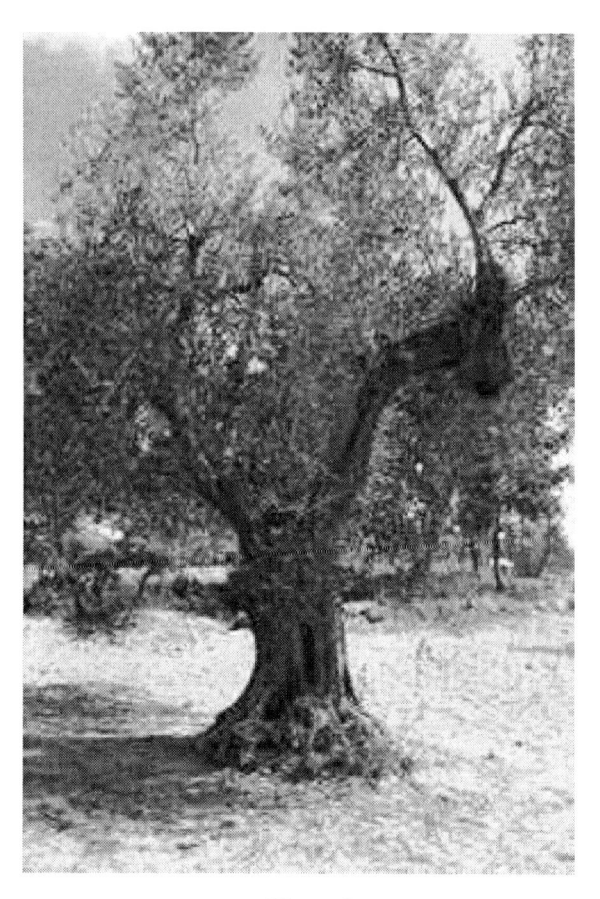

- Olivenbaum -

---

*) Bezugsquelle: Maienfelser Culinarium, H. P. Lindenmann, 71543 Wüstenrot-Maienfels

Essig
eine „saure" Angelegenheit?

Bei dem Wort „Essig" zieht es vielen Menschen den Mund zusammen - was ich gut verstehen kann. Mir geht es ebenso. Wenn ich Jahre zurückdenke, habe ich meinen Salat immer „pur Natur" gegessen, also ohne alles, nur gut gewaschen. Ich war damals der Meinung, nur so kann man den wahren Geschmack des Salates erkennen. Dieser Salat hat mir sehr gut geschmeckt.

Dann kam eine Zeit der Salatsoßen mit allem, was so „dazugehört": Essig, Öl, Senf, div. Kräuter, Maggi, Fondor und andere künstliche Geschmacksrichtungen. An diesen Geschmack habe ich mich gewöhnt und ihn irgendwann als gut befunden.

Und dann lernte ich Frau Dr. med. Renate Collier kennen. Ich habe von der Azidose, der entsprechenden Kost und natürlich auch von basischen und säureüberschüssigen Lebensmitteln erfahren. Dann tauchte wieder der Essig auf, aber auf der sauren Seite der Lebensmittelliste. Wieder habe ich mich umgestellt. Und seit dieser Zeit habe ich einige sehr wichtige (Körper-) Erfahrungen gemacht. Ich hatte z.B. nach dem Essen kein Sodbrennen mehr (was ich vorher als normal angesehen hatte), weitaus weniger Blähungen und einiges mehr. Ich lernte eine neue Essensweise kennen, nämlich die basenüberschüssige Kost, fast wie am Anfang; natürlich, nur mit ein paar neuen, wichtigen Zutaten wie z.B. frischen Kräutern, einem guten Speiseöl u.a. Und ich fand heraus, daß dies die richtige Ernährungsweise für mich ist, denn ich fühle mich seither sehr wohl dabei.

In meinen Azidose-Fastenkursen verwende ich grundsätzlich keinen Essig. Wenn Fastenteilnehmer der Meinung waren, daß ein Salat ohne Essig nicht schmecke, konnte ich ihre Bedenken meistens nach dem ersten Salatteller zerstreuen (sie nahmen sich oft eine Portion nach, weil er ihnen so hervorragend mundete).

Und dann hörte ich von alten, in Fässern gut abgelagerten, reifen, aromatischen und vollmundigen Essigen, die wie guter Portwein schmecken sollten. Für mich erst einmal unvorstellbar.

Deshalb habe ich mich etwas mehr mit dem Thema „Essig" beschäftigt und möchte Ihnen hier davon berichten:

*Ein **guter Essig** erfüllt in der Ernährung wichtige Eigenschaften, z.B. regt er den Stoffwechsel an, was die Verdauung und die Fettverbrennung beschleunigt. Er wirkt stark keimtötend und unterstützt den Abbau von Fetten, Kohlehydraten und die Verwertung von Eiweißstoffen. Außerdem enthält Essig viele Vitamine und Mineralstoffe (z.B. Magnesium und Kalium).*

Als erwähnenswert sei der Balsamico-Essig genannt, der einen besonderen Ruf genießt. Er ist in den Mittelmeerländern, vor allem in Italien, als Verdauungstrunk sehr geschätzt. Im Gegensatz zu anderen Essigen basiert er nicht auf Wein, sondern auf Most. Er stammt von der Trebliano-Traube, die an den Hängen um Modena reift. Die Bezeichnung dieses „Aceto Balsamico Tradizionale di Modena" ist gesetzlich geschützt. Aufgrund des ausgewählten Leseguts, der besonderen sorgfältigen Herstellung und Reifung (Alterung) in verschiedenartigen Holzfässern erhält er eine aromatische Vielfalt, die mit einem „normalen" Essig nicht zu vergleichen ist. Sie werden einen solchen wertvollen Essig auch nicht im Sparregal des Supermarktes finden *).

Reihen Sie Ihren besonderen Essig in die 20 % säureüberschüssiger Nahrungsmittel ein, während der Zeit des Azidose-Fastens verzichten Sie bitte auf ihn.

---

*) Bezugsquelle: Maienfelser Culinarium - Hans-Peter Lindenmann
71543 Wüstenrot-Maienfels - Tel. 07945-2582

Nüsse, Kastanien und Ölfrüchte
das etwas andere Obst

Zwischen diesem „Obst" – nämlich den Schalenfrüchten – und anderen Obstarten sind einige Ähnlichkeiten festzustellen. Einige Nußarten, wie z.B. Walnuß und Kokosnuß, sind eigentlich Steinfrüchte. Der Samen ist von Fruchtfleisch umgeben, das aus einer harten Samen- und einer weicheren Außenschicht besteht. Bei anderen Nüssen, z.B. der Haselnuß, entwickelt sich der Same ohne Fruchtfleischhülle. Die Gemeinsamkeit bei allen Nußsorten ist der ihnen eigene Geschmack, die „kernige" Konsistenz des Inneren und der hohe Gehalt an Nährstoffen wie Fett, Eiweiß, Mineralstoffe und fast immer der Vitamine A1, B1 und B2.

Nachfolgend möchte ich Ihnen einige unserer gängigsten Nußsorten aufzeigen:

Erdnüsse *wachsen an der Erdnußpflanze, einer Hülsenfruchtpflanze, die in vielen tropischen Ländern angebaut wird. Nach dem Fruchtansatz neigen sich die Stengel mit den Früchten zur Erde. Die Früchte wachsen etwa 5 cm in den Boden hinein und reifen in der Erde aus.*

Haselnüsse *sind botanisch gesehen Schließfrüchte, also echte Nüsse. Der Haselnußstrauch wächst in Deutschland wild, in Italien wird er angebaut. Von dort beziehen wir die bei uns angebotenen, teils geschälten oder ungeschälten Haselnußkerne, nach verschiedenen Größen sortiert.*
Haselnüsse enthalten viele ungesättigte Fettsäuren; sie sind wertvolle Lecithinspender. Weiterhin enthalten sie hochwertiges Eiweiß, B-Vitamine und Vitamin E sowie Kalium, Kalzium, Eisen und Magnesium. Wegen des hohen Fettgehalts (60 %) sind sie nur begrenzt haltbar. Sie sollten kühl und trocken gelagert werden. Frische Haselnüsse erkennen Sie am weißen Kernfleisch, das bei älteren Nüssen gelblich wird.

Walnüsse *sind die Steinfrüchte des Walnußbaumes. Die besten Walnüsse kommen aus Frankreich und den USA. Fast alle für den Export bestimmten Walnüsse werden zur Erhöhung der Haltbarkeit in einer Natriumlauge gebleicht und anschließend langsam getrocknet. Junge Walnüsse, die nicht getrocknet wurden, werden als „Schälnüsse" bezeichnet.*

Ihre Kerne sind besonders zart, jedoch sollte die sie umgebende leichte Samenhaut wegen ihres leicht bitteren Geschmacks abgezogen werden. Unreife Walnüsse, in der grünen Schale süß-sauer eingelegt, gelten als Spezialität. Walnüsse sind aufgrund ihres hohen Fettgehalts (60 % Nußöl) nicht unbegrenzt haltbar, auch nicht in getrocknetem Zustand. Kaufen Sie deshalb keine Walnüsse der Vorjahresernte. Lagern Sie sie kühl und trocken, möglichst nicht unmittelbar neben anderen geruchsintensiven Lebensmitteln.

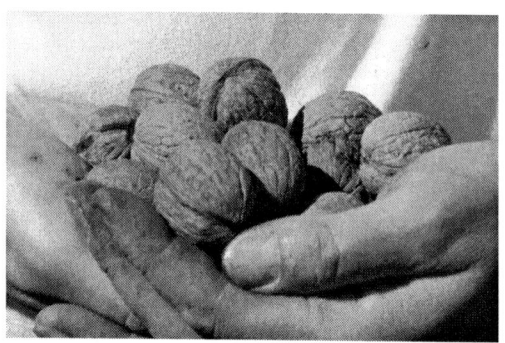

Cashewnüsse *bekommen Sie nur als geschälte Kerne zu kaufen. Sie schmecken mandelartig und leicht süß und enthalten viel Vitamin E. Sie werden gesalzen oder ungesalzen (im Studentenfutter oder separat verpackt) angeboten.*

Mandeln *sind die Früchte des Mandelbaumes, der in den Mittelmeerländern und Kalifornien angebaut wird. Die Mandelkerne werden bereits in den Erzeugerländern maschinell aus der Schale gebrochen. Der weiße, sehr ölhaltige Mandelkern ist von einer rötlichbraunen Haut umgeben. Diese kann nach Einlegen in kochendheißes Wasser(2 - 3 Minuten) und kurzem Abschrecken problemlos abgezogen werden.*

Wir unterscheiden zwischen süßen Mandeln und Bittermandeln. Letztgenannte werden wegen ihres ausgeprägten Aromas nur in kleinen Mengen verwendet. Außerdem enthalten sie Blausäure und können - selbst in kleinen Mengen genossen (bei Kindern genügen bereits 5 – 6 Stück) - gefährliche gesundheitliche Auswirkungen haben.

Paranüsse *(Tucanüsse) sind Steinfrüchte des Paranußbaumes und wachsen in Büscheln zu 25 - 40 Nüssen in einer kugelförmigen, harten Fruchthülle. Sie haben eine harte, dreikantige Schale, sind stark ölhaltig und werden oft als Bestandteil des schon genannten „Studentenfutters" angeboten.*

Pecanüsse*, auch als Hickory-Nüsse bekannt, sind Früchte von verschiedenen Hickory-Bäumen und ähneln in Schale, Kern und Aroma den Walnüssen.*

Kokosnüsse *sind Steinfrüchte der Kokospalme. Das weiße, feste Fruchtfleisch mit dem Kokoswasser (Kokosmilch) wird von der harten Schale umschlossen. Kokosfleischstücke und Kokosraspeln sind aufgrund ihres hohen Fettgehalts nur begrenzt lagerfähig. Beim Kauf einer Kokosnuß sollten Sie darauf achten, daß sie noch Kokoswasser enthält (beim Schütteln hören Sie das Gluckern des Wassers). Ausgetrocknetes Kokosnußfleisch schmeckt leicht seifig. Zum Öffnen durchbohren Sie die Schale an den erkennbaren Keimlöchern und fangen das Kokoswasser auf. Dann können Sie die Schale mit einem Hammer zerschlagen oder durchsägen. Das weiße Kokosfleisch läßt sich leicht mit einem Messer von der Schale ablösen.*

Pinienkerne *sind die geschälten, länglichen kleinen Samen des Pinienzapfens, schmecken süßlich, ähnlich wie Mandeln, sind aber zarter in der Konsistenz. Pinienkerne werden gern als Zutaten in Obstsalate genommen.*

Pistazien *(grüne Mandeln) sind Steinfrüchte des Pistazienbaumes. Sie haben eine harte, gelblich-weiße Schale und einen grünen, mit einer violetten Haut überzogenen Kern. Sie eignen sich als Zutat für Pasteten, Gebäck, Eiscreme und andere Süßspeisen.*

Edelkastanien, Eßkastanien, Maronen *kommen vorwiegend aus den Mittelmeerländern zu uns. Maronen reifen etwas später als Edel- und Eßkastanien und sind dementsprechend länger haltbar. Dauermaronen werden erst im November geerntet und können am längsten aufbewahrt werden. In der grünen, stacheligen Fruchthülle der Eßkastanien und Maronen sind 3 - 4 Früchte enthalten, die ausgereift eine glänzende braune Schale haben. Der Kern ist von einer hellbraunen, behaarten, festen Haut umgeben. Um die Kastanien aus ihrer Hülle zu schälen, werden sie am spitzen Ende kreuzweise eingeschnitten und ca. 10 Minuten in siedendes Wasser oder auf ein Backblech in den heißen Backofen gelegt. Die Schale und die dünne Haut können nun leicht abgezogen werden.*

Sie können die geschälten Edelkastanien und Maronen in Fett und etwas Wasser dünsten und als Beilage zu verschiedenen Gerichten reichen, glasieren oder zu einem Püree verarbeiten.

Sie sollten jedoch daran denken, daß kein Öl so wertvoll ist wie die Ölfrucht selbst, aus der es gewonnen wird. Auch wenn wir glauben, mit unseren kaltgepreßten Ölen das Beste zu kaufen, so ist das „Original" immer eine Spur besser. Es ist daher sinnvoll, die Nüsse zu essen, um von ihrer unverfälschten Vitalität zu provitieren, natürlich in bescheidenem Maß (große Kalorienträger!).

Nüsse sollten gut gekaut und eingespeichelt werden, so sind sie leichter verdaulich.

Sehr wichtig für unseren Stoffwechsel ist ihr großer Gehalt an Proteinen, Ölen, ungesättigten Fettsäuren, Vitaminen, Mineralien und Spurenelementen.

Nachfolgend möchte ich Ihnen noch einige Samenarten vorstellen, die Sie sicherlich alle kennen und möglicherweise auch in Ihrer Küche benutzen:

Der **Leinsamen** *ist der Samen des Flachses und war schon den Römern und Griechen eine Delikatesse; er wurde zwischen den einzelnen Gängen ihrer Festgelage gereicht.*
Es ist heute anerkannt, daß dem Leinsamen bei Magen- und Darmschleimhautentzündungen und bei Darmträgheit mit Verstopfung eine heilende Funktion zukommt. Dies liegt an seinem Ballaststoffgehalt und an seinem Anteil an Schleim, der den Stuhl aufweicht, geschmeidig und gleitfähig macht.
Hier gibt es unterschiedliche Zubereitungsmöglichkeiten:
Bei Magenschleimhautentzündung ist vorgequollener Leinsamen oder Leinsamentee empfehlenswert (3 EL Leinsamen in ½ Liter kochendes Wasser geben, 6 – 7 Minuten ziehen lassen und absieben). Oder den Leinsamen mit kochendem Wasser übergießen, über Nacht ziehen lassen und dann absieben (Dieser Tee enthält viel darmheilendes Vitamin F).
Magenkranke lassen einen gehäuften TL Leinsamen in ¼ Liter Wasser über Nacht quellen und nehmen diese Zubereitung morgens auf nüchternen Magen zu sich. Hierdurch wird die Magenschleimhaut geschützt und Magenschmerzen gelindert.
Ebenso können die schleimhaltigen Rückstände bei der Leinölgewinnung, der sogenannte Leinkuchen, als heiße Packung bei Hautunreinheiten, z.B. Furunkeln, genutzt werden.
Bei Darmschleimhautentzündung wird geschroteter, nicht gequollener Leinsamen bevorzugt.
Bei Verstopfung nehmen Sie grob geschroteten Leinsamen mit ausreichender Flüssigkeitsmenge ein (auf 2 EL Leinsamen ein Glas Wasser), da die Quellstoffe im Samen nur in Verbindung mit Flüssigkeit wirksam werden und ihre Funktion im Darm ausüben können.

Leinsamen sollte immer frisch gemahlen verwendet werden, damit der eindringende Sauerstoff seine Inhaltsstoffe nicht beeinträchtigen kann.
Es beinhaltet 23 % Proteine, 40 % Öl (davon 75 % hochungesättigte Fettsäuren) und sehr viel Kalzium, Eisen, Phosphor, Magnesium und Kupfer.

*Der **Sesam** ist der erste ölhaltige Samen, den der Mensch züchtete und anbaute. Sein Herkunftsland ist Indien, von wo aus er sich über China und Japan in die Mittelmeerländer verbreitete.*
Das Sesamöl ist qualitativ unübertroffen, da es praktisch nicht ranzig wird (siehe auch „Fette und Öle").
Die Inhaltsstoffe des Sesam sind 20 % Protein, 50 % Öl (davon über 90 % ungesättigte Fettsäuren), die Vitamine B1, B2, B3, A, C und E sowie Lecithin, Magnesium, Kalzium und Phosphor.
Sie können Sesam in der Küche roh oder geröstet über Gemüse oder Salate verwenden.

*Sicher kennen Sie auch das aus der makrobiotischen Küche stammende **Gomasio**, das aus geröstetem Sesam und Meersalz besteht. Sie können es u.a. im Naturkostladen erwerben oder selbst herstellen:*
Sie vermischen 1 Tasse grob gemahlenen Sesam mit 1 EL Meersalz und verrühren die Mischung so lange in einer heißen Eisenpfanne, bis sich der Sesam goldbraun färbt. Frisch zubereitet schmeckt das Gomasio am besten.

Wenn Sie einen Teelöffel Sesam pro Tag essen, haben Sie sehr viel für Ihre Gesundheit getan, denn kein Öl hat einen so hohen Gehalt an ungesättigten Fettsäuren. Es sorgt für einen geregelten Blutkreislauf, und der hohe Lecithinanteil kräftigt die Nerven. Äußerlich angewendet pflegt es die Haut und kräftigt als Haarpackung die Haare.

Der **Sonnenblumenkern** hat im Gegensatz zu anderen Nüssen einen geringeren Brennwert und macht nicht dick. Streuen Sie sich ein paar Kerne über den Salat oder knabbern einige für Ihre Gesundheit. Denken Sie dabei an die strahlende Sonnenblume, wenn sie ihre Blüten der aufgehenden Sonne entgegenstreckt. Den ganzen Tag folgt sie dem Sonnenlicht, und durch diese starke Einwirkung wird der Sonnenblumenkern zum Kraftwerk an Nahrungsenergie. Die aufgenommene Wärme setzt sich als Nährstoff in den Samen fort.

Im Sonnenblumenkern vereinen sich 27 % Protein, alle essentiellen Aminosäuren, 36 % Öl, ca. 20 % Kohlehydrate, die Vitamine B1, B2, B3, A, K, E und F. Weiterhin enthält er sehr viel Eisen, ebenso Kupfer, Mangan Kalium, Kalzium, Magnesium, Kobalt, Jod, Flour, Chlor, Zink und Phosphor.

Die **süße Mandel** ist eine süße Frucht in steinhartem Kern. Der Mandelbaum hat sich mittlerweile aus seinem Ursprungsland Persien im ganzen Mittelmeerraum verbreitet.
Durch den Verzehr dieser Mandelart soll sich laut alten Überlieferungen die Mutermilch vermehren. Neben der Vertreibung von Schlaflosigkeit und Kopfschmerzen nach größerem Alkoholgenuß werden der Mandel durch die Ansammlung von Mineralien und Spurenelementen besondere Heilkräfte nachgesagt.

Die süße Mandel beinhaltet 18 % Protein, 11 % Öl mit mehrfach ungesättigten Fettsäuren und ca. 19 % Kohlehydrate. Ebenso Kalzium, Magnesium, Phosphor, Eisen, Kalium, Zink, Mangan, Schwefel, Kupfer, Natrium, Chlor und Potassium sowie die Vitamine B1, B2, B3 und A.
Der süßen Mandel wird nachgesagt, daß der tägliche Genuß von drei gut gekauten Mandeln keine Geschwulst im Körper zuläßt.

Achtung: Verwechseln Sie nicht die süße Mandel mit der Bittermandel, die tödlich wirkende Blausäure enthält.

Spargelragout mit Frühlingszwiebeln
(4 Personen)
(Zubereitungszeit ca. 1 ½ Stunden)

Zutaten:
100 g geröstete, ungesalzene Erdnüsse
je 500 g weißer und grüner Spargel
40 g Butter
200 g Frühlingszwiebeln
120 g Sahne
Kräutersalz
gekörnte Gemüsebrühe
2 EL feingemahlene Hirse
2 EL feingehackte Petersilie

Die geschälten und enthäuteten Erdnüsse grob hacken. Die Spargel waschen und schälen (beim grünen Spargel nur das untere Drittel) und die holzigen Enden abschneiden. Die Spargelabfälle in einen Topf knapp mit Wasser bedecken und zugedeckt bei schwacher Hitze 15 – 20 Minuten kochen. Inzwischen die Spargelstangen in Stücke schneiden, die Spitzen getrennt legen. Die Spargelbrühe absieben und mit Wasser auf 450 ccm ergänzen. Die Brühe mit 20 g Butter und 2 Teelöffel gekörnter Brühe aufkochen und darin die Spargelabschnitte zugedeckt bei schwacher Hitze etwa 8 Minuten garen. Dann die Spargelköpfe zugeben und noch etwa 2 Minuten kochen.

Inzwischen die geputzten Frühlingszwiebeln in kleine Stücke schneiden, das obere Drittel des Zwiebelgrüns aufheben.

Den Spargel mit einem Schaumlöffel aus dem Topf heben, abtropfen lassen, in eine flache Schüssel geben und im Backofen bei 50° warm halten. Die Kochbrühe offen auf 350 ccm einkochen lassen.

Inzwischen die Frühlingszwiebeln in 20 g Butter andünsten, die Erdnüsse zugeben und 3 – 4 Minuten unter Umwenden mitbraten. Mit etwas Kräutersalz abschmecken. Das Hirsemehl mit 5 EL kaltem Wasser anrühren und mit dem Schneebesen in die Spargelbrühe schlagen. Nun 2 ½ TL gekörnte Brühe hinzufügen und 2 - 3 Minuten unter Umrühren kochen, bis die Sauce sämig wird.

Den Topf von der Kochstelle nehmen und Sahne und Petersilie unterrühren. Die Sauce abschmecken und vorsichtig unter die Spargel heben. Nun die Zwiebelmischung über die Spargel verteilen. Vom zurückbehaltenen Zwiebelgrün einen Teil in Ringe schneiden und über das Ragout streuen.

Dazu schmecken frische Kartoffeln.

Gemüsecurry mit Mandeln
(4 Personen)

Zutaten:

600 g Weißkohl	50 g Mandeln
250 g aromatische Tomaten	150 g Zwiebeln
250 g Paprika	200 g Äpfel
4 EL Sonnenblumenöl	2 TL Currypulver
4 EL Sahne	2 Prisen Cayennepfeffer
2 Tropfen äth. Öl Zitrone	Kräutersalz

Die enthäuteten Mandeln ohne Fett in einer Pfanne hellgelb rösten. Das Gemüse waschen und putzen. Den Kohlkopf vierteln, den Strunk keilförmig herausschneiden und etwa 1 cm breite Streifen schneiden. Die Tomaten würfeln und die Paprika in Streifen schneiden. Die Zwiebeln würfeln und im Öl glasig dünsten. Den Kohl zugeben und unter Umwenden 2 – 3 Minuten anbraten. Zuletzt das zugefügte Currypulver einige Sekunden mitrösten. Nun die Paprikastreifen und 2 EL Wasser zufügen und das Gemüse bei mittlerer Hitze ca. 10 Minuten garen. Die geviertelten und gescheibelten Äpfel mit den Tomatenwürfeln unter das Gemüse mischen und alles noch etwa 3 Minuten bei schwacher Hitze ziehen lassen. Zum Schluß den Topf von der Kochstelle nehmen, die Sahne und die Mandeln unter das Gemüse mischen und mit dem Cayennepfeffer, dem äth. Öl und dem Kräutersalz würzen.

Dazu schmecken Pellkartoffeln.

Nußreis
(4 Personen)

Zutaten:
250 g Reis	6 Paranüsse
1 EL Rosinen	1 TL Ahornsirup
1 EL Butter	2 EL Kokosraspeln

Garen Sie den Reis in der doppelten Menge Wasser mit der Hälfte der Kokosraspeln weich. Lassen Sie die Butter in einem großen Topf zerlaufen und darin die grob gehackten Nüsse mit den Rosinen, dem Sirup und den restlichen Kokosraspeln in 1 - 2 Minuten leicht karamellisieren.
Fügen Sie nun den Reis hinzu und vermischen alles miteinander.

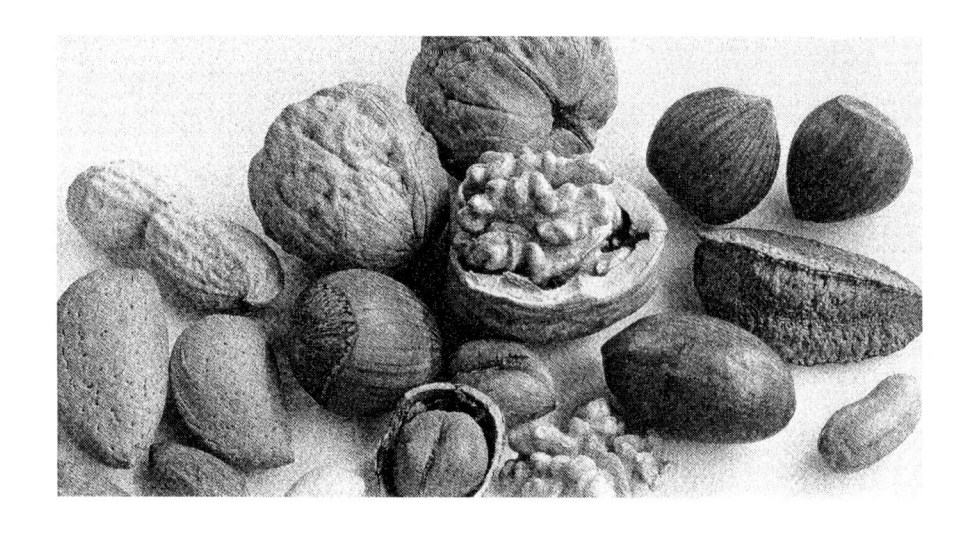

Trockenfrüchte
süße Basenspender

Trockenfrüchte oder Trockenobst *(Back- oder Dörrobst) haben aufgrund ihres hohen Basenanteils in der basischen Küche einen hohen Stellenwert.*

Sie werden vorwiegend aus heimischem Obst (Äpfeln, Birnen, Pflaumen, Pfirsiche und Aprikosen) hergestellt. Jedoch erhalten Sie in entsprechenden Läden auch sehr schmackhafte ausländische Erzeugnisse, wie z.B. Feigen, Datteln u.a.

Durch langsames Trocknen wird dem Obst bis zu 80 % Wasser entzogen. Zucker und Aromastoffe bleiben in konzentrierter Form in den Früchten erhalten, ebenso ein hoher Vitamin- und Mineralstoffgehalt. Aber auch die Kalorienwerte liegen höher als bei frischem Obst.

Trockenobst darf nur aus voll ausgereiften, gesunden Früchten hergestellt werden. Wird es geschwefelt oder mit Ascorbinsäure behandelt, muß dies auf der Packung entsprechend vermerkt sein. Sie sollten jedoch im Rahmen der Basenkost nur ungeschwefeltes und unbehandeltes Trockenobst verwenden.

Rosinen *werden bekanntlich aus getrockneten Weinbeeren hergestellt. Die bei uns angebotenen Rosinen stammen aus südeuropäischen Ländern und Kalifornien.*
Wir unterscheiden zwischen **Korinthen** *(kleinbeerige, dunkelgelbe bis violettblaue Rosinen) und* **Sultaninen** *(goldgelbe, relativ große und fleischige Rosinen). Beide Sorten haben fast keine Kerne. Leider sind Rosinen meist stark geschwefelt, weshalb sie vor dem Verzehr gründlich mit warmem Wasser gewaschen werden sollten. Ungeschwefelte Rosinen wie auch anderes, ungeschwefeltes Trockenobst erhalten Sie in Naturkostläden und Reformhäusern.*

Sie können auch Trockenfrucht-Mischungen mit verschiedenen Nußarten (sogenanntes Stutentenfutter) erwerben. Dies eignet sich besonders für den kleinen Hunger zwischendurch oder bei Wanderungen.

Denken Sie bitte beim Verzehr solcher Mischungen an die hohen Anteile von Fette und Öle in den ölhaltigen Früchten und den relativ hohen Fruchtzuckeranteilen in den Trockenfrüchten.

Wenn Sie sich einen Salat aus verschiedenen Trockenobstsorten anrichten, denken Sie bitte daran, daß Sie auf das eine oder andere Trockenobst oder die Mischung empfindlich (mit Blähungen) reagieren könnten. Essen Sie wenig und versuchen Sie durch Weglassen bzw. durch „Testessen" einzelner Sorten diejenige Sorte herauszufinden, die Ihnen das Unwohlsein bereitet.
Denken Sie auch daran, einen solchen Salat nicht am Abend oder gar als „Betthupferl" zu essen. Obst ist zwar sehr gesund, aber am Abend gegessen liegt es in der Nacht schwer im Darm und gärt und verursacht Ihnen wieder Blähungen. Der Verdauungsvorgang sollte am Abend abgeschlossen sein, damit der Darm in der Nacht ruhen kann.

Genießen Sie diese Lebensmittel – aber alles mit Maß und Ziel.

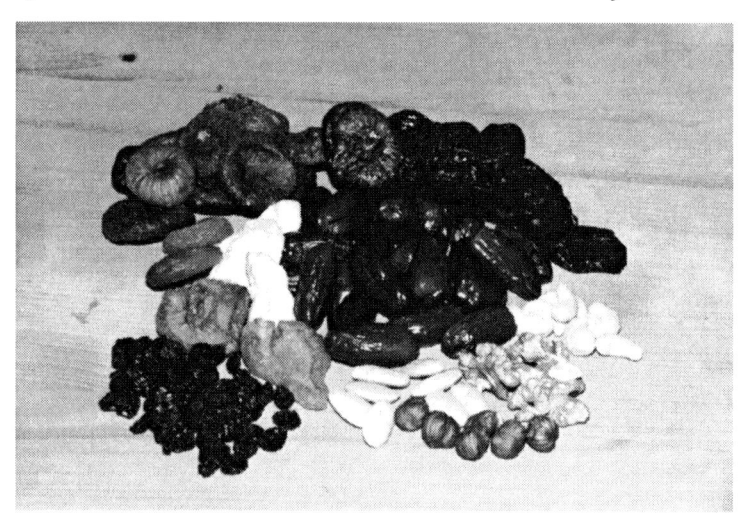

Die Tomate
eine paradiesische Frucht

Die Tomate, in früheren Jahrhunderten auch als „Paradies- oder Liebesapfel" bekannt, ist eine Frucht voller Gesundheit. Sie ist durch ihre leuchtende Farbe, ihren erfrischenden Geschmack und ihre Vielseitigkeit bei jung und alt beliebt. In der Säure-Basen-Wertigkeit ist sie zwar im säureüberschüssigen Bereich eingestuft, wird jedoch aufgrund ihrer wertvollen Inhaltsstoffe (Vitamine, Farbstoff u.a.) in der Basenkost (in kleinen Mengen) gern verwendet, vor allem in rohem Zustand in Blattsalaten.

Die Tomate wurde, wie auch die Kartoffel, von Kolumbus aus Südamerika nach Europa gebracht. Sie galt einerseits wegen ihres damals leicht bitteren Geschmacks als giftig und fristete deshalb ihr Dasein über Jahrhunderte in den Gärten der Reichen. Andererseits wurde sie wegen ihrer sinnlich aussehenden Form und Farbe als aphrodisisch angesehen, woher wohl auch die Bezeichnungen „Liebes- oder Paradiesapfel" und „Paradeiser" (Österreich) stammen.

Über Italien und Frankreich kam die Tomate allmählich in die deutschen Küchen, wo sie etwa um das Jahr 1900 Einzug hielt.

Heute genießt die Tomate bei Ernährungswissenschaftlern und Ärzten großes Ansehen, hauptsächlich wegen ihres sehr hohen Gehalts an dem roten Farbstoff Lycopin. Verschiedene Untersuchungen haben eindeutig gezeigt, daß Menschen, die regelmäßig Tomatenmahlzeiten zu sich nehmen, deutlich weniger an Krebs erkranken als Menschen, die selten Tomaten essen. Eine ähnliche Wirkung konnte bei Herz-Kreislauf-Erkrankungen nachgewiesen werden. Für diese schützende Wirkung ist der Farbstoff Lycopin verantwortlich, der zur Gruppe der Carotinoide zählt.

Weiterhin ist die Tomate reich an den Vitaminen A, C und Folsäure. Interessant hierbei ist, daß der Vitamin-C-Gehalt umso höher ist, je länger die Früchte am Strauch reifen können. Womit wohl erwiesen ist, daß unsere eigene Tomate, von der Heimatsonne verwöhnt, qualitativ hochwertiger ist als halbreif geerntete und in entsprechenden Lagerhallen nachgereifte importierte Tomaten.

Die Tomate ist in verarbeiteter Form ebenso gesund wie in roher Form. Der Grund dafür ist, daß das Lycopin als fettlösliche Substanz am besten verwertet wird, wenn die Tomate erhitzt und mit wenig Fett, z.B. einem guten Öl oder Sahne, gegessen wird. Aber auch roh als Snack zwischendurch oder als Zugabe im Salatteller ist die Tomate immer ein gesunder und erfrischender Genuß. Wenn Sie Ihre Tomate in flüssiger Form zu sich nehmen möchten, dann tun Sie dies bitte mit kohlensäurearmem Mineralwasser verdünnt. Besser noch löffeln Sie Ihren Tomatensaft langsam und kauen und speicheln ihn gut ein, dann kann ihn Ihr Verdauungsapparat besser verarbeiten.

Ich kann Ihnen daher nur empfehlen, täglich Ihre Tomate zu essen und somit einen weiteren wichtigen, gesundheitlichen Schritt zu tun. Denken Sie aber bitte daran, sie im Rahmen der 20 % säureüberschüssiger Lebensmittel einzureihen, beim Azidose-Fasten in Kleinstmengen im Salat.

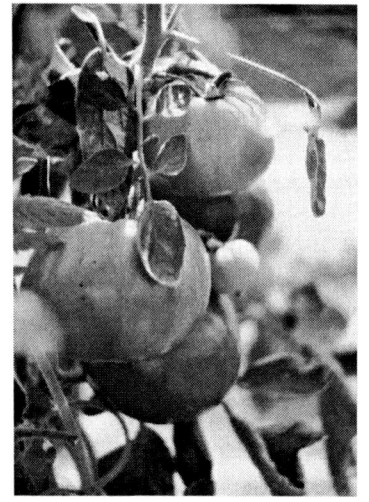

Hinweis: *Frisch geerntete Tomaten können Sie etwa eine Woche lagern, jedoch nicht im Kühlschrank.*
 Bei einer Lagerzeit über 6 Stunden bei Temperaturen unter 12 – 15° C kommt es zu Kälteschäden an der Frucht. Das Fruchtfleisch wird glasig und das Aroma geht verloren - die Tomate schmeckt nur noch fade.

Keime und Sprossen
wertvolle Lebensspender

> *„Sehet da, ich habe Euch gegeben alle Pflanzen,
> die Samen bringen auf der ganzen Erde,
> und alle Bäume mit Früchten, die Samen bringen,
> zu Eurer Speise."*
> (Genesis 1,29)

Aus einem winzigen Samen wächst ein Baum – nahrhafte Früchte, prächtige Blüten, Sauerstoff spendende Wälder. Welch eine Kraft verbirgt sich unter der Schale des Samens! Im Kern ruht der Keim - und darin lagern die Gene für sein Leben; die spätere Gestalt, die Farbe und die Stoffe, die sein Wachstum ermöglichen.
Der Same - ein Geheimnis geballter Lebenskraft.
Nutzen wir diese einzigartige Kraft der Natur mit seinen vielfältigen Formen - sind wir nicht auch ein Stück Natur?

„Die Kraft Deines Körpers liegt in den Säften der Pflanzen"
(Sheng Nung, japanischer Kaiser)

Die Zucht von Keimen und Sprossen ist uralte Tradition.
Korn und Samen sind Vorratskammern, voll von Nahrungsenergie. Durch Feuchtigkeit, Wärme und Sauerstoff entsteht im Korn eine mächtige Enzymfabrik. Die Inhaltsstoffe werden für das Wachstum freigesetzt, der Keimprozeß erhöht den Anteil der Vitamine und bringt die Mineralien und Spurenelemente in eine verwertbare Form für das Wachstum.

*Als **Keimling** wird die Jungpflanze nach Durchbruch der Samenschale bezeichnet. Die **Sprosse** ist das kleine Pflänzchen, das bereits Blättchen und Wurzeln am Stiel hat.*

Sie können mit einer Handvoll Sprossen und Keime den notwendigen täglichen Bedarf an Vitalstoffen auf natürliche Weise decken.

Sprossen und Keime regen unsere Geschmacksnerven an – wir erleben geheimnisvolle, pikante Genüsse. Es ist so, als wenn uns eine neue Qualität des Schmeckens verzaubert – mit der beruhigenden Gewißheit, lebendige und reine Nahrung zu essen.

Erfahrungen aus dem alten China und amerikanische Forschungen besagen, daß Sprossen heilen. Ebenso entschlacken Sprossen den Körper, fördern die Verdauung, heilen Entzündungen, regenerieren und beschleunigen das Wachstum der Haare.

Beim Wachstum der Sprossen reichern sich Mineralien wie Kalzium, Magnesium, Eisen, Phosphor, Silicium und verschiedene Spurenelemente zu wertvollen Verbindungen an. Die essentiellen Fettsäuren in den Sprossen sind zusammen mit dem hochwertigen Protein eine hochwertige Ernährung. Die in den Sprossen enthaltenen Proteine sind weit wertvoller als die tierischen Ursprungs. Kleine Mengen an Sprossen haben einen hohen Nahrungswert in unserer täglichen Kost – der vor allem in der Zeit der Körperentschlackung von großer Wichtigkeit ist - und sind außerdem sehr kalorienarm.

Durch die Bildung von Chlorophyll durch die Keimblättchen der leichtverdaulichen Sprossen werden diese für uns zur sogenannten „ganzen Nahrung". Diese Nahrung, die wir mit allen Teilen - nämlich Wurzel, Blatt und Frucht - essen, garantiert uns die Gesamtheit aller Vitalstoffe mit der bestmöglichen Wirkung und Ausgewogenheit. Auch nehmen wir mit den Sprossen deren Enzyme auf, die unseren Stoffwechsel aktivieren, sofern wir sie nicht durch Hitze (Kochvorgang) schädigen. In keiner Pflanze kommt eine solche Ansammlung von Enzymen vor wie in der Sprosse, weshalb wir von diesen Katalysatoren profitieren und sie in unserem Stoffwechsel wirken lassen sollten.

Der Gehalt an Vitamin B12, der sonst vorzugsweise in tierischem Eiweiß (Fleisch und Milch) enthalten ist, steigt bei der Keimung stark an und bildet sich neu.

Eine Sprossenmahlzeit würde dem Körper als täglich notwendige Ration Vitamin B12 genügen. Dies ist besonders für Vegetarier interessant, da die fleischlose Kost leicht zu einem Vitamin-B12-Mangel führen kann.

Sprossen bringen uns Energie, Geschmack und Frische. Und sie versorgen uns mit einem Vielfachen an frischem Gemüse.

Zusammenfassend kann gesagt werden, daß Sprossen das frischeste Gemüse sind, naturrein und unbehandelt. Mit jedem Tag ihres Wachstums erhöht sich der gesunde Nährstoffgehalt.

Sprossen haben, verglichen mit dem Samen, einen vielfach höheren Nährwert, sie vermehren Masse und Gewicht um ein Vielfaches. Sie sind sogenannte vorverdaute Nahrungsmittel, da sie in der Keimung ihre Stärke in Maltose-Dextrin, ihre Proteine in Aminosäuren und ihre Fette in fettlösliche Stoffe spalten. Sprossen bringen uns in großen Mengen die lebenserhaltenden Enzyme, Vitamine, Mineralien und Spurenelemente, die sich während des Keimvorgangs entweder um ein Vielfaches steigern oder in eine für unseren Organismus bessere Form bringen.

Sie wachsen in wenigen Tagen zu knackigem Gemüse, schenken den Menschen neue Möglichkeiten der Selbstversorgung und eine Rückkehr zur Natur. Und sie machen uns gesund und glücklich.

Zur **Sprossenzucht** *sollten die verwendeten Samen gründlich gespült werden. Anschließend werden sie in ein Weckglas gefüllt und mit Wasser übergossen. Nach ein paar Stunden Quellzeit wird das Einweichwasser abgeschüttet, die Samen nochmals gespült und zurück ins Glas gegeben. Nun wird das Glas mit einem feinporigen Stoff und einem Gummiring verschlossen und auf den Kopf gestellt, damit das Restwasser ablaufen kann. Das Keimglas sollte nun für einige Tage an einem nicht zu hellen Platz stehen bleiben.*

Sie können natürlich auch ein Keimgerät aus dem Reformhaus oder dem Naturkostladen erwerben und verwenden.

Die genauen Keimzeiten können Sie aus der Keimliste ersehen.

Um Ihnen die Sprossenzucht zu vereinfachen, möchte ich Ihnen nachfolgend die verschiedenen

Sprossenfamilien

vorstellen. Die Samen sind nach ihrem Keimverhalten geordnet, wodurch sich folgende Ordnung ergibt:

1. Kleine Samen
(Senf, Luzerne, Hirse, Rettich, Sesam, Bockshornklee)
Die kleinen Samen wachsen schnell, sind von herzhaftem und klarem Geschmack und beleben unseren Organismus mit ihren Aromastoffen. Abgesehen von der Luzerne, die selbst einen schmackhaften Salat ergibt, sind die übrigen Sprossen als Zutaten für Salate, Suppen oder Eintöpfe anzusehen.

*Der **Senfsamen** ist eine scharfe Würze, doch gesprossen bekommt er einen milden Geschmack. Senfsprossen werden erfolgreich gegen Darmkrankheiten und Hautausschläge eingesetzt. Sie regen die Verdauung an und regenerieren die Darmflora nach der Einnahme von Antibiotika. Bezüglich der Inhaltsstoffe wandeln sich die 30 % Fett in fettlösliche Stoffe um, und es findet eine Steigerung der Enzyme statt.*

*Die **Luzernensprosse (Alfalfa)**, auch „Königin der Sprossen" genannt, war bis vor kurzem nur als Viehfutter bekannt. Erst seitdem amerikanische Forscher sie züchtete und ihren hohen Nährwert entdeckten, wurde sie berühmt. Eine halbe Tasse Luzernensprossen enthält den gleichen Vitamin-C-Gehalt wie 6 Gläser frisch gepreßter Orangensaft.*
Der Name „Alfalfa" kommt aus der arabischen Sprache und bedeutet „gutes Futter". Luzernensamen stehen an der Spitze mit dem höchsten Mineraliengehalt und sind verantwortlich für feste Muskeln und gute Knochen und Zähne.

Bei Arthritis und rheumatischen Leiden können Sie sich einen Eßlöffel Alfalfasamen in einem Liter Wasser aufkochen und dreimal täglich davon trinken.

Kein anderer Samen erhöht beim Keimen die Qualität seiner Inhaltsstoffe so sehr wie der Luzernensamen: Der Proteingehalt von 35 % wandelt sich beim Keimen in Aminosäuren mit allen essentiellen Anteilen, ebenso erhöht sich der Prozentsatz der Vitamine C, D, E, K, U, B1, B2, B3 und B12.

Zur Steigerung des Chlorophylls können Sie die Sprossen in einer flachen Schüssel ausbreiten. Sie bedecken sie mit einer Plastikdecke, damit sie nicht zuviel Feuchtigkeit verlieren, und stellen sie ein paar Stunden ans helle Licht. In kürzester Zeit vermehren die Blättchen ihr tiefgrünes Chlorophyll. Eine Besonderheit sind die zarte Erscheinung der Pflanze und ihr herber Geschmack.

Sesamsprossen *sind eine wertvolle Ergänzung Ihrer täglichen Mahlzeiten. Schon kleinste Mengen versorgen Sie mit vielen wertvollen Inhaltsstoffen: Der Proteinanteil von 45 % wandelt sich in Aminosäuren mit allen essentiellen Anteilen, die 55 % Fett mit ihren 85 % ungesättigten Fettsäuren in fettlösliche Stoffe. Der Prozentsatz der Vitamine A, B1, B2, B3 und E erhöht sich, und Kalzium, Magnesium , Phosphor und Lecithin wandeln sich in eine für den Körper leichter aufnehmbare Form. Ebenso findet die Enzymvermehrung statt.*

Die **Hirsesprossen** *werden bevorzugt über Salate und Suppen gestreut oder auch in Gemüseeintöpfe gemischt. Sie werden erfolgreich gegen Hautkrankheiten eingesetzt.*
Während des Keimvorgangs wandelt sich das Protein in Aminosäuren mit allen essentiellen Anteilen um, der Prozentsatz der Vitamine B1 und B2 erhöhen sich. Magnesium, Kalium, Eisen, Phosphor, Kupfer und Flour wandeln sich in eine für den Organismus leichter aufnehmbare Form, und es erfolgt eine Steigerung der Enzyme.

Rettichsprossen *(weißer und schwarzer Rettich) gehören zur Familie des Senfs. Es genügen wenige Sprossen, um Ihrem Gericht die Klarheit des Rettichgeschmacks zu vermitteln.*
In der Sprossenzucht erhöht sich der Prozentsatz der Vitamine A, B und C, Eisen und Phosphor werden in eine für den Organismus leichter aufnehmbare Form gebracht, und die Enzyme steigern sich.

*Der **Bockshornklee**, mehr Gewürz als inhaltsreiche Sprosse, gehört zu den Grundstoffen der Curry-Rezeptur. In der alten Heilkunde ist der Bockshornklee sehr bekannt, vor allem wurde und wird er bei Darmgeschwüren und Infektionen erfolgreich eingesetzt. Als „Gurgeltee" lindert er Halsentzündungen und desinfiziert. Sein Proteingehalt von 29 % wandelt sich während des Keimens in Aminosäuren mit allen essentiellen Anteilen, der Prozentsatz des Cholins und der Vitamine A und C erhöht sich. Das Eisen wird in eine für den Organismus leichter aufnehmbare Form gebracht, ein hoher Anstieg der Enzyme erfolgt.*

Mit der Würze des Bockshornklees zaubern Sie sich einen Hauch Orient in Ihre Kochtöpfe und Salatteller. Dosieren Sie vorsichtig, eine kleine Menge genügt. Sie können vor allem Reisgerichte mit diesem köstlichen Zusatz verzaubern.

Hinweis: *Bockshornkleesprossen sind sehr herb. Falls Sie ihre Zucht betreiben, sollten Sie sie während des Wachsens öfter kosten, damit sie nicht zu intensiv im Geschmack werden. Die Sprosse kann schon nach kurzer Überkeimung bitter werden.*

2. Getreide und Sonnenblumenkerne
(Weizen, Roggen, Hirse, Reis, Gerste, Hafer, Sonnenblumenkerne)
Dem Getreidekorn entsprießen in zwei Tagen Keim und Wurzel. Sie sollten diese Sprossen essen, solange sie ganz jung und zart sind.

Wurzel und Keim sollten nicht länger als das Korn selbst sein. Der süßliche und milde Geschmack paßt in jedes Gericht, vor allem in Salate.

*Die **Hirsesprosse** liefert die Proteine in der „fleischlosen" Fastenzeit. Sie können die Sprossen in Salate und Suppen streuen oder mischen sie in Gemüseeintöpfe. Die Hirse bringt sanfte Süße, weiche Feuchtigkeit und einen leichten, geheimnisvollen Duft.*

Während des Keimvorgangs wandelt sich das Protein in Aminosäuren mit allen essentiellen Anteilen, ebenso erhöht sich der Prozentsatz der Vitamine B1 und B2. Eine Umwandlung von Magnesium, Eisen, Phosphor, Kalium, Flour und Kupfer erfolgt in eine für den Organismus leichter aufnehmbare Form, ebenso eine Steigerung der Enzyme.

***Reissprossen** haben zwar keinen hervorstechenden Geschmack und wirken sehr zart, geben aber dem Gericht durch ihre feste Kornstruktur einen ordentlichen „Biß".*

Während des Keimvorgangs wandelt sich das Protein in Aminosäuren mit allen essentiellen Fettsäuren, der Prozentsatz der Vitamine B1, B2, B6 und des Provitamins A erhöhen sich, und das Vitamin C wird quasi neu erschaffen. Kalzium, Kalium, Zink, Magnesium, Eisen und Phosphor wandeln sich in eine für den Organismus leichter aufnehmbare Form, der Enzymgehalt steigt enorm an.

*Mit den **Sprossen der geschälten Sonnenblumenkerne** holen Sie sich ein Stück Sonnenschein ins Haus und natürlich auch auf Ihren Teller. Der keimende Kern der Sonnenblume ist ein Kraftwerk an Energie.*
Die Sprosse verfügt über einen milden Geschmack und fügt sich gut in Salate, Nachspeisen und Suppen ein.

Durch den Keimvorgang wandelt sich der Proteingehalt von 30 % in Aminosäuren mit allen essentiellen Bestandteilen, Fette wandeln sich in fettlösliche Stoffe. Der Prozentsatz der Vitamine B1, B2, B3, B12, E, F, K und E (welches in Pflanzen selten zu finden ist) erhöht sich.

Kupfer, Phosphor und Mangan wandeln sich in eine für den Organismus leichter aufnehmbare Form, eine Steigerung der Enzyme erfolgt.

3. „Weiche" Hülsenfrüchte
(Grüne Sojabohnen, Linsen)
Die grüne Sojabohne oder Mungobohne wird als Königin der Sprossen angesehen. Und bei dem Wort „Linsen" denkt jeder sofort an eine kräftig-derbe Wintersuppe.

*Die **grüne Sojasprosse** ist einfach zu züchten, ihr Geschmack gleicht der der Erbse, sie ist zart und süß und sehr bekömmlich. Genießen Sie die Sprossen in rohem Zustand, z.B. als Beilage zu Reis, so bleiben sie knackig. Sojasprossen sind wie auch Linsensprossen ein klassisches Salatgemüse.*

Der Cholingehalt pro 10 g Mungobohnen steigt während des Keimvorgangs in 4 Tagen auf 250 g, ebenso erhöht sich der Prozentsatz der Vitamine A, B1, B2, B12, C und E. Kalzium, Kalium, Eisen und Phosphor wandeln sich in eine für den Organismus leichter aufnehmbare Form, und die Enzyme werden vermehrt angereichert.

***Linsensprossen**, aus den flachrunden Linsen gewachsen, sind grazielle Sprossen mit nußartigem Aroma, die durch ihren Geschmack eine neue „Linsendimension" eröffnen.*
Sie können jeden Salat, jede Suppe, jeden Auflauf und jedes Gemüsegericht mit diesen Sprossen vitalisieren, ganz zu schweigen von der besonderen Würze, die diese Sprossen mit sich bringen.

Beim Keimvorgang wandelt sich der Proteingehalt von 25 % in Aminosäuren mit allen essentiellen Anteilen, der Prozentsatz der Vitamine B1, B2, B3, B6 und B12 erhöht sich. Phosphor, Kupfer, Eisen, Zink, Mangan und Magnesium wandeln sich in eine für den Organismus aufnehmbare Form, und es erfolgt eine Enzymsteigerung.

4. „Harte" Hülsenfrüchte
(Kichererbse, Gartenerbse, gelbe Sojabohne)

Bohnen und Erbsen sind die nahrhaftesten Sprossen; sie weisen den höchsten Eiweißgehalt unter den pflanzlichen Nahrungsmitteln auf. Der Geschmack der Hülsenfrüchte variiert von süßer Erbse über die nußartige Kichererbse bis hin zur milden Sojabohne.

Hinweis: *Harte Hülsenfrüchte sollten grundsätzlich angedünstet werden, da sie Spuren des leicht giftigen Phasins enthalten. Dies wirkt sich auf den Magen-Darm-Trakt mit Krämpfen, Erbrechen und Durchfall aus.*

Kichererbsensprossen*, durch Dampf sanft gegart, ergeben eine Frucht, die nur noch andeutungsweise an die Kichererbse erinnert. Die Kichererbse ist nahrhaft, sättigend und sehr vielseitig. In der mediteranen Küche und natürlich in Indien ist sie weit verbreitet. Und als Sprosse ist sie etwas Besonderes.*
Während der Keimung wandelt sich der Proteinanteil von etwa 20 – 25 % in Aminosäuren mit allen essentiellen Anteilen, der Prozentsatz der Vitamine A, B1, B2, B3, B12, C und E erhöht sich. Eisen, Kalium, Mangan, Zink und Phosphor wandeln sich in eine für den Organismus leichter aufnehmbare Form, und es geschieht eine Anreicherung der Enzyme.

Erbsensprossen *sind sehr süß, da der Zuckergehalt während der Keimzeit ansteigt. Erbsen sollten vor dem Keimen gut verlesen werden, weil halbierte oder verletzte Früchte in einem feuchten Raum sofort gären.*

Aus dieser süßen Frucht lassen sich besonders gut Füllungen und Gemüsesuppen bereiten. Der einfachste Weg, von dem nahrhaften Sprossengemüse zu profitieren, ist das Garen der Erbsensprossen in Eintöpfen und Suppen. Das Rezept der Grundbrühe können Sie anschließend nachlesen.

Der Proteingehalt von 25 % wandelt sich in Aminosäuren mit allen essentiellen Anteilen, der Prozentsatz der Vitamine A, B1, B2, B6, B12 und C erhöht sich, die Wandlung von Kalzium, Zink, Phosphor, Kupfer, Magnesium und Mangan in eine für den Organismus leichter aufnehmbare Form erfolgt ebenso wie die Erhöhung der Enzyme.

*Die **gelbe Sojabohnensprosse** ist die legendäre Sprosse des alten China, sie gehört zu den großen nährenden, heilenden Früchten.*
In ihrem Aussehen ist sie der gelben Erbse sehr ähnlich. Beachten Sie aber, daß sie sehr schnell gärt, was ideal für die Herstellung von Sojaprodukten (Tofu, Sojasauce) ist. Bei der Sprossenzucht sollte die Fermentierung durch viele Waschungen beseitigt werden.
Die Sojabohne ist mit ihrem hohen Eiweißanteil ein wertvoller Fleischersatz. Verzichten Sie nicht auf diese Proteinbombe, auch wenn die Zucht viel Mühe macht und mit Geduld verbunden ist (Lesen Sie hierzu auch im Kapitel „Soja").

Beim Keimen wandelt sich der Proteingehalt von ca. 38 % in Aminosäuren mit allen essentiellen Anteilen, und der Prozentsatz der Vitamine B1, B2, B3, B5, B12, C und K erhöht sich. Kalzium, Kalium, Eisen, Mangan, Magnesium, Kupfer und Phosphor wandeln sich in eine für den Organismus leichter aufnehmbare Form, eine Anreicherung der Enzyme findet statt.

5. Schleimbildende Samen
(Leinsamen und Kresse)
Diese Samen ummanteln sich beim Einweichen mit einer schleimigen, gallertartigen Masse, die durch sorgfältiges Waschen entfernt werden sollte.

Der **Leinsamenkeimling** ist ein köstlicher kleiner Sproß mit würzig-scharfem Geschmack.

Die beinhalteten 23 % Protein verwandeln sich während des Keimvorgangs in essentielle Aminosäuren mit allen essentiellen Anteilen, der Prozentsatz der Vitamine E, F und K erhöht sich. Die Wandlung von Kalzium, Magnesium, Eisen, Phosphor und Kupfer in eine für den Organismus leichter aufnehmbare Form sowie die Anreicherung der Enzyme finden statt.

In der kalten Jahreszeit können Sie den Leinsamen auch zu kleinen **Leinsamenpflänzchen** wachsen lassen, um den Bedarf an Chlorophyll zu decken. Sie sind eine erfüllende Würze für Salate, Suppen und Körnergerichte.

Die **Gartenkresse** ist eine Winterwürze und sollte in der kalten Jahreszeit auf Ihrem Tisch nicht fehlen. Diese Pflanze wächst so schnell wie kaum eine andere, ist voller Vitamin C und ist eine gute Alternative zu fehlenden Sommerkräutern. Auf einem dicken Baumwolltuch zum Keimen angesetzt ist die Kresse ein Schnellstarter und erreicht nach 8 Tagen eine Höhe von 3 cm. Bei guter Pflege bleibt sie etwa 5 Tage frisch. Sie bereichert als herb-pikante Würze fast alle Gerichte – Salate, Suppen, Gemüseeintöpfe und Aufläufe.

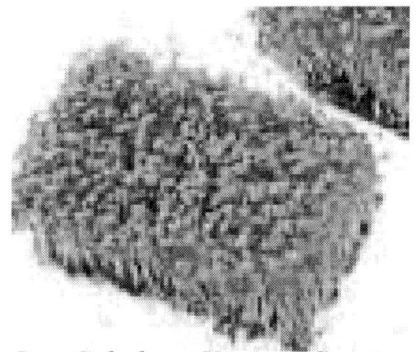

Der Gehalt an Vitamin C steigt während der Keimzeit gewaltig.

6. Samen mit unverdaulichen Hülsen
(Buchweizen, Mandel und Kürbis)
Die Hülsen werden nach dem Sprießen entfernt. Die Keime unter der unverdaulichen Schale schmecken nußartig mild.

*Die **Kürbissprosse** ist besonders für darmempfindliche Menschen leichter verdaulich. Mit wenig Gemüsebrühe püriert erhalten Sie eine bekömmliche Grundlage für Salatsaucen. Kürbissprossen bereichern Salate, Eintöpfe und Suppen. Sie verfügen über einen extrem hohen Phosphorgehalt, weshalb sie als wichtiges Volksheilmittel angesehen werden. 100 g Samen enthalten 11,2 Milligramm Eisen; er wird erfolgreich bei Blutarmut eingesetzt.*

Bei den Inhaltsstoffen wandeln sich die Proteine in essentielle Aminosäuren, der Prozentsatz der Vitamine A und B erhöht sich, ebenso erfolgt eine Wandlung von Kalzium, Eisen und Phosphor in eine für den Organismus aufnehmbare Form sowie der Enzymanstieg.

*Die **Mandelsprosse** ist nicht nur etwas für „Naschkatzen"; Sie können damit Milchgetränke, feine Nußfüllungen oder Brotaufstriche zubereiten.*

Während des Keimvorgangs wandeln sich die 18 % Protein in Aminosäuren mit allen essentiellen Anteilen, die Vitamine A, B1, B2 und B3 steigen an. Ungesättigte Fettsäuren, fettlösliche Stoffe und die Mineralstoffe Kalzium, Kalium, Magnesium, Phosphor und Mangan wandeln sich während des Keimvorgangs in eine für den Körper leichter aufnehmbare Form, die Enzyme reichern sich an.

Informieren Sie sich anhand der anschließenden „Keimliste".

Über die Sprossenzucht der einzelnen Samensorten gibt es spezielle Literatur, in der Sie noch mehr Einzelheiten nachlesen können, z.B. „Körner und Keime" von Rose-Marie Nöcker, erschienen im Heyne-Verlag München

Hülsenfrüchte
ergänzende Lebensmittel

Sie haben in den vorangegangenen Kapiteln schon einiges über die einzelnen Hülsenfrüchte gelesen, hier möchte ich Ihnen noch spezielle Informationen darüber geben.

Samen, die in Hülsen reifen, stehen seit Urzeiten in sehr enger Verbindung mit Körnern und stellen die ideale Ergänzung zum Getreide dar. Sie liefern das im Getreide geringer vorkommende Protein und ergänzen sich in Geschmack und Inhalt, wodurch sich eine komplette Mahlzeit ergibt.

In Europa haben wir die Verbindung der Hülsenfrüchte Bohne, Linse, Erbse und Kichererbse mit den Getreidesorten Roggen, Hafer, Hirse, Gerste und Weizen.
In Asien ist es die Verbindung von Soja mit Reis, in Amerika die Verbindung Bohne mit Mais und in Nordafrika die Verbindung von Kichererbse mit Weizen und Hirse.

Sie sollten möglichst biologisch angebaute Hülsenfrüchte aus der letzten Ernte mit einer glatt anliegenden Haut kaufen. Alte Samen sind runzelig.
Gebrochene Früchte (durch Erntemethoden oder Nachbehandlung verursacht) haben nicht den Nährwert und den Geschmack der ganzen Frucht und sollten deshalb verlesen werden.
Waschen Sie die Hülsenfrüchte in gefiltertem, kaltem, stehendem Wasser, so können gebrochene Teile und Hülsen nach oben steigen und abgesammelt werden.
Die Einweichzeit ist zwar von der Größe des Samens abhängig, sollte aber niemals länger als 10 – 12 Stunden betragen. Zu diesem Zeitpunkt beginnt der Keimvorgang, und wertvolle Inhaltsstoffe des Samens gehen ins Einweichwasser über. Verwenden Sie deshalb das Einweichwasser weiter zum Garen.

Als Grundrezept werden 250 g Hülsenfrüchte in 1 Liter Wasser genannt. Die vorgeweichten Hülsenfrüchte werden in kaltem Wasser aufgesetzt und zum Aufwallen gebracht. Anschließend wird der sich beim Aufwallen entwickelte Schaum abgeschöpft, die Hülsenfrüchte kurz über ein Sieb abgeschüttet und kalt übergossen. Danach werden sie im Einweichwasser auf kleinster Flamme zwischen 45 und 120 Minuten weitergekocht, je nach Alter und Größe der Früchte.

Sie können Ihren Hülsenfrüchten durch Hinzufügen von Gemüse oder Kräutern verschiedenartige Geschmacksrichtungen geben, z.B. Wacholderbeeren, Kümmel, Fenchel, Knoblauch, Lorbeerblätter, Dill, eine mit Nelken gespickte Zwiebel, Muskatnuß oder Piment. Durch diese Würze werden die Körperfunktionen angeregt und die Hülsenfrucht leichter verdaulich (Lesen Sie hierzu auch im Kapitel „Die Würze in der Speise").

Hinweis: *Sie wissen ja inzwischen, daß Hülsenfrüchte ursprünglich nicht in die Reihe der gut verträglichen basenüberschüssigen Lebensmittel aufgenommen waren, da sie den Darm belasten und auch Blähungen verursachen können. Wenn Sie aus eigener Erfahrung einen gut funktionierenden Darm haben und nicht zu Blähungen neigen, können Sie gern Hülsenfrüchte essen, z.B. mit den vorgenannten Kräutern, soweit dies Ihrer Verdauung keine Probleme bereitet. Falls Sie mit Blähungen reagieren, probieren Sie die Variante Hülsenfrüchte mit Getreide (z.B. Linsen - Hirse). Sinnvollerweise sollten Sie die Hülsenfrüchte in gekeimter Form, wie im vorangegangenen Kapitel beschrieben genießen.*
Sollten Sie trotzdem Darmprobleme bekommen, lassen Sie die Hülsenfrüchte weg - Ihr Darm darf auf keinen Fall stark belastet werden.

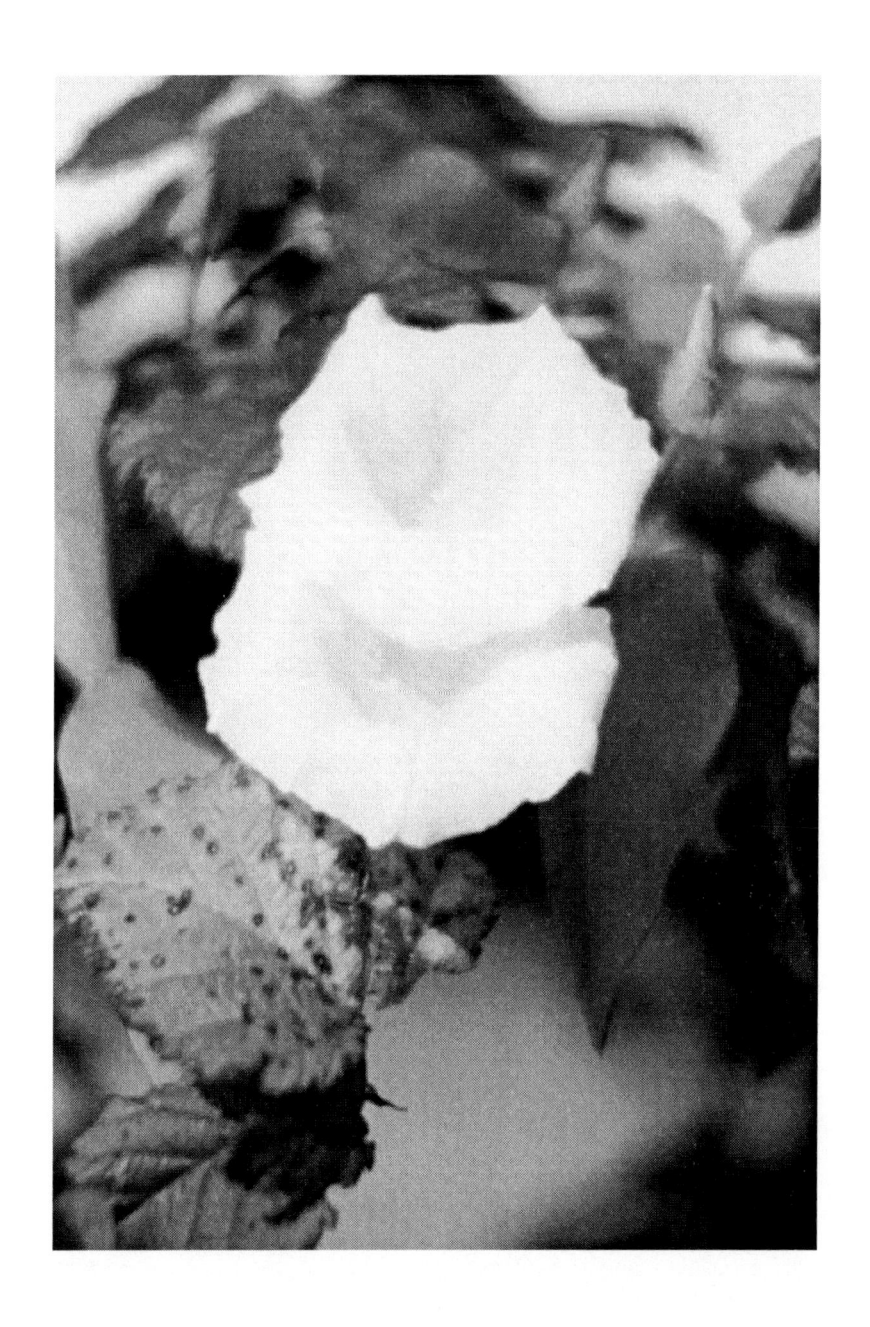

Samenart	Einweichzeit	_Keim_ – Temperatur
Luzerne (Alfalfa)	4 – 6 Std.	21 °
Senf	6 Std.	21 °
Sesam	4 Std.	21 °
Hirse	8 Std.	21 °
Rettich	4 Std.	21 °
Bockshornklee	5 Std.	18 – 21 °
Reis	12 Std.	21 °
Sonnenblumenkerne	12 Std.	21 – 30 °
Grüne Sojabohnen (Mungobohnen)	12 Std.	bis 21 °

- Liste

Spülen / Waschen	Keimzeit / Keimdauer	Ertrag
2 x täglich	5 Tage 3 cm	3 EL Samen = 1 ½ Weckgläser Sprossen
2 x täglich	2 Tage 3 – 4 mm	2 EL Samen = 3 EL Sprossen
2 x täglich	max. 2 Tage Samenlänge	1 EL Samen = 1 ½ EL Sprossen
2 x täglich	3 Tage 2 mm	1 Tasse Samen = 2 Tassen Sprossen
2 x täglich	2 Tage 3 mm	1 EL Samen = 3 EL Sprossen
2 x täglich	1 – 2 Tage Samenlänge	¼ Tasse Samen = 1 Tasse Sprossen
2 – 3 x täglich	3 Tage Samenlänge	1 Tasse Körner = 2 ½ Tassen Sprossen
2 x täglich	2 Tage bis Kernlänge	1 Tasse Kerne = 3 Tassen Sprossen
2 – 3 x täglich	5 Tage 1 – 2 cm	1 Tasse Samen = 5 Tassen Sprossen

Linsen	*12 Std.*	*21 °*
Kichererbsen	*12 Std.*	*18 °*
Erbsen	*12 Std.*	*18 – 21 °*
Gelbe Sojabohnen	*12 Std.*	*18 °*
Gartenkresse *(auf feuchtem Tuch)*	*6 Std.*	*21 °*
Leinsamenkeimlinge	*4 Std.*	*21 °*
Leinsamenpflänzchen *(auf feuchtem Tuch)*	*6 Std.*	*21 °*
Kürbiskerne	*12 – 16 Std.*	*21 °*
Mandeln *(auf feuchtem Papier oder im Glas)*	*bis 20 Std.*	*21 °*

2 – 3 x täglich	3 Tage 2 cm	1 Tasse Linsen = 6 Tassen Sprossen
2 – 3 x täglich	3 Tage 3 – 5 cm	1 Tasse Erbsen = 4 Tassen Sprossen
4 x täglich mit kaltem Wasser	3 Tage Erbsenlänge	1 Tasse Erbsen = 2 Tassen Sprossen
4stündlich sehr gründlich	3 Tage 1 cm	1 Tasse Bohnen = 4 Tassen Sprossen
2 x täglich besprenkeln	8 Tage	3 – 4 cm Höhe
4 x täglich	2 Tage Samengröße	1 Tasse Samen = 1 ½ Tassen Sprossen
2 x täglich besprenkeln	8 Tage	3 – 4 cm Höhe
2 – 3 x täglich	3 Tage 3 mm	1 Tasse Kerne 2 Tassen Sprossen
2 – 3 x täglich besprühen	3 – 4 Tage 5 mm	½ Tasse Mandeln = ¾ Tasse Sprossen

Hinweis:

Das Spülwasser sollte immer handwarm (außer bei Erbsen) sein, da die Sprossen sehr empfindlich sind. Nur im Sommer ist kaltes Wasser zu empfehlen, weil das Wachstum der Sprossen durch die höheren Temperaturen beschleunigt, aber auch die Gasbildung angeregt wird.

Kohlrabi mit Sprossen
(4 Personen)

Zutaten:

100 g Luzerne (Alfalfa)	*50 g Haselnüsse*
500 g Kohlrabi	*20 g Butter*
300 ml Gemüsebrühe	*80 g Sahne*
Muskatnuß, Pfeffer	*Kräutersalz*
1 Bund Kerbel oder Petersilie	

Die Luzerne 5 Tage keimen lassen.
Den Kohlrabi putzen und gut waschen. Die zarten Blättchen zur Seite legen, die Knollen in ca. 1 cm dicke Stäbchen schneiden und in der Gemüsebrühe 3 – 5 Minuten bei schwacher Hitze zugedeckt bißfest garen. Inzwischen die Sprossen abbrausen und abtropfen lassen, die Nüsse grob hacken und mit den Sprossen mischen.
Nun die Butter, die Sahne und die Sprossen-Nuß-Mischung unter den Kohlrabi ziehen und mit den Gewürzen abschmecken. Vorsichtig auf Eßtemperatur erwärmen und die gehackten Kohlrabi- und Kerbelblättchen (bzw. Petersilie) unter das Gemüse mischen.

Möhrencurry mit Bockshornkleesprossen
(4 Personen)

Zutaten:

4 - 5 mittelgroße Möhren	*3 Tropfen äth. Orangenöl*
Kräutersalz	*1 Msp Kardamomsamen*
3 EL Butter	*3 EL Rosinen, geweicht*
1 TL Kurkuma	*1 TL Senfsprossen*
2 Gewürznelken	*1 TL Kreuzkümmel*
1 Prise Cayennepfeffer	*2 Bananen*
1 EL Bockshornkleesprossen	*1 TL Sahne*

Bürsten Sie die Möhren gut ab, schneiden sie in Scheiben und kochen sie im gesalzenen Wasser ca. 5 Minuten.
Dünsten Sie alle Gewürze in der zerlassenen Butter in einem schweren Eisentopf kurz an, gießen die Möhren mit dem Kochwasser hinzu und lassen alles ca. 15 Minuten auf kleiner Flamme köcheln.
Etwa 5 Minuten vor dem Anrichten geben Sie die in Scheiben geschnittenen Bananen hinzu und lassen sie mitköcheln.
Wenn Sie den Topf vom Herd genommen haben, rühren Sie das mit der Sahne vermischte äth. Orangenöl darunter.
Zu diesem exotischen Gericht paßt hervorragend Basmati-Reis.

Bunte Gemüsepfanne
(4 Personen)

Zutaten:

Je 1 rote und gelbe Paprika	4 Selleriestangen
1 Lauchstange	2 große Karotten
150 g Wirsingkohl	4 EL Keimöl
300 g Austernpilze	2 EL Sojasoße
100 g Sojasprossen	2 TL geriebenen Ingwer
¼ Tasse Gemüsebrühe	2 TL Zuckerrübensirup
frischen Petersilie	

Schneiden Sie den gewaschenen Paprika in Streifen. Sellerie, Lauch, Karotten und Wirsing schneiden Sie in Stücke. Braten Sie den Wirsing im Keimöl glasig, geben das übrige Gemüse und die in Stücke geschnittenen Pilze hinzu und braten alles 10 Minuten. Mischen Sie nun die Sojasprossen und die Gemüsebrühe darunter. Erwärmen Sie inzwischen die Sojasoße und den geriebenen Ingwer, lösen darin den Zuckerrübensirup auf und rühren alles unter das Gemüse.
Wenn Sie das Gemüse auf den Tellern angerichtet haben, streuen Sie die Petersilienblättchen zum Garnieren über das Gemüse.
Hierzu passen Basmati-Reis und frische Kartoffeln.

Sprossengemüse mit Banane
(2 Personen)

Zutaten:

2 Zwiebeln	1 Banane
1 Tomate	2 EL Butter
8 – 10 EL Mungobohnensprossen	Curry,
Kräutersalz	Pfeffer, frisch gemahlen

Die Zwiebeln würfeln und in der Butter glasig werden lassen. Die Mungobohnensprossen dazugeben und ca. 3 Minuten andünsten. Banane und Tomate kleinschneiden und untermischen. Das Ganze mit Curry, Kräutersalz und frisch gemahlenem Pfeffer abschmekken und vom Herd nehmen.

Das Gemüse mit Basmati-Reis servieren.

Kartoffelpüree mit Rettichsprossen
(4 Personen)

Zutaten:

8 große Kartoffeln, mehligkochend

2 EL Butter	2 Eigelb
1 Tasse Sahne	Muskatnuß, gemahlen
1 Tasse Rettichsprossen	1 Tasse Roh- / Sojamilch

Kochen Sie die Kartoffeln in der Schale und pellen sie. Zerstampfen Sie die Kartoffeln vorsichtig in der erwärmten Milch und geben die Butter hinzu. Verquirlen Sie das Eigelb mit der Sahne und ziehen es vorsichtig unter das (etwas abgekühlte) Kartoffelpüree. Das Eigelb darf hierbei nicht stocken.
Schmecken Sie alles mit den Rettichsprossen und der gemahlenen Muskatnuß ab und lassen sich dieses besondere Püree schmecken.
Sie können Ihr Kartoffelpüree in einer gefetteten Auflaufform in den auf 170 ° vorgeheizten Backofen schieben und ca. 20 Minuten backen, bis er eine feine Kruste von sanftem Braun gebildet hat.

Asia-Auflauf
- süß-sauer -
(4 Personen)

Zutaten:

25 g Shii-Take-Pilze
100 g Sojabohnenkeimlinge
2 Stangen Porree (Lauch)
200 g Chinakohl
2 EL Mango-Chutney
Salz, Pfeffer, Currypulver
200 ml süße Sahne
40 g Butter

175 g Bambussprossen
200 g Staudensellerie
200 g Möhren
4 Ringe Ananas, Ananassaft
2 EL Sojasoße
Samba Olek
2 Eigelb

Die Pilze waschen, ca. 2 Stunden in lauwarmem Wasser einweichen und in Streifen schneiden. Die Bambussprossen (aus der Dose) gut abtropfen lassen und die Sojabohnenkeimlinge verlesen und waschen. Den Staudensellerie putzen, waschen und die harten Außenfäden abziehen. Den Porree und die Möhren putzen und waschen, den Chinakohl putzen und den Strunk herausschneiden. Alle Gemüsesorten in Streifen schneiden und in kochendem Salzwasser 2 – 3 Minuten blanchieren. Dann die Ananasringe in kleine Stücke schneiden und das Mango-Chutney zerkleinern. Alle Zutaten gut vermischen, mit der Sojasoße, Salz, Pfeffer, Samba-Olek, Ananassaft und Currypulver abschmecken.
Geben Sie nun alle Zutaten in eine gefettete, flache Auflaufform, verrühren die Sahne mit dem Eigelb, schmecken alles mit Salz, Pfeffer und Curry ab und gießen die Masse über den Auflauf.
Zum Schluß setzen Sie die Butter in Flöckchen als „Krönung" oben auf.
Schieben Sie die Auflaufform in den kalten Backofen und lassen den Auflauf bei 200° (Heißluft 180°) ca. 40 Minuten backen.
Dazu paßt hervorragend Basmati-Reis.

Die wichtigsten
Vitamine, Mineralien und Spurenelemente
in unserer Nahrung

Sie haben im vorgenannten Kapitel viel über die Inhaltsstoffe der einzelnen Körner und Keime gelesen und erfahren, wie wichtig sie für unseren Organismus sind.
Im folgenden Kapitel möchte ich Ihnen die einzelnen Vitamine, Vitalstoffe, Mineralstoffe, Spurenelemente und Enzyme vorstellen und auf ihre speziellen Aufgaben eingehen.

Gesundheit ist für uns Menschen das wichtigste Gut. Leider denken wir oft erst daran, wenn wir bereits krank sind. Statt dessen sollten wir als gesunde Menschen die Widerstandskräfte unseres Körpers stärken, um Krankheiten vorzubeugen. Wichtig hierbei sind gesunde Ernährung und Bewegung. Eine mangelhafte Ernährung mit wenig oder ohne Gemüse und Obst führt zu einer unzureichenden Vitaminversorgung. So benötigt der Körper z.B. bei Streß erhöhte Mengen an Vitamin B. Und wenn wir uns unsere Umweltsituation betrachten, brauchen wir größere Mengen der Vitamine A, E und C. Diese fungieren als sogenannte „Radikalenfänger" und schützen den Körper.
Vitamine und Mineralstoffe sind die beiden Grundnährstoffe für die Basis allen Lebens auf der Erde, also auch für uns Menschen.

Vitamine *sind organische Substanzen, die wir mit unserer Nahrung aufnehmen. So gelangen sie in unseren Darm und von dort über's Blut zu den jeweiligen Körperzellen, wo sie an unzähligen chemischen Stoffwechselreaktionen beteiligt sind.*
Sie werden in wasserlösliche (alle B und C) und fettlösliche Vitamine (A, D, E und K) unterschieden. Unser Körper kann die wasserlöslichen Vitamine nicht speichern, sie müssen regelmäßig zugeführt werden. Fettlösliche Vitamine dürfen nicht überdosiert genommen werden. Zur Vorbeugung gegen Mangelerscheinungen ist ein gewisser Tagesbedarf nötig.

Verschiedene Vitamine entstehen erst in unserem Körper – aus sogenannten Provitaminen zusammengebaut.

So wird z.B. Vitamin A aus Karotenen gebildet, von denen es rund 600 verschiedene gibt. Etwa 60 davon sind so beschaffen, daß der Stoffwechsel das vor allem für die Schleimhäute und das Immunsystem wichtige Vitamin A daraus herstellen kann.

Die Vitamine und Vitalstoffe:

Vitamin A (Retinol – fettlöslich)):
Das Provitamin A (Carotin) wird im Organismus in Vitamin A umgewandelt.
Eine ausreichende Menge stabilisiert unsere Abwehrkräfte, unterstützt unsere Sehkraft und fördert Aufbau und Wachstum unserer Knochen. Ebenso dient es der Zellneubildung und der Fortpflanzung. Mangel an Vitamin A kann zu (Nacht-)Blindheit und Augenschäden führen.
Wir finden dieses Vitamin in Körnern, Keimen, Butter und Leber und als Provitamin A in Spinat, Karotten und Tomaten.
Der Tagesbedarf liegt bei 0,8 mg.
Achtung: *Eine Überdosierung kann schaden.*

Vitamin B1 (Thiamin - wasserlöslich):
Dieses Vitamin ist wichtig für ein gesundes Nervensystem und einen gut funktionierenden Kohlehydrat- und Fettstoffwechsel. Bei hoher Dosierung (ca. 1000 mg) entsteht durch das Ausschwitzen von B1-Abbauprodukten eine Schutzwirkung vor Mücken.
Mangelerscheinungen sind Magen- und Darmbeschwerden, Müdigkeit, Funktionsstörungen des Nervensystems, Konzentrationsschwäche, Depressionen, Muskelschwäche (Beriberi) und Nervenentzündungen.
Vitamin B1 ist enthalten in den Randschichten des Getreides, in der Kleie von Getreidekorn und Weizenkeim, in Kartoffeln, Sojabohnen, Hülsenfrüchten, Fleisch und Hefe.
Der Tagesbedarf liegt bei 1,4 mg.

Vitamin B2 (Riboflavin - wasserlöslich):

Durch dieses Vitamin werden der Stoffwechsel und die Sehkraft gefördert, ebenso dient es zur Erhaltung von Gewebe, Haut und Schleimhäuten sowie der Bildung von Enzymen.

Mangelerscheinungen verursachen brüchige Nägel, Hautveränderungen und Mundwinkelentzündungen.

Vitamin B2 ist im Keim und in allen Getreidearten enthalten, ebenso in Milch, Eiern, Fleisch und Fisch.

Der Tagesbedarf liegt bei 1,6 mg.

Vitamin B3 (Niacin - wasserlöslich):

In Zusammenarbeit mit den Enzymen bewirkt dieses Vitamin den Stoffwechsel von Eiweiß, Kohlehydraten und Fett. Ebenso sorgt es für die Funktionstüchtigkeit des Magen-Darm-Trakts, der Nerven und der Haut und hat zusätzlich eine gefäßerweiternde Wirkung.

Bei Mangelerscheinungen treten Störungen und Entzündungen an Nervensystem, Haut und Schleimhäuten auf, oftmals auch Magen-Darm-Störungen.

Niacin ist in Getreide, Erdnüssen, Hülsenfrüchten und Sprossen enthalten.

Der Tagesbedarf liegt bei 18 mg.

Vitamin B5 (Pantothensäure – wasserlöslich):

Pantothensäure ist wichtig für die Haut und findet äußerliche Anwendung in Wundheilsalben. Sie wird nach Operationen eingesetzt, um den Darm wieder in Gang zu bringen.

Die Folgen bei Mangelerscheinungen sind schlechte Wundheilung und Darmstörungen.

Vitamin B5 ist enthalten in Hülsenfrüchten, Vollkornprodukten, Erdnüssen, Eiern, Leber und Hefe.

Der Tagesbedarf liegt bei 6 mg.

Vitamin B9 / B11 (Folsäure – wasserlöslich):
Folsäure ist wichtig für das Wachstum und die Reproduktion der Zellen, insbesondere der roten Blutkörperchen.
Durch Mangelerscheinungen wird die Zellteilung gestört und die Blutzellenbildung beeinträchtigt. Ebenso kommt es zu Ablagerungen an den Arterienwänden, Störungen des Haarwachstums und Schleimhautveränderungen.
Folsäuremangel entsteht häufig durch Resorptionsstörungen im Darm oder Einnahme von Schlafmitteln oder Antibabypillen.
Folsäure ist enthalten in grünem Blattgemüse, roten Rüben, Vollkornprodukten, Erdbeeren, Soja, Milch und Eiern.
Der Tagesbedarf liegt bei 0,2 mg.

Vitamin B12 (Cobalamin - wasserlöslich):
Dieses Vitamin kann von den Darmbakterien gebildet werden und dient zur Bildung der roten Blutkörperchen. Es wirkt sich positiv auf das Nervensystem aus.
Bei Mangelerscheinungen tritt eine Veränderung des Blutbildes (rote Blutkörperchen) auf. Vegetarier können leicht einen Vitamin-B12-Mangel erleiden, wenn sie ihren täglichen Bedarf nicht durch Sojaprodukte oder Sprossen decken.
Cobalamin ist in gekeimten Sojabohnen, Linsen, Kicher- und grünen Erbsen enthalten, ebenso in Milch, Eiern, Fleisch und Leber.

Biotin (Vitamin H / B7 – wasserlöslich):
Biotin kann von den Darmbakterien aufgebaut werden. Durch rohes Ei-Eiweiß wird Biotin deaktiviert.
Mit Hilfe dieses Vitamins als Coenzym wird der Fettstoffwechsel umgewandelt (d.h. Umwandlung von Nahrungsenergie in Körperenergie). Ebenso dient es dem Aufbau von Haut, Haaren und Nägeln.
Bei Mangelerscheinungen wird die Haut trocken-schuppig.
Biotin ist in Sojabohnen, Weizenvollkorn, Milch, Eiern, Leber und Lammfleisch enthalten.
Der Tagesbedarf liegt bei 0,15 mg

Vitamin C (Ascorbinsäure - wasserlöslich):
Vitamin C ist für eine Fülle von Lebensvorgängen verantwortlich. So ist es z.B. wichtig für die Wundheilung, gesunde Muskulatur, zur Stärkung des Abwehrsystems, für die Blutgefäße und zur Eisenresorption.
Durch Vitamin-C-Mangel wurde die lebensbedrohende Krankheit Skorbut ausgelöst, was durch Verzehr von Sprossen große Heilerfolge mit sich brachte. Ascorbinsäure heilt Wunden schnell und vitalisiert den Körper. Mängel führen u.a. zu Müdigkeit, Abwehrschwäche, Infektionsanfälligkeit und Zahnfleischerkrankungen.
Luzernensprossen sind starke Vitamin-C-Träger. Ebenso ist dieses Vitamin enthalten in Zitrusfrüchten, Hagebutten, Frischgemüse, Paprika, besonders aber in Sanddorn und in der Acerolakirsche.
Der Tagesbedarf liegt bei 60 mg.

Vitamin D (Calciferol - fettlöslich):
Vitamin D wird durch Sonnenlicht aus dem in der Haut gelagerten Provitamin D erzeugt. Ohne dieses Vitamin ist eine Kalziumaufnahme nicht möglich.
Mangelerscheinungen sind Knochenentkalkung und Rachitis.
Dieses Vitamin kommt in nur wenigen Nahrungsmitteln vor, z.B. in Butter, Leber, Lebertran und Fisch, hauptsächlich jedoch in den vitalstoffreichen Luzernensprossen. Der Vitamin-D-Gehalt steigt besonders, wenn die Sprossen für kurze Zeit der Sonne ausgesetzt werden.
Der Tagesbedarf liegt bei 0,005 mg.
Achtung: Eine Überdosierung ist gefährlich, da sie zu überhöhtem Kalziumspiegel im Blut und zu Kalziumablagerungen im Körper führt.

Vitamin E (Tocopherol - fettlöslich):
Tocopherol ist wichtig für die Funktionen von Kreislauf, Keimdrüsen, Fortpflanzung, Muskulatur, Gefäßschutz und für die Elastizität der Haut. Durch dieses Vitamin wird vorzeitiges Altern verhindert, es schützt vor schädlichen Umwelteinflüssen und freien Radikalen. Ebenso wirkt es als Antioxidans für hochungesättigte Fettsäuren, Hormone und Vitamine.
Mangelerscheinungen bewirken Störungen der Fortpflanzungsfunktionen.
Es kommt hauptsächlich in Getreidekeimen vor, ebenso in Nüssen, Hülsenfrüchten und Weizenkeimöl.
Der Tagesbedarf liegt bei 10 mg.

Vitamin K (Phytomenadion – fettlöslich):
Dieses Vitamin kann von den Darmbakterien erzeugt werden. Eine zerstörte Darmflora – z.b. durch Einnahme von Antibiotika – kann zu Mangel an Vitamin K führen.
Durch Vitamin K wird die Blutgerinnung beeinflußt, ebenso kann es die Wirkung von blutgerinnungshemmenden Medikamenten reduzieren.
Mangelerscheinungen führen zu Blutungsneigung.
Vitamin K ist z.B. in Kohlgemüse, Brokkoli, Spinat, Hafer und Topfen (Quark) enthalten.
Der Tagesbedarf liegt bei 0,07 mg.
***Vorsicht:** Überdosierung kann zu Schäden führen!*

Die Mineralstoffe und Spurenelemente:

Mineralstoffe sind anorganische, im Prinzip tote Metalle und andere Substanzen, die Pflanzen mit dem Regenwasser aufsaugen und für ihren Zellstoffwechsel nutzbar machen. Wenn nun solche Mineralien oder Spurenelemente bzw. deren Salze mit Vitaminen in Verbindung kommen oder auch ionisiert (in positiv oder negativ geladene Atomteilchen zerlegt) werden, werden sie lebendig und entwickeln eine enorme Stoffwechseldynamik. So gesehen sind Obst und Gemüse neben Vitamin- auch großzügige und natürliche Mineralienspender.

Kalzium wird zum Zahn- und Knochenbau und zur Bewegung unserer Muskeln, besonders des Herzens, benötigt.
Dieses wichtige Mineral ist im Grün der Sprosse, in Nüssen und den Randschichten des Getreides zu finden.

Eisen begünstigt die Bildung von Hämoglobin (roter Blutfarbstoff) wie auch die Vitamine B1, B2 und C.
Eisenmangel vermindert die Aktivität, da Sauerstoffzufuhr und -transport reduziert werden. Anzeichen hierfür sind Blässe und Störungen im Haut- und Haarbereich. Der Bedarf kann durch Hülsenfrüchte und Getreide, hauptsächlich aber durch die Sprossen gedeckt werden.

Flour verhindert die Kariesbildung sehr wirksam. Flourmangel kann auch zu Arteriosklerose führen.
Dieses essentielle Spurenelement ist hauptsächlich in Sprossen und Getreide enthalten.

Kalium wird neben Kalzium und Magnesium zum Transport der Nährstoffe zwischen den Zellen und zur Kontraktion der Muskeln benötigt. Die besten Quellen für dieses essentielle Mineral sind Sprossen, Hülsenfrüchte, Getreide und Nüsse.

Kupfer ist vor allem in Hülsenfrüchten, Sprossen und Nüssen enthalten. Durch Fehlen dieses Spurenelements werden unsere Atmung und die Bildung von Hämoglobin beeinträchtigt.

Magnesium *mobilisiert die Enzyme, wodurch die Umsetzung von Eiweiß, Kohlehydrate und Fett bewirkt wird. Magnesiummangel führt zu Muskelspasmen, Müdigkeit und Depressionen.*
Wir finden Magnesium in Körnern und Keimen.

Mangan *ist als Bestandteil wichtiger Enzyme wichtig für den Stoffwechsel. Er wirkt am Knochenaufbau mit und ist in Nüssen, Hülsenfrüchten, Sprossen und Getreide enthalten.*

Phosphor *wird zum Erhalt der Zähne und des Knochengerüstes benötigt, ebenso zur Umsetzung von Fett und Fettsäuren.*
Dieses Mineral ist in allen Getreidearten, hauptsächlich in der Gerste, und in Hülsenfrüchten, Sprossen und Nüssen enthalten.

Zink *ist als essentielles Spurenelement ein wichtiger Bestandteil der Haare, Nägel und Augen. Ein Mangel führt zu Appetitverlust und bei extremer Knappheit zur Anämie (Blutarmut).*

Die Enzyme:
Enzyme sind Katalysatoren (Beschleuniger), die den Stoffwechsel regeln, steuern und beschleunigen. Sie sind sehr temperaturempfindlich und haben bei einer Erhitzung von 50 ° Grad ihre Aktivität verloren.
Hülsenfrüchte, Getreide, Samen und Sprossen decken schon in kleinen Mengen den täglichen Bedarf an Vitaminen, Mineralstoffen, Spurenelementen und Enzymen. Der Mangel an diesen Stoffen führt zu den allseits bekannten Zivilisationskrankheiten.

Wir haben es in der Hand, durch die Zufuhr basenüberschüssiger Nahrung, insbesondere von Keimen und Sprossen, diesem immer größer werdenden Problem effektiv entgegenzutreten.
Jeder Mensch ist für seine Gesundheit und somit auch für seine Krankheiten selbst verantwortlich.

Die Würze in der Speise

Die Gewürze nehmen in unserer Ernährung und besonders auch in der Zeit des Azidose-Fastens einen hohen Stellenwert ein. Schon zu Beginn unserer Verdauung hat uns unsere Natur vier verschiedene Sinnesorgane für die Geschmacksqualitäten „süß, sauer, salzig und bitter" zur Verfügung gestellt. Diese achten darauf, welche Stoffe in den Körper hineingelangen dürfen und sorgen dafür, daß alles ordnungsgemäß seinen Weg geht. Hier wird bereits Vorsorge getroffen für das Verdauungsmuster der Säfte und Enzyme.

Die wichtigsten und bekanntesten Gewürze sind Anis, Zimt, Kümmel, Fenchel, Muskat, Meerrettich, Nelken, Ingwer, Pfeffer, Paprika, Senf und Curry.
Wobei Curry kein eigenständiges Gewürz ist, sondern aus einer Gewürzmischung besteht, die sich wie folgt zusammensetzt:
25 % Curcuma (Gelbwurz), 20 % Koriander, 15 % Pfeffer, 12 % Cayenne-Pfeffer, 10 % Ingwer, 6 % Kardamom, 4 % Muskat, 3 % Nelken, 3% Zimt, 1 % Piment, 1 % Kümmel.

Ich möchte Ihnen nun einige wichtige und bekannte Gewürzsamen vorstellen:

Der **Anis** wurde schon von den Ägyptern angebaut und kam über die Alpen zu uns. Die Gelehrten in Griechenland und Rom sagten ihm eine heilende Wirkung nach, und von Pythagoras wurde er in der Frauenheilkunde gepriesen.
Anis entgiftet und beruhigt den Darmbereich und wird erfolgreich gegen Bronchialkatarrhe eingesetzt.

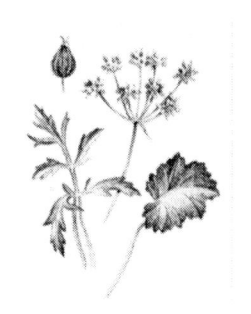

Anis kann als Tee getrunken werden. Gekaute Anissamen haben gute Wirkung bei Blähungen und helfen nervösen Menschen bei Schlafstörungen. Gemahlener Anis macht Ihren Obstsalat zur Gaumenfreude.

*Der **Fenchel**, als Marienpflanze verehrt, war schon in der Antike als Mittel gegen Zauberei bekannt. Er steht sinnbildlich für periodische Verjüngung und Erneuerung. Als **Fencheltee** hilft er Kleinkindern gegen Verdauungsstörungen. Ebenso lindert er alle Krankheiten der Luftwege, fördert den Gallefluß und regt den trägen Darm an. Als **Dampfbad** mit einem Tuch über dem Kopf löst er Hautprobleme. Wenn Sie Ihre Haut reinigen möchten, nehmen Sie einmal in der Woche ein Kopfdampfbad mit einem kräftigen Fenchelsud. Dies ist eine natürliche und wirksame Hilfe für eine gesunde Haut.*

*Der **Kümmel** kam wie manch anderes Gewürz von Ägypten und Asien als eines der begehrtesten Gewürze über den Mittelmeerraum zu uns.*
Kümmel stärkt den Magen, wirkt Blähungen entgegen und hilft der Verdauung.
*Wenn Sie einen **Tee gegen Blähungen** benötigen, nehmen Sie (zerstoßenen) Anis-, Fenchel- und Kümmelsamen, evtl. mit etwas Kamille, zu gleichen Teilen gemischt. Übergießen Sie alles mit kochendem Wasser und lassen es ca. 10 Minuten ziehen. Trinken Sie diesen Tee in ganz kleinen Schlückchen. Wenn Sie den intensiven Kümmelgeschmack nicht mögen, können Sie den Kümmel klein hacken oder mahlen. Eine winzige Prise hiervon steigert den Geschmack einer Speise und regt den Stoffwechsel an.*

*Der **Senf** ist eine Wunderpflanze. Die Kraft des kleinen Korns ist außergewöhnlich; es regeneriert und desinfiziert, reinigt, heilt und stärkt. Alle Kulturvölker haben von alters die heilsamen Kräfte der Senfkörner genutzt.*

Gelähmte Verdauungsorgane, die zur Verschlackung führen, können durch eine Senfkorn-Kur wieder aktiviert werden. Die Senfkörner werden unzerkaut zuerst in kleinen, dann in ansteigenden Mengen eingenommen. Sie wirken, obwohl sie als Ganzes wieder ausgeschieden werden.

In der Küche werden gemahlene Senfkörner als Würzmittel für Salatsoßen und Suppen bevorzugt.

Nutzen Sie die vielfältige Kraft der Gewürze für Ihre ordnungsgemäße Verdauung.
Das nicht gewürzte und fade schmeckende Essen kann nur ungenügend verdaut werden. Viele Darm- und Verdauungsprobleme haben hier ihren Ursprung.

Daneben entfalten die Gewürze auch ganz spezielle Heilwirkungen, z.B. gegen Muskelkrämpfe von Magen, Darm, Leber und Gallenblase. Die bekanntesten Gewürze hierfür sind Kümmel, Wacholderbeeren, Fenchel, Bohnenkraut und Dill.

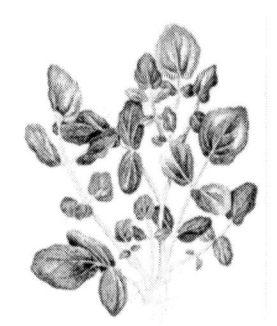

Auch die bakterientötende Wirkung der **Garten- und Kapuzinerkresse** *soll hier erwähnt werden. Sie hat gegenüber der chemischen Antibiotika die Vorteile, daß sie keine Allergien erzeugt und in den oberen Darmabschnitten resorbiert wird. Hierbei wird die normale Bakterienflora nicht geschädigt.*

Bei **Knoblauch** *und* **Meerrettich** *wurde die gleiche Wirkung festgestellt, wobei Knoblauch auch noch harntreibend wirkt. Ebenso können Sie Knoblauch gegen kleine Madenwürmer im Darm einsetzen (eine Knoblauchzehe in einem Liter Wasser auskochen, das Wasser nach Abkühlen zum Einlauf benutzen).*

Gewürze üben auch auf Herz und Kreislauf einen positiven Einfluß aus: Die Zufuhr von Senf, Pfeffer und Paprika vergrößert die Herzleistung. Bitterkräuter wie Weinraute und Eberraute schonen ein geschädigtes Herz. Rosmarin regt Herz und Kreislauf an und macht den Herzschlag kräftiger und ruhiger. Durch den Einfluß von Cayenne-Pfeffer und Paprika wird die Blutgerinnung herabgesetzt. Herzkranke Menschen vertragen gewürzte Speisen besser als ungewürzte, was in der Volksheilkunde schon immer bekannt, wenn auch unbewiesen war.

Zusammenfassend kann gesagt werden, daß gewürzte Speisen grundsätzlich besser vertragen werden als ungewürzte, wobei auch hier das Motto „alles mit Maß und Ziel" gilt. Sie sollten die Gewürze jedoch nicht nur als „Geschmacksverbesserer" sehen, sondern auch die wichtige physiologische Wirkung auf den Körper beachten: Zum einen sind sie sogenannte „Säftelocker" in Mund (Anregung des Speichelflusses), Darm und Leber (Anregung der Galleproduktion), zum anderen fördern sie die Funktionen von Gallenblase und Bauchspeicheldrüse (positive Auswirkung auf die Sekretion der Verdauungsenzyme). Somit beschleunigen sie die Tätigkeit der genannten Organe. Weiterhin aktivieren und verbessern sie die Herztätigkeit. Eine bessere Durchblutung, insbesondere der kleinsten Haargefäße, und eine Verminderung der Blutgerinnung und somit eine Vorbeugung bei drohendem Herzinfarkt wird erreicht.

Ziehen Sie frische Kräuter den getrockneten vor, frisch gepflückt schmecken sie aromatischer. Verwenden Sie nicht zu viele Gewürzsorten auf einmal (maximal drei Sorten). Würzen Sie sparsam und gezielt. Einzelne Gewürze sollten nicht herausschmecken, ihre Wirkung ist dann zu stark.

Die meisten Gewürze haben durchweg positiven Einfluß auf das Verdauungssystem und auf die Gesunderhaltung der Organe und somit auf die Gesundheit des ganzen Menschen.

(Nähere Ausführungen können Sie nachlesen im Buch „Natürliche Ernährung in der modernen Welt" von Dr. med. Renate Collier)

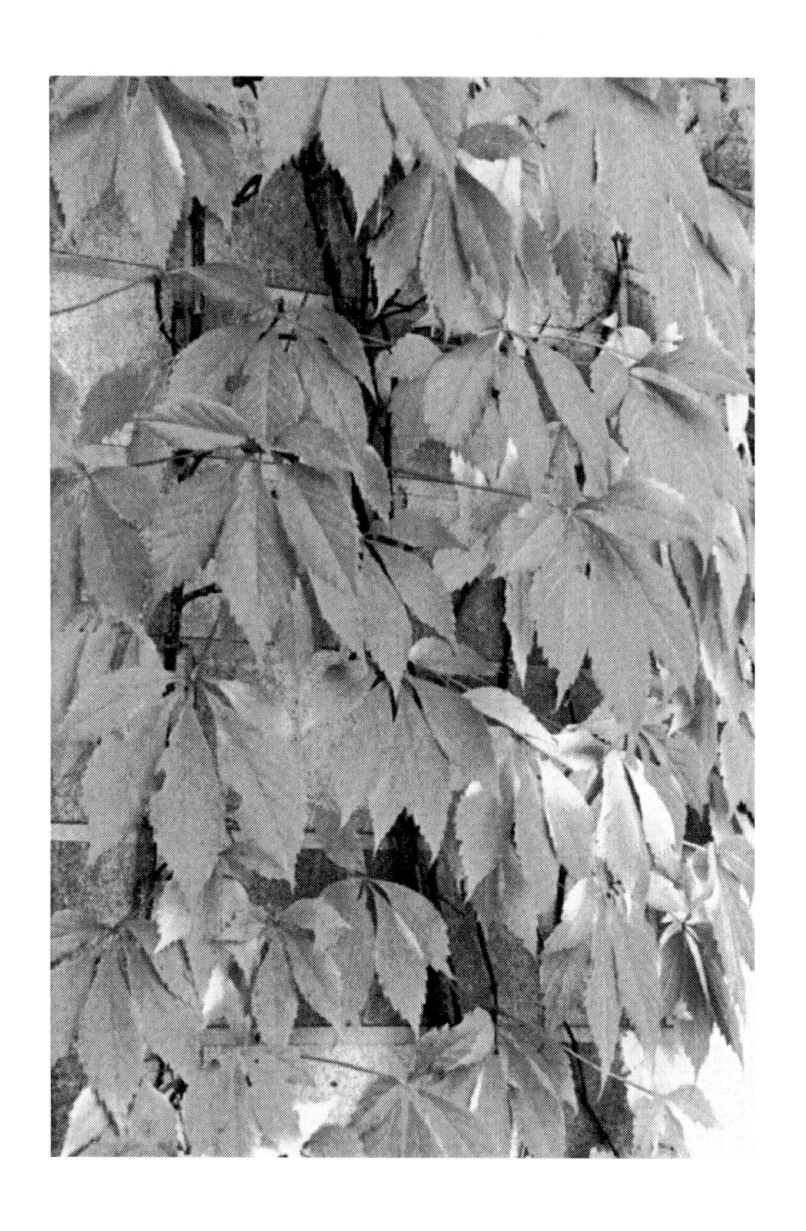

Salate
knackig - exotisch - frisch

Salate stellen einen wichtigen Bestandteil unserer Ernährung dar; in unserem täglichen Leben und besonders während der Zeit der Entschlackung und Entgiftung. Die darin enthaltenen Vitamine, Mineralstoffe und Spurenelemente sind in dieser Zeit besonders wichtig für die Unterstützung der Entgiftungsarbeit der Leber.

Salate und Rohkost sollten generell vor dem gedünsteten Hauptgericht gegessen werden. Rohes durchläuft den Darm schneller als Gedünstetes. Um ein gefahrloses Passieren durch den Darm ohne Blähungen und sonstigem Unwohlsein zu gewährleisten, sollte diese Reihenfolge unbedingt eingehalten werden.

Der optische Anblick eines Salates ist wichtig für das Auge – und macht Appetit. Richten Sie deshalb Ihren Salat immer farbenfroh an. Verwenden Sie verschiedenfarbige Zutaten für einen bunten Salatteller, angefangen von den verschiedenen Salatsorten über würzige Kräuter und frisch gekeimten Samen bis hin zu besonderen, kaltgepreßten Speiseölen. Diese können Sie je nach Geschmack täglich variieren.

Würzen Sie Ihren Salat sparsam mit (Kräuter-)Salz, Pfeffer u.a.; verwenden Sie möglichst frische Kräuter, sie geben Ihrem Salat ihren ganz individuellen Geschmack und sind dazu sehr vitamin- und mineralstoffreich.

Sie können viele Kräuterarten fast ganzjährig im eigenen Garten ernten oder frisch einkaufen. Ebenso können Sie nicht immer erhältliche Kräuter einfrieren und bei Bedarf verwenden. Aber auch getrocknete Kräuter sind für die Basenküche geeignet.

In einigen Salatrezepten werden Gemüsezutaten kurz angedünstet. Dies gilt nur für die Zeit des Azidose-Fastens (Darmschonung). Außerhalb dieser Zeit können Sie diese natürlich in rohem Zustand genießen, soweit dies Ihrem Darm keine Probleme bereitet.

Und so könnte Ihr ganz persönlicher Salatteller aussehen:

Nehmen Sie sich verschiedenfarbige Blattsalate, z.B. Kopfsalat mit Lollo Rosso oder Radicchio und plazieren die Blätter auf Ihrem Teller. Zum Garnieren haben Sie die Auswahl zwischen einer halben Tomate, in Scheiben geschnittenen Champignons, einer viertel Avocado, ein paar Radieschenscheiben, Bananenscheiben, Oliven (nicht in Essig eingelegt), verschiedene Sprossen (besonders nahrhafte Zugabe), gekeimten Samen, Sonnenblumen- und Kürbiskernen, ungeschwefeltem Trockenobst u.a.

Zum Würzen nehmen Sie ein kaltgepreßtes Speiseöl, je nach Geschmack Gomasio (geröstetes Sesamsalz), etwas Kräutersalz, frische Kräuter, evtl. etwas Sahne.

Gomasio können Sie selbst herstellen: Vermischen Sie eine Tasse grob gemahlenen Sesam mit einem EL Meersalz und rühren die Mischung so lange in einer heißen Eisenpfanne, bis sich der Sesam goldgelb gefärbt hat.

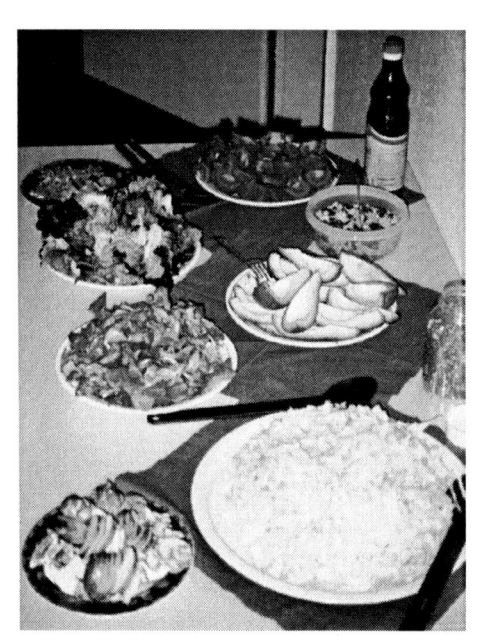

Ebenso können Sie naturreine ätherische Öle verwenden, sie geben Ihrem Salat, z.B. tröpfchenweise in Sahne gerührt, einen feinen Geschmack.

Vermeiden Sie jedoch synthetischen Duftöle. Sie sind nicht lebensmitteltauglich und können Unwohlsein und Krankheiten hervorrufen.

Suchen Sie nach neuen Ideen - Sie können sich auch gern von den nachgenannten Vorschlägen inspirieren lassen.

Kopfsalat mit Spargel
4 Personen

Zutaten:

1 großer Kopfsalat
1 Bund Radieschen
1 Bund Schnittlauch
3 EL Speiseöl

300 g Spargel
200 Sahne
Kräutersalz

Den gewaschenen Kopfsalat in mundgerechte Stücke reißen und in einem Sieb abtropfen lassen. Den frischen, zarten Spargel schälen und in ½ cm dicke Stückchen schneiden. Die Radieschen in dünne Scheiben schneiden.

Die Sahne mit Öl, Kräutersalz und dem feingeschnittenen Schnittlauch verrühren. Die Spargelstücke ca. 1 Stunde darin ziehen lassen. Dann den Kopfsalat unterheben und mit den Radieschenscheiben garnieren.

Salat Tajmahal
(2 Personen)

Zutaten:

8 mittelgroße Champignons
1 Scheibe Ananas
½ Tasse Pinienkerne
Für die Sauce:
1 Tropfen äth. Ingweröl
1 TL Agavendicksaft

1 mittelgroße Möhre
½ Schälchen Kresse
¼ Tasse Sultaninen
3 TL Sesamöl
1 Tropfen äth. Pfefferöl
frische Kräuter

Die Champignons und die Möhre in Scheiben schneiden. Die Möhrenscheiben kurz andünsten.
Die Ananasscheibe würfeln und mit Kresse, Pinienkernen und Sultaninen mischen. Aus den Ölen und dem Dicksaft die Sauce bereiten und über den Salat gießen. Vor dem Anrichten mit den frischen Kräutern garnieren.

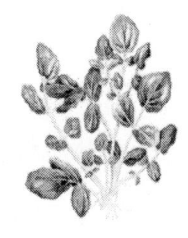

Bunter Kopfsalat
4 Personen

Zutaten:
1 Kopfsalat (auch Eissalat, Endivie, Chinakohl u.a.)
400 g Tomaten   1 Salatgurke (ca. 300 g)
10 Blättchen Borretsch   5 EL Speiseöl
Kräutersalz

Die gewaschenen Salatblätter in mundgerechte Stücke reißen und in einem Sieb abtropfen lassen. Die Tomaten achteln und die (frische) Gurke mit der Schale fein hobeln.
Richten Sie die Salatblätter in einer großen Schüssel oder auf einem Teller an und garnieren ihn mit Tomatenstückchen und Gurkenscheiben. Träufeln Sie nun das Öl über den Salat, würzen mit dem Kräutersalz und garnieren ihn mit dem Borretsch.

Salat Kamasutra
(2 Personen)

Zutaten:
2 kleine Karotten   2 Selleriestangen
½ kleiner Radicchiosalat   2 kleine, süße Äpfel
2 große Radieschen   1 EL Mandeln
3 EL Sesamöl   1 EL Sultaninen
1 TL Agavendicksaft oder Zuckerrübensirup
2 Tropfen äth. Mandarinenöl   1 Tropfen äth. Cuminöl
1 Tropfen äth. Kardamomöl   Kräutersalz

Karotten, Sellerie, Radicchio, Äpfel und Radieschen waschen und klein schneiden. Karotten- und Selleriestücke kurz andünsten und nach Erkalten mit den anderen kleingeschnittenen Stücken mischen. Die Mandeln enthäuten, zerkleinern und leicht anrösten.
Aus den übrigen Zutaten eine Sauce bereiten und über den Salat gießen. Zum Schluß die gerösteten Mandeln darüber streuen.

Kopfsalat Taiwan
4 Personen

Zutaten:

1 Kopfsalat	400 g Birnen
40 g gekeimte Sojabohnen	5 EL Speiseöl
Kräutersalz	Ingwer
1 TL Sanddornsaft (evtl. süßen mit Agavendicksaft / Ahornsirip)	
Cayennepfeffer	40 g gehackte Cashewnüsse

Den gewaschenen Kopfsalat in mundgerechte Stücke reißen und im Sieb abtropfen lassen. Das Öl mit den Gewürzen mischen und die gekeimten Sojabohnen hineingeben. Alles eine Stunde ziehen lassen.
Die Birnen vierteln, das Kerngehäuse entfernen und in feine Scheiben schneiden. Nun Salatblätter und Birnenscheiben in die Sojabohnensauce geben und alles vermischen.
Vor dem Anrichten den Salat mit den Cashewnüssen bestreuen.

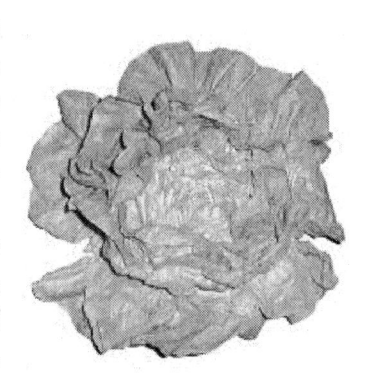

Und so keimen Sie Ihre Sojabohnen:

Waschen Sie die Sojabohnen in einem Sieb ab und lassen sie im Wasser ca. 12 Stunden quellen. Spülen Sie sie in einem Sieb kurz ab und halten sie 1 – 2 Tage feucht, bis sie keimen. Geben Sie ab und zu etwas Wasser zu und schütteln sie durch, damit alle Bohnen feucht sind. Lassen Sie sie bei Zimmertemperatur stehen.
Wenn die Keime 1 cm lang sind, können sie verwendet werden.

Reissalat Hawaii
4 Personen

Zutaten:

2 Tassen Basmati-Reis
½ TL Kräutersalz
½ frische Ananas
1 EL Sojasauce
40 g gehackte Cashewnüsse

4 Tassen Wasser
4 EL Speiseöl
40 g gekeimte Sojabohnen
1 gestrichener TL Curry

Den Reis im Wasser aufkochen und ca. 10 Minuten ausquellen lassen. Anschließend lassen Sie ihn abkühlen.
Schneiden Sie die Ananas in kleine Stückchen. Verrühren Sie das Öl mit den Gewürzen und der Sojasauce. Mischen Sie nun Reis, Ananas und die gekeimten Sojabohnen mit der Sauce und lassen den Salat ca. 1 Stunde durchziehen. Vor dem Anrichten garnieren Sie ihn mit den gehackten Cashewnüssen.

Winter-Obstsalat
(4 Personen)

Zutaten:

150 g ungeschwefeltes Trockenobst (Feigen, Aprikosen, Datteln)
500 g süße, reife Äpfel   2 Bananen
250 g Mandarinen (aus der Dose, ungezuckert)
2 TL Agavendicksaft   1 Prise Delifrut
Lebkuchengewürz   ¼ Liter Sahne
500 g gehackte Walnüsse

Weichen Sie das Trockenobst in etwas Wasser ca. 2 Stunden ein uns schneiden es klein. Die abgetropften Mandarinen, die vom Kerngehäuse befreiten Äpfel und die geschälten Bananen schneiden Sie in Stücke.

Vermengen Sie alles Obst und die Nüsse miteinander, würzen mit etwas Lebkuchengewürz und geben die Sahne-Agavendicksaft-Mischung hinzu. Lassen Sie den Salat ca. 30 Minuten durchziehen, portionieren ihn und genießen ...

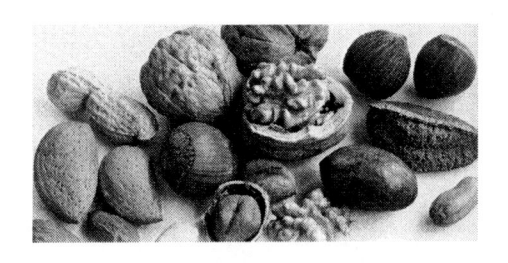

Möhrensalat mit Sesamsprossen
(4 Personen)

Zutaten:

4 große Möhren	2 Stangen Staudensellerie
½ Tasse Sesamsprossen	

Für die Salatsauce:

1 Becher Sahne	1 EL Sesamöl
2 Tropfen äth. Zitronenöl	1 TL Agavendicksaft
1 Msp gemahlener Fenchel	grob gem. schwarzer Pfeffer
Kräutersalz	3 EL Kresse

Schneiden Sie den Staudensellerie in Halbmonde, raspeln die Möhren und vermischen beides vorsichtig mit den Sesamsprossen. Die Zutaten für die Sauce verquirlen Sie miteinander. Nehmen Sie vom schwarzen Pfeffer nur eine kleine Prise. Falls Sie keinen Agavendicksaft zur Hand haben, können Sie auch Ahorn- oder Zuckerrübensirup verwenden. Vermengen Sie nun vorsichtig Salat und Sauce miteinander und lassen alles ca. 10 Minuten ziehen.
Wenn Sie den Salat portionsweise angerichtet haben, garnieren Sie ihn mit der frisch geernteten Kresse und verzehren ihn mit viel Genuß.

Sommersalat mit grünen Sojasprossen
(4 Personen)

Zutaten:

1 Tasse Sojabohnensprossen
2 Möhren
2 Tomaten
etwas Gemüsebrühe

je 1 rote und gelbe Paprika
1 Zwiebel
3 EL Dill

Für die Salatsauce:
1 Salatgurke
2 EL Nußöl

2 Tropfen äth. Zitronenöl
Kräutersalz

Schneiden Sie die Paprika in feine Streifen und die Möhren in feine Stifte. Hacken Sie die Zwiebel sehr fein und schneiden die Tomaten in Würfel. Dünsten Sie die Zutaten in der Gemüsebrühe kurz an und geben sie nach dem Abtropfen in eine große Schüssel. Nun vermengen Sie das Gemüse vorsichtig mit den Sojasprossen.
Für die Zubereitung der Sauce schneiden Sie die Gurke in Stücke (nötigenfalls vorher schälen und die Kerne herausschaben) und dünsten sie in der abgetropften Gemüsebrühe kurz an. Geben Sie sie mit den anderen Saucenzutaten in den Mixer und mixen alles einige Sekunden. Gießen Sie nun die fertige Sauce über den Salat und streuen den Dill darüber.

Spinatsalat mit Linsensprossen
(4 Personen)

Zutaten:

500 g junger Spinat
6 Radieschen

1 Tasse Linsensprossen

Für die Salatsauce:
1 TL Sesamöl
2 EL Sonnenblumenöl
1 EL Sesamsamen

1 Knoblauchzehe
2 EL frische Petersilie
Kräutersalz

Waschen Sie den Spinat und lassen ihn gut abtropfen. Die Radieschen werden in sehr feine Streifen geschnitten. Vermischen Sie nun Spinat und Radieschen mit den Linsensprossen.
Für die Salatsauce verrühren Sie die Zutaten miteinander und gießen sie sofort über den Salat.
Rösten Sie nun die Sesamsamen in einer trockenen Pfanne an, bis sie gut duften. Rühren Sie sie öfter um, damit sie nicht anbrennen. Die gerösteten Sesamsamen streuen Sie noch warm über den Salat und genießen ihn.

Linsensprossen-Zucchinisalat
(4 Personen)

Zutaten:
4 kleine Zucchini   *1 Tasse Linsensprossen*
etwas Gemüsebrühe

Für die Salatsauce:
½ Tasse gehackte Walnüsse *4 EL Sonnenblumensprossen*
1 süßer Apfel   *4 EL Sojaöl*
2 Tropfen äth. Zitronenöl *Salbeigewürz*
Kräutersalz

Schneiden Sie die Zucchini in Scheiben und vermischen sie mit den Linsensprossen. Dünsten Sie die Mischung in der Gemüsebrühe kurz an und lassen sie abtropfen.
Für die Salatsauce reiben Sie den Apfel und mischen ihn mit den anderen Zutaten. Ggf. nehmen Sie noch etwas Gemüsebrühe hinzu. Gießen Sie nun die Sauce über die Zucchini-Sprossen-Mischung, würzen mit etwas Salbeigewürz und Kräutersalz und vermengen alles vorsichtig miteinander.

Champignon-Tomatensalat mit Kresse
(4 Personen)

Zutaten:

250 g Champignons
1 Frühlingszwiebel

4 Tomaten

Für die Salatsauce:
2 EL Sesamöl
1 TL Agavendicksaft
frisch gem. Pfeffer
3 EL Kresse

100 g Sahne
2 Tropfen äth. Zitronenöl
Kräutersalz

Schneiden Sie die geputzten Champignons in Scheiben und die Tomaten in Würfel. Die Frühlingszwiebel hacken Sie fein und vermengen alles miteinander.

Für die Sauce verquirlen Sie die Zutaten, würzen mit etwas frisch gemahlenem Pfeffer und Kräutersalz und gießen die Sauce über den Salat. Richten Sie den Salat auf Portionsteller an und bestreuen ihn mit der Kresse.

Je nach Geschmack können Sie die Kresse durch Senfsprossen und die Frühlingszwiebel durch eine Tasse Luzernensprossen ersetzen.

Kichererbsensprossensalat
(4 Personen)

Zutaten:

3 Tassen Kichererbsensprossen
2 Zucchini

1 kleine Zwiebel
2 Tomaten

Für die Salatsauce:
2 EL Sonnenblumenöl
1 TL Agavendicksaft
2 EL Petersilie

2 Tropfen äth. Zitronenöl
2 EL Kresse
Kräutersalz

Dünsten Sie die Kichererbsensprossen und die in Scheiben geschnittenen Zucchini an.
Hacken Sie die Zwiebel fein und würfeln die Tomaten. Mischen Sie diese Zutaten mit den abgekühlten Sprossen und Zucchini.
Verquirlen Sie die flüssigen Saucenzutaten mit dem Kräutersalz, gießen sie über den Salat und vermengen alles vorsichtig miteinander. Lassen Sie den Salat etwas ziehen.
Vor dem Anrichten überstreuen Sie ihn mit den Kräutern.

Reissprossensalat
(4 Personen)

Zutaten:

1 ½ Tassen Reissprossen	1 kleine Gurke
1 Tasse Mungobohnen	½ Paprikaschote

Für die Salatsauce:
4 EL Olivenöl	1 EL Zwiebeln, feingehackt
1 TL Senfsprossen (oder eine Prise frisch gemahlene Senfkörner)	
4 frische schwarze Oliven	Pfeffer, frisch gemahlen
Kräutersalz	200 g Räuchertofu
2 EL Petersilie	1 EL Kresse

Schneiden Sie die Gurke in feine Scheiben und die Paprika in feine Streifen und dünsten sie mit den Mungobohnen kurz an.
Vermischen sie alles mit den Reissprossen.
Für die Salatsauce hacken Sie die Oliven fein und schneiden den Räuchertofu in kleine Würfel. Verrühren Sie nun die übrigen Zutaten mit den Olivenstückchen, gießen alles über den Salat und lassen ihn etwas ziehen.
Vor dem Anrichten garnieren Sie Ihren Salat mit den Tofuwürfeln und den feingewiegten Kräutern und genießen ihn als erfrischenden Sommersalat.

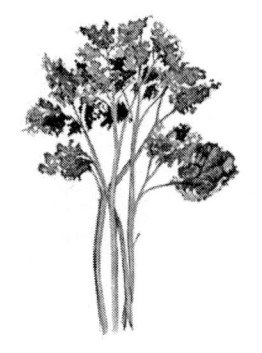

Bunter Sprossensalat
(4 Personen)

Zutaten:

100 g Tofu	100 g süße Äpfel oder Birnen
100 g Möhren oder Kohlrabi	100 g Lollo-Rosso-Blätter
100 g Radieschensprossen	100 g Luzernesprossen
100 g grüne Linsensprossen	100 g Mungobohnensprossen
Salatblätter zum Garnieren	Öl zum Braten

Schneiden Sie den Tofu in kleine Würfel, die Möhren oder Kohlrabi in Stifte und braten alles kurz im Öl an. Die geraspelten Äpfel oder Birnen mischen Sie mit den fein geschnittenen Salatblättern, den verschiedenen Sprossenarten und der Tofu-Gemüsemischung. Bei Unverträglichkeit des rohen Obstes (Fruchtsäure) geben Sie dieses vor dem Vermischen kurz in die noch bratende Tofu-Gemüsemischung.

Richten Sie die fertige Mischung auf den ganzen Salatblättern portionsweise an.

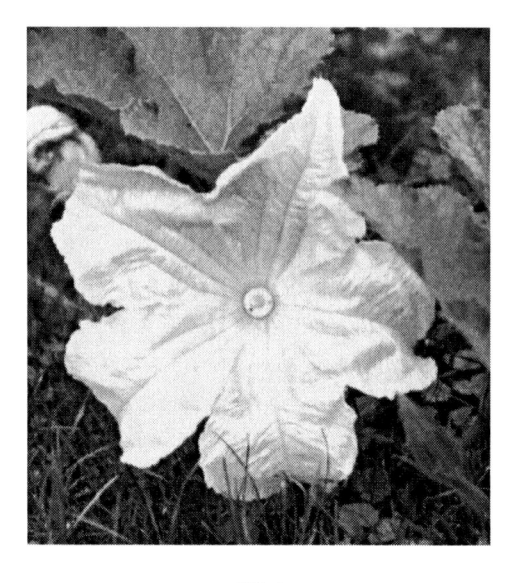

Suppen und Eintöpfe

Die Suppe ist schon seit jeher in allen Ländern der Welt eines der wichtigsten Gerichte. Sie läßt sich aus vielen Lebensmitteln zubereiten. Unzählige Suppen-Ideen und Spezialitäten, teils aus bäuerlicher Herkunft, teils aus höfischer Küche, gehören heute zu den beliebten Gaumenfreuden. Sie können Ihre Suppe klassisch, rustikal oder exotisch zubereiten
Suppen stimmen den Magen freundlich. Sie können der anregende Auftakt eines Menüs sein, sättigender Bestandteil oder zum Eintopf angereichert ein Hauptgericht. Falls Sie den Unterschied zwischen einer Suppe und einem Eintopf noch nicht kennen, halten Sie sich einfach an die Entscheidung der Franzosen: Sobald der Löffel im Topf stehen bleibt, ist die Suppe ein Eintopf.

Ich wünsche Ihnen viel Spaß und gutes Gelingen bei der Zubereitung Ihrer Suppen und Eintöpfe und einen guten Appetit.

Kresse-Kräuter-Suppe
(4 Personen)

Zutaten:

150 g Kartoffeln
1 Liter Gemüsebrühe
150 g Sahne
evtl. etwas Kräutersalz

1 Kästchen Kresse
1 Strauß Gartenkräuter
etwas gehackte Petersilie

Waschen Sie die Kresse und geben sie mit den geschälten, kleingeschnittenen Kartoffeln und den gehackten Kräutern in die Gemüsebrühe. Kochen Sie alles etwa 15 Minuten, bis die Kartoffeln weich sind. Pürieren Sie die Suppe, geben die Sahne hinzu und würzen evtl. mit etwas Kräutersalz nach.

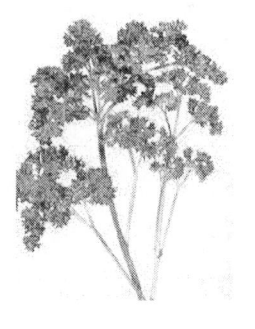

Lauch-Kartoffel-Suppe
(für 4 Personen)

Zutaten:

3-4 mittelgroße Lauchstangen
1 1/2 TL Salz
1 1/2 l Wasser
3 EL Butter
Pfeffer

2 EL Butter
500 g Kartoffeln
6 EL Sahne
1 Bund Kerbel

Den Lauch putzen, waschen und in feine Ringe schneiden. Die Butter in einem Topf erhitzen, die Lauchringe dazugeben, salzen und glasig dünsten.
Die Kartoffeln schälen, in kleine Stücke schneiden und zum Lauch geben. Mit Wasser auffüllen und bei hoher Temperatur etwa 15 Minuten kochen lassen. Sahne und Butter unterziehen und mit Kerbel verfeinern. Die Suppe abschmecken und evtl. mit Pfeffer würzen.

Kressesuppe
(2 Personen)

Zutaten:

½ Sellerieknolle
grüner Pfeffer

150 g Kartoffeln
1 Päckchen Kresse

Den Sellerie und die Kartoffeln schälen und würfeln, mit etwa einem viertel Liter Wasser weich kochen und mit dem Pfeffer würzen. Die abgeschnittenen Kressepflänzchen in die Suppe geben und die letzten 2 Minuten mitkochen.
Anschließend die Suppe mit dem Mixstab pürieren.

Altdeutsche Kartoffelsuppe
(4 Personen)

Zutaten:
700 g mehlig kochende Kartoffeln   50 g Sellerie
100 g Butter   3 Möhren
1 ½ Liter Gemüsebrühe   2 Zwiebeln
1 Lorbeerblatt   1 Nelke
1 Stange Lauch (Porree)   1/8 Liter süße Sahne
Kräutersalz   frisch gemahlener Pfeffer
Majoran   geriebene Muskatnuß
200 g Pfifferlinge
2 EL gehackte Kräuter (Kerbel, Schnittlauch, glatte Petersilie)

Kartoffeln schälen, Sellerie und Möhren putzen, waschen und in Würfel schneiden. Dünsten Sie Sellerie und Möhren in der Hälfte der Butter an und geben Kartoffeln und Gemüsebrühe zu. Ziehen Sie nun die Zwiebeln ab und spicken eine mit Lorbeerblatt und Nelke. Geben Sie die gespickte Zwiebel in die Brühe und lassen sie zugedeckt etwa 20 Minuten kochen. Schneiden Sie den geputzten und gründlich gewaschenen Porree in Ringe und kochen ihn etwa 10 Minuten in der Suppe. Entnehmen Sie nun die gespickte Zwiebel.

Schöpfen Sie etwa 1/3 der Kartoffel-Gemüse-Mischung aus der Suppe, pürieren und verrühren sie mit der Sahne und geben sie wieder in die Suppe. Würzen Sie alles mit Kräutersalz, Pfeffer, Majoran und Muskatnuß.

Putzen Sie nun die Pfiffferlinge. Dann schneiden Sie die restliche Zwiebel in feine Würfel und dünsten sie in der restlichen Butter an. Geben Sie die Pilze dazu und dünsten sie 5 Minuten mit.

Lassen Sie alles noch etwa 5 Minuten in die Suppe ziehen und bestreuen die Suppe mit den Kräutern.

Waldkirchner Fastensuppe
(4 Personen)

Zutaten:

100 g Kartoffeln	200 g Karotten
100 g Sellerie	100 g Lauch
1,5 Liter Wasser	3 EL Sahne
Majoran, Kümmel, Thymian,	Kräuter- oder Meersalz

2 TL gehackte Kräuter (Petersilie, Schnittlauch)

Das Wurzelwerk waschen und in größere Stücke schneiden.
Die geschälten Kartoffeln würfeln, zum Wurzelwerk geben und mit Wasser auffüllen. Nun lassen Sie alles ca. 20 Minuten leicht kochen. 10 Minuten vor dem Garwerden Majoran, Kümmel, Thymian und Salz zugeben.
Die Suppe mit dem Mixer pürieren oder durch ein Sieb passieren, anschließend geben Sie die gerührte Sahne hinzu. Es sollte nun nicht mehr gekocht werden.
Vor dem Anrichten streuen Sie die frischgehackten Kräuter über die Suppe.
Essen Sie langsam und speicheln jeden Bissen gut ein.

Pikante Möhren-Tomaten-Suppe
(4 Personen)

Zutaten:

1 große Zwiebel, gehackt 2 Tassen Wasser
5 Tassen Möhren, in ½ cm dicken Scheiben geschnitten
6 Tassen reife Tomaten, enthäutet und gehackt
¼ TL Tabasco frisch gem. schw. Pfeffer
¼ Tasse frisch gehackter oder 2 TL getrockneter Dill
2 TL getrockneter Estragon Salz
1 Tasse geschlagene Sahne

Die gehackte Zwiebel mit ¼ bis ½ Tasse Wasser in einem großen Suppentopf glasig dünsten. Möhrenscheiben und das restliche Wasser hinzufügen und 30 Minuten köcheln lassen. Die Tomaten dazugeben und weitere 30 bis 45 Minuten köcheln lassen, bis die Tomaten vollständig zerfallen sind. Die Suppe von der Herdplatte nehmen und pürieren. Tabasco, Dill und Estragon hinzufügen und mit Salz und Pfeffer oder nach Geschmack abschmecken.

Die Möhren-Tomaten-Suppe können Sie heiß oder kalt mit einem großen Klecks geschlagener Sahne servieren.

Kürbiscremesuppe
(4 Personen)

Zutaten:

250 g Kürbis	2 EL Mandeln (-scheiben)
250 g mehlig kochende Kartoffeln	600 ml Gemüsebrühe
70 g Zwiebeln	35 g Butter
3 EL Sahne	2 Tropfen äth. Öl Zitrone
2 TL geriebene Ingwerwurzel	¼ TL Zimtpulver
Kräutersalz	einige Melisseblättchen

Die Mandeln in dünne Scheiben schneiden und ohne Fett unter Umwenden goldgelb rösten. Vom geschälten Kürbis das Innere entfernen und das Fruchtfleisch grob raspeln. Die Kartoffeln und die Zwiebeln klein würfeln und in der Butter 2 – 3 Minuten anschwitzen. Den Kürbis und die Gemüsebrühe dazugeben und zugedeckt bei schwacher Hitze in ungefähr 12 Minuten weich garen. Nun das Gemüse mit dem Pürierstab fein pürieren. Unter Zufügen von 150 ccm Wasser nochmals kurz erwärmen (nicht kochen) und mit der Sahne, dem Zimt, dem Ingwer und dem ätherischen Öl würzen. Die Suppe mit den Mandelscheiben und einigen Melisseblättchen bestreuen und servieren.

Weißkraut-Kartoffel-Eintopf
(4 Personen)

Zutaten:

120 g Weißkraut
80 g Zwiebeln
etwas Weizenkeim- oder Olivenöl
1 EL Currypulver

170 g Kartoffeln
½ Liter Gemüsebrühe
50 g Tomaten
je 1 Prise gem. Nelke, Kümmel und Pfeffer

Das Weißkraut fein schneiden oder hobeln, die Kartoffeln schälen und würfeln. Die Zwiebeln abziehen und in feine Ringe schneiden. Alles in heißem Öl unter ständigem Rühren andünsten. Die Gemüsebrühe zugießen. Die enthäuteten Tomaten mit den Gewürzen zugeben und den Eintopf etwa eine Stunde leicht kochen lassen.

Blumenkohlsuppe
(2 Personen)

Zutaten:

½ kleiner Blumenkohl
Salz, Muskat, Pfeffer
½ Liter Gemüsebrühe

2 EL süße Sahne
etwas Schnittlauch

Den Blumenkohl in Röschen teilen, waschen und in etwa ½ Liter Gemüsebrühe weichkochen.

Die Suppe pürieren (vorher 3 – 5 Röschen herausnehmen), die Sahne hineinrühren und mit den Gewürzen abschmecken.

Die Schnittlauchröllchen auf die Suppe streuen und mit den übrigen Röschen garniert servieren.

Kichererbsen-Gemüsesuppe
(4 Personen)

Zutaten:

80 g Kichererbsen	130 g Blumenkohl
1 ½ EL gekörnte Gemüsebrühe	½ Lorbeerblatt
80 g Karotten	60 g Staudensellerie
50 g gelbe Paprika	1 Bund Petersilie
150 g Tomaten	½ Bund Majoran
25 g Butter	Kräutersalz, Muskatnuß

Die gewaschenen Kichererbsen 10 – 12 Stunden in ½ Liter Wasser quellen lassen. Die gekörnte Brühe und das Lorbeerblatt hinzugeben und die Kichererbsen zugedeckt 30 – 40 Minuten bei schwacher Hitze weich kochen.

Das Gemüse waschen und putzen. Den Blumenkohl in kleine Röschen teilen, den verwertbaren Strunk in dünne Scheiben schneiden. Die Karotten in Scheiben, den Sellerie in Streifen schneiden. Das Selleriegrün beiseite legen. Die Paprika würfeln, die Petersilienstengel fein hacken und alles zum Gemüse geben.

Das Lorbeerblatt aus den Kichererbsen entfernen, mit ¾ Liter Wasser aufgießen und aufkochen. Das Gemüse zugeben und zugedeckt in etwa 8 Minuten bißfest garen.

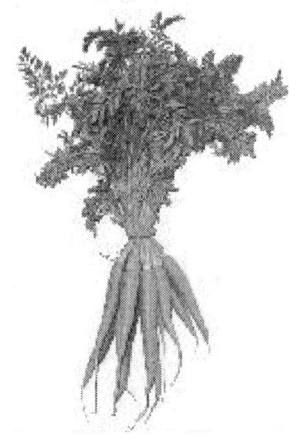

Die gewürfelten Tomaten etwa 2 Minuten in der Suppe ziehen lassen und die gehackten Kräuter mit der Butter hineinrühren. Abschließend mit Salz und frisch geriebener Muskatnuß abschmecken.

Zucchinisuppe mit Tomaten
(2 Personen)

Zutaten:

1 kleine Zwiebel	1 EL Sonnenblumenöl
300 g junge Zucchini	¼ Liter Gemüsebrühe
je 1 TL Bohnenkraut u. Thymian	125 g aromatische Tomaten
3 EL Sahne	1 Knoblauchzehe

1 Bund Kräuter (Petersilie, Dill, Majoran, Basilikum) gehackt
Currypulver   Cayennepfeffer

Die gewürfelten Zwiebel im heißen Öl glasig dünsten, die Gemüsebrühe zufügen und aufkochen. Die geraspelten Zucchini mit Bohnenkraut und Thymian in die Brühe einrühren und etwa 5 Minuten bei mittlerer Hitze kochen. Das Innere der Tomaten hinzugeben und alles mit dem Pürierstab pürieren. Die Sahne mit der gepreßten Knoblauchzehe in die Suppe rühren, die Kräuter hinzufügen und mit je einer Prise Curry und Cayennepfeffer abschmecken. Als Krönung die in Würfel geschnittenen Tomaten darüber streuen.

Basensuppe
(4 Personen)

Zutaten:

1 kg Gemüse (je nach Jahreszeit)
z.B. Kartoffeln, Karotten, Lauch, Fenchel, Brokkoli, Blumenkohl, alle Stengel- und Wurzelgemüse, auch Zwiebel und Knoblauch (je nach Bekömmlichkeit),
Kräuter nach Geschmack   Kräutersalz

Das Gemüse mit einer Gemüsebürste gut reinigen, klein schneiden, in den Kochtopf geben und mit reichlich Wasser aufgießen. Kurz aufkochen und etwa eine halbe Stunde ziehen lassen.

Bei zuviel Flüssigkeit kann ein Teil der Brühe abgesiebt und über den Tag verteilt getrunken werden.
Zum Schluß mit Kräuter und Kräutersalz würzen und genießen.

Sie können die Basensuppe auch pürieren, etwas Sahne hinzufügen und mit gemahlener Muskatnuß würzen.

Die basische Gemüsesuppe hat den Vorteil, daß sie natürlich ist (ohne Zusätze von Geschmacksverstärkern u.a.) und uns die Mineralstoffe direkt aus den pflanzlichen Nahrungsmitteln zuführt und somit zum Entsäuern beiträgt.

Reis-Gemüsesuppe
(4 Personen)

Zutaten:

1 Kohlrabi	200 g Möhren
1 Stange Lauch	100 g Basmati- / Langkornreis
1 Zweig frischen Thymian	150 g Erbsen (TK)
weißer Pfeffer, frisch gemahlen	Kräutersalz
1 Liter Gemüsebrühe	4 EL Sahne

Den geschälten Kohlrabi waschen und in etwa bleistiftdünne Stifte schneiden. Die zarten Kohlrabiblättchen fein hacken. Die Möhren gut abbürsten und in dünne Scheiben schneiden. Den Lauch längs aufschneiden, gut waschen und in dünne Scheiben schneiden. Den Reis in der Gemüsebrühe bei schwacher Hitze etwa 15 Minuten garen (Basmati-Reis ca. 8 – 10 Minuten).
Nun das zerkleinerte Gemüse und die TK-Erbsen hinzugeben, nochmals aufkochen und bei mittlerer Hitze weitere 5 Minuten garen. Nun die Suppe von der Kochstelle nehmen, mit Kräutersalz und Pfeffer würzen und die Sahne unterrühren. Verteilen Sie nun die Suppe auf die vorgewärmten Teller und garnieren sie mit den abgezupften Thymianblättchen.

Spargelsuppe mit Avocado
(4 Personen)

Zutaten:

650 g grüner Spargel	1 Liter Gemüsebrühe
2 vollreife Avocados	4 EL Sahne
2 Tropfen äth. Zitronenöl	20 g Butter
1 Handvoll Sauerampferblättchen	
Petersilie, frisch gehackt	Pfeffer
Kräutersalz	Biobin

zum Garnieren:
1 Löwenzahnblüte   einige Gänseblümchen

Den Spargel waschen, evtl. schälen und die holzigen Enden abschneiden. Die Abfälle mit Wasser bedeckt in einem Topf aufkochen und bei schwacher Hitze ca. 15 – 20 Minuten kochen. Inzwischen die Spargel in Stücke schneiden und die Spitzen beiseite legen. Die Spargelbrühe absieben, mit der Gemüsebrühe auf 1200 ccm auffüllen und in einen Topf geben. Das Biobin mit dem Schneebesen unterrühren und aufkochen. Die Spargelstücke zugeben und etwa 7 Minuten bei schwacher Hitze kochen. Dann die Spargelspitzen dazugeben und weitere 3 Minuten kochen.

Die geschälten und entkernten Avocados mit der Sahne und dem ätherischen Zitronenöl fein pürieren. Nun die Suppe von der Kochstelle nehmen und das Avocadopüree, die Butter und die Kräuter unterrühren. Nach dem Abschmecken mit Kräutersalz und Pfeffer mit den Gänseblümchen und den abgezupften Löwenzahnblütenblättern bestreuen.

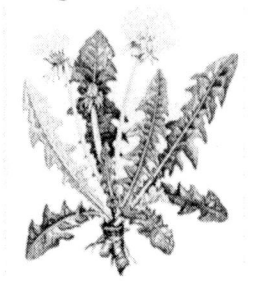

Grüne Suppe
(4 Personen)

Zutaten:
500 g Suppengemüse
(Möhren, Knollensellerie, Lauch und Petersilienwurzel)
1 kleiner, fester Kopfsalat
250 g Spinat
1 Liter Gemüsebrühe
Kräutersalz
weißer Pfeffer, frisch gemahlen
200 g Sahne
25 g Sonnenblumenkerne
1 große Zwiebel
1 EL Sonnenblumenöl
¼ TL gem. Kreuzkümmel
1 Bund Schnittlauch
Cayennepfeffer

Putzen und waschen Sie das Suppengemüse und zerkleinern es fein. Dann vierteln und waschen Sie den Kopfsalat und schneiden ihn in feine Streifen. Nun den Spinat verlesen, waschen, trockenschwenken und hacken. Die Zwiebel schneiden Sie in feine Würfel. Nun erhitzen Sie das Öl und braten darin die Zwiebel bei mittlerer Hitze einige Sekunden an. Die Gemüsebrühe gießen Sie dazu, lassen es aufkochen und noch zwei Minuten weiterkochen. Geben Sie nun den Salat und den Spinat dazu und lassen es erneut aufkochen. Schmecken Sie nun die Suppe mit Kräutersalz, etwas Pfeffer und Kreuzkümmel ab.

Den gewaschenen und trockengetupften Schnittlauch zerkleinern Sie und hacken die Sonnenblumenkerne fein. Vermischen Sie beides mit der Sahne und würzen mit dem Cayennepfeffer.

Richten Sie nun die Suppe in vorgewärmte Teller an und setzen auf jede Portion einen EL Sahnemischung. Die restliche Sahne können Sie gesondert dazu servieren.

Reisnudelsuppe mit Safran
(3 Personen)

Zutaten:

2 Frühlingszwiebeln
1 große Tomate
1 TL Safranfäden
1 EL Sojasoße
Kräutersalz

1 kleine Zucchini
1 Knoblauchzehe
¾ Liter Gemüsebrühe
50 g Reisnudeln
Cayennepfeffer

Befreien Sie die Frühlingszwiebeln von den äußeren Blättern, waschen und schneiden sie mit dem saftigen grünen Zwieblauch in feine Ringe. Legen Sie zwei EL der grünen Zwiebelröllchen zum Bestreuen der Suppe zur Seite. Schneiden Sie den gewaschenen Zucchini in dünne Stifte und die gehäutete Tomate in kleine Würfel, wobei Sie den Stielansatz herausschneiden sollten. Schälen Sie nun den Knoblauch und hacken ihn sehr fein. Dann zerreiben Sie die Safranfäden zwischen den Fingern und geben sie in die Gemüsebrühe. Kochen Sie nun die Gemüsebrühe mit der Sojasoße auf und geben die bearbeiteten Frühlingszwiebeln, Tomate, Zucchini, Knoblauch und die Reisnudeln dazu.

Kürbissuppe
(4 – 6 Personen)

Zutaten:

300 g Kürbisfleisch
150 g süße Sahne
1 Zwiebel
1 Knoblauchzehe
50 g Langkornreis
Kräutersalz

1 Stange Lauch
1 Ltr. Gemüsebrühe
2 Stangen Staudensellerie
2 EL Sonnenblumenöl
1 TL Safranfäden
Cayennepfeffer

Den geschälten Kürbis würfeln. Lauch und Sellerie putzen, waschen und in kleine Stücke schneiden. Die Sellerieblättchen zum Bestreuen beiseite legen. Zwiebel und Knoblauch fein hacken.
Erhitzen Sie das Sonnenblumenöl und braten Sie darin Zwiebel, Knoblauch und die Safranfäden bei mittlerer bis schwacher Hitze unter Rühren etwa eine Minute, bis die Zwiebel glasig ist.
Nun geben Sie den Reis, das Kürbisfleisch sowie Lauch und Sellerie dazu und braten alles etwa eine Minute mit. Dann gießen Sie die Gemüsebrühe dazu, lassen alles einmal aufkochen und dann zugedeckt bei schwacher Hitze etwa 15 Minuten garen, bis das Gemüse weich ist.
Zum Schluß rühren Sie die Sahne unter und schmecken die Suppe mit Kräutersalz und Cayennepfeffer ab. Vor dem Anrichten streuen Sie die kleingehackten Sellerieblättchen darüber.

Gurkensuppe
(1 Person)

Zutaten:

1 Gurke
¼ Liter Gemüsebrühe
Kräutersalz
½ TL zerstoßener Selleriesamen

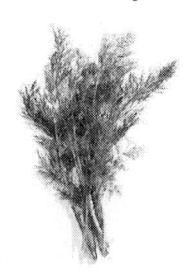

½ Zucchini
½ TL grüner Pfeffer
1 TL Dill

Die Gurke schälen, halbieren und die Kerne entfernen. Zucchini und Gurke in große Stücke schneiden und in der Gemüsebrühe weich kochen. Mit Pfeffer, Kräutersalz und Selleriesamen würzen und anschließend pürieren.
Den Dill klein schneiden und über die fertige Suppe streuen.

Tomaten-Reis-Suppe
(4 Personen)

Zutaten:

1 kg Tomaten
1 Bund Thymian oder Petersilie
 50 g Langkornreis
100 g süße Sahne
2 Bund Suppengrün
1 Knoblauchzehe
1/8 Liter Gemüsebrühe
Kräutersalz, Rosmarin
schwarzer Pfeffer, frisch gemahlen

Die enthäuteten und von den Stielansätzen befreiten Tomaten sehr fein hacken bzw. pürieren. Das Suppengrün und die Kräuter waschen und fein hacken. Den enthäuteten Knoblauch fein zerkleinern.

Die zerkleinerten Zutaten mit dem Reis in der Gemüsebrühe aufkochen und zugedeckt etwa 20 Minuten garen, bis der Reis körnig weich ist.

Die süße Sahne in die Suppe rühren und mit etwas Rosmarin, Kräutersalz und Pfeffer abschmecken.

Mandelcremesuppe
(4 Personen)

Zutaten:

1 Liter Gemüsebrühe
1 Tasse Mandeln
1 Tasse Sahne
etwas Kräutersalz
3 EL geh. Pfefferminzblätter
frisch gem. weißer Pfeffer

Pürieren Sie die Mandeln in der Sahne, rühren sie in die kochende Gemüsebrühe und lassen sie einmal kurz aufkochen. Dann schmecken Sie sie mit den Gewürzen ab und garnieren die Suppe mit den Pfefferminzblättern.

Grundsuppe für Erbsensprossen
(4 Personen)

Zutaten:

2 mittelgroße Zwiebeln	2 EL Butter
2 Knoblauchzehen	1 EL Öl
1 Stange Lauch (Porree)	1 Liter Wasser
3 Möhren	1 Lorbeerblatt
¼ Sellerieknolle	frisch gemahlener Pfeffer
3 Tomaten	Kräutersalz
1 grüne Pfefferschote	Thymian

Diese Grundbrühe wird ergänzt mit Gemüse der Jahreszeit und mit Sprossen aus der Gruppe der Erbsen, frisch gehackten Kräutern und etwas Sahne.

Zubereitung der Grundsuppe:
Gehackte Zwiebeln, geschnittene Pfefferschote, in feine Scheiben geschnittene Knoblauchzehen und Lauch, in Stifte geschnittene Möhren, gewürfelten Sellerie und gepellte Tomaten in einen großen Suppentopf geben und mit Wasser auffüllen. Die Gewürze hinzugeben, alles kurz aufkochen und anschließend eine Stunde auf kleiner Flamme köcheln lassen.
Nun wird das Saisongemüse hinzugefügt und die Suppe nochmals 20 Minuten geköchelt. Als letzte Beigabe werden die Sprossen hinzugegeben und 10 Minuten in der Brühe weichziehen gelassen.

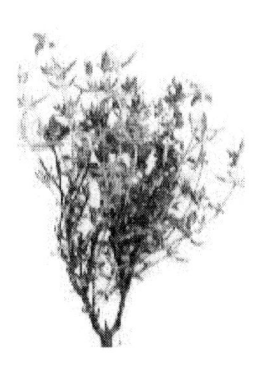

Nach dem Anrichten werden etwas Butter und Öl untergerührt und frische Kräuter darüber gestreut.
Sie haben hiermit einen kräftigen, schmackhaften Eintopf für alle Jahreszeiten.

Azuki-Bohnen-Suppe
(4 Personen)

Zutaten:

1 ½ Tassen Azuki-Bohnen, geweicht
2 EL Speiseöl   1 große Zwiebel
1 Stange Lauch   1 Blatt Kombu (Alge),
1 EL Butter   6 cm lang
1 Päckchen Suppengrün (Petersilienwurzel, Möhre, Sellerie,
Thymian, Knoblauchzehe)   100 g Räuchertofu
1 Liter Wasser oder Gemüsebrühe
frische Gartenkräuter und ein paar Minzeblätter

Schneiden Sie Lauch, Zwiebel, Kombu und das Suppengrün klein und kochen es mit den Azuki-Bohnen eine Stunde auf kleinster Flamme. Rösten Sie den in kleine Würfel geschnittenen Räuchertofu im Öl an und geben ihn in die fertige Suppe. Vor dem Servieren bestreuen Sie die Suppe mit frischen, kleingeschnittenen Gartenkräutern, besonders mit Minze.

Hinweis: Wenn Sie Azuki-Bohnen mit Reis mischen, haben Sie die klassische Kombination von Getreide und Hülsenfrucht, also die ideale Nahrungsergänzung.

Erbsensuppe
2 Personen

Zutaten:

1 Tasse grüne Erbsen   1 Liter Wasser
2 Zwiebeln   2 Möhren
1 EL Butter   50 g Sahne
3 EL frisch gehackte Minze   Kräutersalz
evtl. Sonnenblumenkerne

Weichen Sie die Erbsen 10 Stunden ein, kochen sie kurz auf und lassen sie auf kleinster Flamme ca. 1 Stunde garen. Nötigenfalls müssen sie nach dem Aufkochen abgeschäumt werden (lesen Sie herzu auch im Kapitel „Hülsenfrüchte" bezüglich des Kochvorgangs). Dünsten Sie die feingehackten Zwiebeln und die feingeschnittenen Möhren. Lassen Sie alle Zutaten abkühlen, geben sie in einen Mixer und pürieren sie zu einer Creme. Erwärmen Sie die Erbsensuppe nochmals, fügen die Sahne hinzu und würzen mit der frischen Minze und dem Kräutersalz.
Die Erbsensuppe ist frisch und leicht verdaulich, das Zerkleinern im Mixer macht sie sehr bekömmlich.
Unmittelbar vor dem Servieren können Sie noch gebräunte Sonnenblumenkerne darüber streuen.

Basische Mitternachtssuppe
(4 Personen)

Zutaten:

400 g Räuchertofu	*25 g Kokosfett*
250 g Paprika (bunt gemischt)	*1 große Zwiebel*
2 Knoblauchzehen	*3 EL Tomatenmark*
500 g rote Bohnen	*¾ Liter Gemüsebrühe*
Kräutersalz	*Chilipulver*
Edelsüßpaprika	

Den Räuchertofu in Würfel schneiden und im Kokosfett kräftig anbraten. Zwiebel und Knoblauch klein schneiden und alles zum Tofu geben und gut durchbraten. Die in Streifen geschnittenen Paprika hinzufügen und mitbraten.
Zwischenzeitlich die Bohnen in der Gemüsebrühe garen, dann die Brühe abgießen und damit die Tofu-Paprika-Mischung ablöschen. Alles einmal kurz aufkochen und dann 10 Minuten leicht weiterköcheln lassen. Nun die Bohnen dazugeben und weitere 5 Minuten leicht köcheln lassen.
Mit den Gewürzen pikant abschmecken und genießen.

Mama's grüne Herbstsuppe
(4 Personen)

Zutaten:

1 Stange Lauch	¼ Sellerieknolle
2 kleine Möhren	1 Bund Petersilie
1 kg Kartoffeln	1 TL getr. Majoran
1 Liter Gemüsebrühe	etwas Selleriekraut
1 Becher Sahne (200 g)	Kräutersalz, Pfeffer
2 Lorbeerblätter	

Putzen Sie das gewaschene Gemüse und schneiden es in kleine Stücke. Die Kartoffeln werden geschält, gewaschen und gewürfelt. Garen Sie nun das Gemüse mit den Kartoffeln und den Gewürzen in der Gemüsebrühe (im Schnellkochtopf ca. 8 Minuten). Nach dem Abdampfen entfernen Sie die Lorbeerblätter und pürieren die Suppe, runden sie mit der Sahne ab und würzen bei Bedarf noch mit etwas Kräutersalz und Pfeffer nach.

Diese Suppe
ist meiner Frau Claudia gewidmet.
Sie (die Suppe) entstand an einem stürmischen,
verregneten Novembertag
und hat erheblich dazu beigetragen,
unsere Stimmung zu verbessern
(was wohl auch nötig war).

Ich danke Dir dafür,
mein lieber
Schatz.

Aufstriche

Sahne-Aufstrich

Zutaten:

1 Becher süße Sahne
1 EL Sojasoße
Galgant mit Pfeffer
1 TL Butter
etwas Bertram
1 Meßlöffel Biobin

Die Butter etwas anbräunen, etwas süße Sahne dazugeben und einkochen lassen. Immer Sahne zugeben und einkochen lassen. Bei gewünschter Dicke die Sojasoße mit den Gewürzen zugeben und zuletzt das Biobin einrühren.

Kichererbsencreme mit Tahin
(4 Personen)

Zutaten:

3 Tassen Kichererbsensprossen
1 Tasse Gemüsebrühe
Kräutersalz
3 EL Tahin (Sesampaste)
1 Knoblauchzehe

Die Kichererbsensprossen werden mit der Gemüsebrühe püriert. Das Püree lassen Sie auf kleinster Flamme ca. 12 Minuten köcheln. Fügen Sie nun das Tahin und den gepreßten Knoblauch hinzu, vermengen alles miteinander und lassen es abkühlen.

Sie können diese Creme zu kaltem Gemüse essen, sie aber auch zum Frühstück auf Reiswaffeln streichen.
Ebenso ist sie ein schmackhafter Zusatz für das basische Sandwich (McRice - siehe dort).

Olivenpaste

Zutaten:
500 g entkernte Oliven

je nach Geschmack
getrocknete Tomatenstücke   einige Zwiebelstücke
Peperonistückchen   Kräutersalz

Alle Zutaten werden miteinander püriert.
Die Paste ist im Kühlschrank einige Tage haltbar.

Guacamole
(Avocadocreme)

Zutaten:
200 g reife Avocados   4 Tropfen äth. Zitronenöl
3 Frühlingszwiebeln   frischen Chili oder Chilesauce

Das Avocadofleisch wird mit den kleingeschnittenen Frühlingszwiebeln, dem äth. Öl und dem Chili bzw. der Chilisauce püriert.
Die Creme ist im Kühlschrank einige Tage haltbar.

Für die süße Variante der Avocadocreme nehmen Sie

200 g reife Avocados   2 reife Bananen
4 Tropfen äth. Zitronenöl   1 TL Lebkuchengewürz
etwas gemahlene Mandeln oder/und Nüsse

Das Avocadofleisch wird mit den übrigen Zutaten püriert.

Hinweis: Avocados sind sehr fetthaltig, sie enthalten 70 % einfach ungesättigte Fettsäuren. In reifem Zustand sind sie sehr gut streichfähig.

Hummos
aus Kichererbsenteig

Dieses Rezept kommt aus dem Nahen Osten zu uns und erfreut sich eines immer größer werdenden Freundeskreises.

Zutaten:

250 g Kichererbsen	2 TL Cumin
etwas Pfeffer	2 Knoblauchzehen
4 Tropfen äth. Zitronenöl	2 EL Kochwasser

Lassen Sie die Kichererbsen über Nacht einweichen. Dann kochen Sie sie, bis sie weich sind. Pürieren Sie nun die abgekühlten Erbsen mit dem zerdrückten Knoblauch und den übrigen Zutaten.

Statt der genannten Gewürze können Sie auch Curry, gemahlenen Paprika oder Koriander verwenden.

Baba Ganush
(Auberginencreme)

Dieses Rezept stammt aus der libanesisch-türkischen Küche.

Zutaten:

500 g Auberginen	3 Knoblauchzehen
4 EL Sesammus	2 Tropfen äth. Zitronennöl
1 TL Kräutersalz	Cumin oder Kreuzkümmel

Rösten Sie die Auberginen im Ofen und heben anschließend das Fruchtfleisch aus der Schale. Pürieren Sie das Fruchtfleisch mit dem zerdrückten Knoblauch und den anderen Zutaten.

Der Aufstrich ist im Kühlschrank einige Tage haltbar.

Tees und Teemischungen

Fühlen Sie sich eingeladen - zu ein paar Augenblicken der Ruhe und Besinnung. Und was paßt dazu besser als eine Tasse Tee. Lassen Sie sich Ihren Tee schmecken, ob am Morgen zum Frühstück, am Vormittag mal eben zwischendurch, am Nachmittag zur bekannten Tea-Time oder am Abend zum Tagesausklang. Einen Grund finden Sie bestimmt, und Auswahl an Tees gibt es genug.

Die Japaner und Chinesen sind uns in dieser Hinsicht große Vorbilder und wahre Meister in der Tee-Zeremonie. Einen Moment die Zeit anhalten, innehalten und genießen, den Alltag vergessen und ruhen, frische Energie schöpfen.

In den bisherigen Fasten- und Entschlackungskuren habe ich verschiedene (Kräuter)-Teemischungen an mir und den Teilnehmern erprobt und deren Wirkung als sehr positiv empfunden. Die Tees sollen Ihnen die Fastenzeit angenehm und schmackhaft machen und mithelfen, die Entschlackung zu Ihrem persönlichen Erfolg werden zu lassen. Denken Sie aber daran, daß bestimmte Teesorten (z.B. Schwarztee, Früchtetee) der Entschlackung nicht förderlich sind. Deshalb habe ich nachfolgend nur solche Tees erwähnt, bei denen Sie keine Angst vor einer Übersäuerung haben brauchen.

Neben den verschiedenartigsten Kräuter-, Fasten- und Entschlakkungstees gibt es einige besondere Teesorten mit sehr wertvollen Bestandteilen, die ich Ihnen nicht vorenthalten möchte. Die Reihenfolge der Aufzählung hat hierbei keinen besonderen Stellenwert.

Denken Sie bitte daran, daß Sie zu den Mahlzeiten nichts trinken, da die getrunkene Flüssigkeit sonst nicht an der Speise vorbei in den Dünndarm geleitet wird, sondern im Magen verbleibt. Dort vermischt sie sich mit der Speise und verdünnt die Verdauungssäfte, wodurch die Verdauung ganz erheblich erschwert werden kann.

Als erstes möchte ich Ihnen den

Lapacho--Tee

auch Inka-Tee genannt, vorstellen.

Das Wissen um die besondere Verwendbarkeit der Lapacho-Bäume ist alt. Doch erst vor ungefähr 40 Jahren entdeckten Ärzte und Forscher wieder, was die Inkas und ihre Nachfahren schon lange kannten: Die hervorragende Heilkraft der Lapacho-Bäume.

Die Rinde des Lapacho-Baumes wurde von den Nachkommen des Inka-Stammes Callawaya bei den indianischen Einheimischen in Bolivien und Peru erfolgreich zur Behandlung von Krebs und in der Therapie anderer Krankheiten verwendet. Lapachol weist eine antineoplastische Aktivität auf, d.h., ihr wird eine gewisse "Anti-Tumor-Wirkung" zugeschrieben. Im Wirkstoff von Lapacho wurde ein Antibiotikum mit keimtötender Wirkung entdeckt. Namhafte Fachleute der Naturheilkunde sind sich einig, daß Lapacho einen hochwirksamen Wirkstoff gegen Krebserkrankungen enthält.

Neben Lapachol wurden weitere bedeutsame Substanzen in den Lapacho-Bäumen isoliert und identifiziert, z.B. Substanzen mit antibakterieller Aktivität und virentötender Wirkung.

An Mineralstoffen sind Kalzium, Eisen, Kalium, Kupfer, Mangan, Bor und Alkaloide sowie die Spurenelemente Jod und Strontium enthalten.

Für den Lapacho-Tee wird ausschließlich die innere Rinde von roten Lapacho-Bäumen verwendet, die in Argentinien in kontrolliertem Anbau gezogen werden. Von vielen südamerikanischen Ärzten wird der Lapacho-Tee als therapeutischer Kräutertee empfohlen.

In brasilianischen Krankenhäusern wird Lapacho-Tee an die Krebskranken verteilt. In den USA und in Südamerika wird er eingesetzt bei Anämie, als Blutbildner, bei Bronchitis, bei allen Arten von Krebs, bei Kolitis, Diabetes, Ekzemen, Gastritis, Infektionen, Leukämie, Immunitätsschwäche, Parkinsonismus, bei allen Arten von Schmerzen, Ringelwürmern, Milzinfektionen, Pilzkrankheiten jeder Art, Krampfaderleiden, bei Wunden und als Stärkungsmittel.

Man sagt dem Lapacho-Tee die Hebung der Vitalität nach, Stärkung der Widerstandskräfte gegen Krankheiten und Belebung und Schaffung des Wohlbehagens. Durch den Lapacho-Tee werden der Verdauungstrakt, vor allem Leber, Darm, Gallenblase und die Schweißdrüsen stimuliert und funktionstüchtig gehalten.

Im Rahmen der Chemotherapie kann die toxische Wirkung auf die Leber vermindert werden, ohne Nebenwirkungen zu haben. Weiter wurden schmerzstillende, beruhigende, blutdrucksenkende, harntreibende und entschlackende Wirkungen beobachtet. Mancherorts wird der Tee auch gegen Schlaflosigkeit und Angstzustände eingesetzt.

Zubereitung:

Sie lassen ca. 10 g (1 EL) Lapacho-Tee in einem Liter Wasser ca. 5 Minuten aufkochen und geben dem Tee dann noch - je nach gewünschtem Geschmack und Stärke - bis zu 20 Minuten Zeit zum Ziehen.

Bitte verwenden Sie zur Zubereitung eine Kanne aus Glas, Porzellan oder rostfreiem Stahl, aber keine Aluminium-Kanne.

Lapacho-Tee ist ein Haustee für jung und alt. Er kann zu jeder Tageszeit als Erfrischungstee kalt oder heiß getrunken werden, pur Natur oder gesüßt und mit einem Schuß Sahne. Als Varianten können Sie Ihn als Vanille-Lapacho oder Lapacho-Andenbeere mit dem unvergleichlichen Melonengeschmack (sehr schmackhaft und durstlöschend als Eistee) genießen.

Als therapeutischen Kräutertee trinken Sie ihn in der Originalform zwischen den Mahlzeiten (auf nüchternen Magen) ungesüßt und gekühlt. Als Tagesbedarf werden 3 Tassen genannt (lesen Sie auch im Kapitel „Andere Wege der Reinigung").

Einen ebenso großen Bekanntheitsgrad genießt der

Rooibush-Tee

(Rotbusch), auch Massai-Kräutertee genannt. Er wächst an ginsterähnlichen Büschen und wird im Süden Namibias und an der Nordwestküste Südafrikas kontrolliert biologisch oder auch wildwachsend angebaut. Seine Blätter und Triebe werden zu etwa 5 cm langen Stückchen zerkleinert, auf Häufchen geschichtet und bis zu 24 Stunden in der Sonne getrocknet. So erhält er seine charakteristisch rot-braune Farbe.

Der Aufguß duftet aromatisch und schmeckt angenehm herb. Er enthält keine Gerbstoffe, einen großen Teil Vitamin C und einige Mineralstoffe und Spurenelemente (Mangan, Eisen, Magnesium, Kalium, Natrium und Silizium). Er wird heiß und kalt gern getrunken. Der Rooibush-Tee enthält kein Coffein (im Gegensatz zu Schwarztee) und schmeckt auch nach längerem Ziehen nicht bitter. Er kann auch von Kindern und Kranken ohne Bedenken getrunken werden.

Zubereitung:
Sie geben ca. 20 – 25 g Tee auf einen Liter kochendes Wasser und lassen ihn ca. 5 Minuten ziehen.

Der **Guduchi-Tee** ist ein sehr bekömmlicher Kräutertee aus dem Himalaya. Lesen Sie mehr über diesen Tee im Kapitel „Andere Wege der Reinigung."

Die Regenwälder am Amazonas bergen eine Vielzahl von Pflanzen, die auch heute noch geheimnisumwoben sind. Sie werden teilweise von den dort lebenden Indianern in einem harmonischen Zusammenleben von Wildwuchs und gezieltem Anbau herangezogen.

Eine dieser Pflanzen ist eine Liane mit dem Namen

Una de Gato

auch als „Katzenkralle" bekannt, da sie sich wie mit Katzenkrallen an den Urwaldbäumen anklammert, um daran hochzuklettern. Diese Liane ist seit Menschengedenken bei den Indianern in Gebrauch. Diese stellen aus der inneren Rinde und den Wurzeln einen hochwertigen Tee her, der für alle Gelegenheiten getrunken werden kann. Das Besondere an diesem Tee ist seine hohe antibakterielle und antivirelle Wirkung.

Daneben hat der Auszug aus „Una de Gato" auch eine pflegende, reinigende und schützende Wirkung auf die Haut. So gesehen können Sie gleichzeitig eine Wirkung von innen und außen erzielen, indem Sie den Tee trinken und ihn mit einer Waschung auf Ihre Haut auftragen.

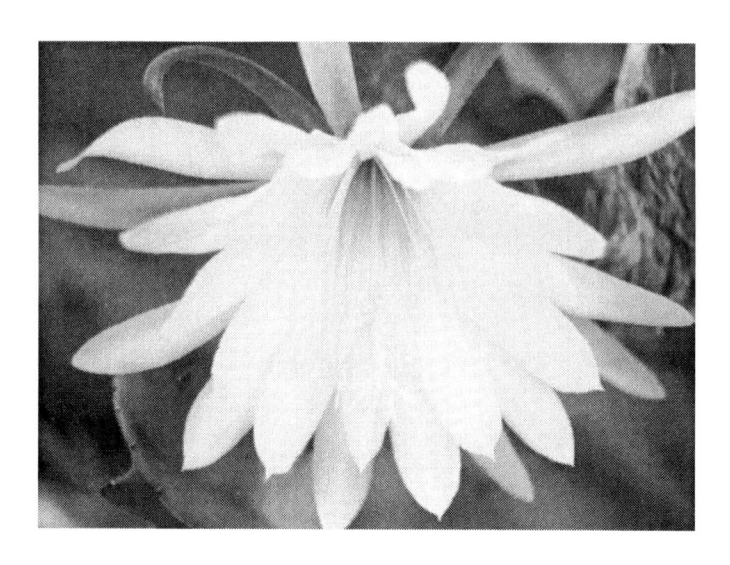

Eine weitere Spezialität ist der **Himaltee,** ein besonderer, wilder Bergkräutertee aus dem nepalesischen Himalaya.
Diese Kletterpflanze wird schon seit Urzeiten von den Einheimischen als „Nektar des Lebens" verehrt, gesammelt und benutzt.
Das Besondere an dieser Pflanze ist ihre Überlebenseigenschaft, wenn sie durch Wildfraß und andere Einflüsse geschädigt wurde.
Durch diese lebenserneuernde Kraft hat diese Pflanze in der Ayurveda schon seit Jahrhunderten einen inzwischen legendären Ruf als kraft- und energiespendendes, reinigendes Lebensmittel und ist in Indien und Nepal auch als „Nektar der Unsterblichkeit" bekannt.

Zubereitung:
Setzen Sie pro Tasse einen Teelöffel Tee in kaltem Wasser an und lassen Sie ihn aufkochen. Geben Sie ihm etwa 3 Minuten Zeit zum köcheln und gießen ihn durch ein feines Sieb oder einen Teefilter. Genießen Sie diesen Tee pur oder mit etwas Ahornsirup oder Agavendicksaft versüßt *).

Ich möchte Ihnen nun einige Kräuter-Teemischungen vorschlagen, die teilweise auf die Azidose-Fastenzeit zugeschnitten sind. Sie können diese Tees aber auch zu allen anderen Zeiten bei bestimmten Problematiken trinken.
Lassen Sie sich diese Tees in der Apotheke mischen oder, wenn Sie die Möglichkeiten dazu haben, sammeln die Kräuter selbst und stellen sie sich als eigene Kräutermischung zusammen.
Denken Sie aber daran, daß diese Teemischungen nur einen allgemeinen Überblick über die Verwendung gebräuchlicher Heilpflanzen vermitteln und keinesfalls eine Beratung durch einen Arzt oder Heilpraktiker ersetzen.

---

*) Bezugsquelle für die vorgenannten Tees:
Maienfelser Naturkosmetik - Galerie der Düfte
H.-P. Lindenmann, 71543 Wüstenrot-Maienfels
Tel. 07945-2582 * Fax: 07945-1571

Kräutermischung:	Zusammensetzung in 100 g:	
TM 01 hat gewebsentwässernde und verdauungsfördernde Eigenschaften	Birkenblätter	32,5 g
	Matetee	27,0 g
	Brennesselblätter	13,5 g
	Korianderfrüchte	13,5 g
	Wacholderbeeren	13,5 g
TM 02 wird als stoffwechsel-regulierend und harntreibend empfunden	Birkenblätter	50,0 g
	Zinnkraut	37,5 g
	Pfefferminzblätter	4,5 g
	Süßholz	4,5 g
	Bohnenschalen	4,5 g
TM 03 wird besonders zur Ausschei- von Harnsäure und anderen Stoffwechselabbauprodukten und zur Förderung von Ver- dauung und Entwässerung empfohlen Diese Mischung sollte ca. 5 Minuten gekocht werden.	Grünes Haferstroh	75,0 g
	Brennesselblätter	10,0 g
	Johanniskraut	10,0 g
	Bergfrauenmantel	5,0 g
TM „7-Kräuter-Mischung" wird als harmonisierend auf die **Magen-Darm-Funktion** empfunden	Pfefferminzblätter	15 g
	Melissenblätter	15 g
	Anissamen	20 g
	Kamille	10 g
	Fenchelfrüchte	10 g
	Thymian	10 g
	Süßholz	20 g

TM 04

dient der Anregung der
Nierentätigkeit *und der*
besseren Ausschwemmung

Birkenblätter	25 g
Goldrutenkraut	25 g
Hauhechelwurzel	20 g
Zinnkraut	20 g
Brennesselblätter	5 g
Ringelblumenblüten	5 g

Hinweis: *Diese Teemischung darf bei Ödemen (Wasseransammlungen) infolge eingeschränkter Herz- und Nierentätigkeit und bei chronischen Nierenerkrankungen nicht getrunken werden (Arzt befragen!).*

TM 05

wird bei **Blähungen** *und*
Verdauungsstörungen
(auch von Säuglingen und
Kleinkindern) gern getrunken

Kümmel, zerstoßen	30 g
Fenchel, zerstoßen	20 g
Kamillenblüten	20 g
Melissenblätter	20 g
Orangenschale	10 g

TM 06

dient zur Unterstützung der
Leber-Galle-*Tätigkeit und*
zur Steigerung der Gallen-
flüssigkeitsproduktion

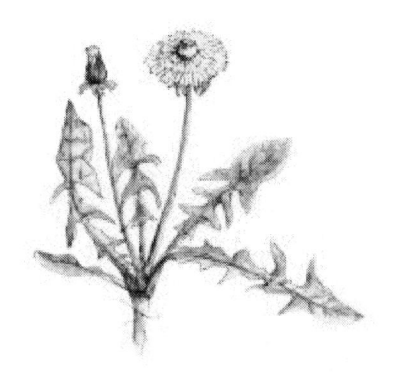

Löwenzahnwurzel und –kraut	30 g
javanische Gelbwurz	20 g
Pfefferminzblätter	20 g
Mariendistelfrüchte, zerstoßen	20 g
Kümmel, zerstoßen	10 g

TM 07
*ist zur Anregung der **Magen-**
tätigkeit sowie bei Blähungen
und Völlegefühl erfolgreich

Angelikawurzel	35 g
Schafgarbenkraut	35 g
Tausendgüldenkraut	10 g
Wermutkraut	10 g
Anis, zerstoßen	5 g
Basilikumkraut	5 g

TM 08
wird gern getrunken zum
*Zweck der **Blutreinigung***
(ergibt einen sehr „hellen" Tee)

Lindenblüten	10 g
Fenchel, zerstoßen	15 g
Schafgarbenkraut	15 g
Gänsefingerkraut	15 g
Melisseblätter	15 g
Salbeiblätter	15 g
Zinnkraut	15 g

TM 09
*dient zur **Beruhigung** und*
zum Abschalten am Abend

Baldrianwurzel	35 g
Hopfenzapfen	15 g
Melisseblätter	15 g
Pfefferminzblätter	15 g
Pomeranzenschale	10 g
Johanniskraut	10 g

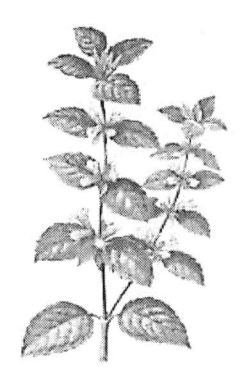

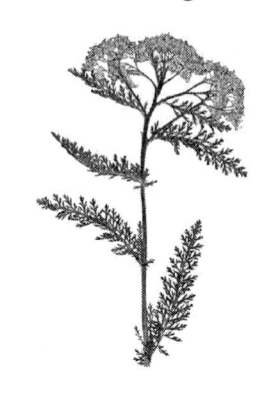

Basisch-coole Drinks

Wenn Ihnen mal der Sinn bzw. Ihre Kehle nach etwas anderem steht als nach Mineralwasser und Kräutertee, und wenn es die sommerlichen Temperaturen erfordern, dann mixen Sie sich doch Ihr eigenes cooles Getränk – natürlich im basischen Bereich.
*Die Aussage „alkoholfrei ist **in**" kennen Sie bestimmt, warum ändern Sie diesen Ausspruch nicht um in „basisch ist **in**" ?*
Es gibt sehr viele Möglichkeiten mit Milchmixgetränken, bei denen Sie Rohmilch oder Sojamilch verwenden können, dazu pürierte Früchte, etwas Süßes, z.B. Agavendicksaft, Zuckerrübensirup, und ein paar Tropfen natürliches, reines ätherisches Öl (Sie wissen, daß natürliches ätherisches Öl in Speisen und Getränken verwendet werden kann, syntetisches Duftöl dagegen ist unnatürlich und kann Kopfschmerz und anderes körperliches Unwohlsein hervorrufen, auch beim Verduften in der Duftlampe). Zaubern Sie sich Ihr eigenes Mixgetränk und lassen Sie Ihrer Phantasie hierbei freien Lauf. Sie können sich an der Liste der basenüberschüssigen Lebensmittel orientieren und die für sich richtigen Fruchtsorten auswählen.

Nachfolgend möchte ich Ihnen einige Möglichkeiten zeigen - nehmen Sie sich ein paar der folgenden Anregungen heraus und genießen Sie den Sommer „pur basisch" - na denn - prost !

Hinweis: Falls bei Ihnen eine Kuhmilch-Unverträglichkeit vorliegt, verwenden Sie grundsätzlich Sojamilch.

Aprikosenmilch mit Bananeneis
(2 Drinks)

Zutaten:
3/8 Liter frische Rohmilch oder Sojamilch
300 g reife Aprikosen   2 EL Agavendicksaft
Bananeneis (siehe Rezept)   2 Msp Vanillemark

Halbieren und entsteinen Sie die Aprikosen. Ziehen Sie ihnen die Haut ab und mixen sie mit dem Dicksaft und dem Vanillemark. Schneiden Sie das Bananeneis in Würfel, füllen es in Gläser und übergießen es mit der Rohmilch.
Servieren Sie das Getränk mit Trinkhalm und Teelöffel.

Tipp: Sie können auch Sojamilch mit bereits zugesetzter Vanille benutzen. Dieses Getränk ist im Handel erhältlich.

Bananen-Flip
(1 Drink)

Zutaten:
1 Banane   1 Eigelb
18 cl kalte Roh- oder Sojamilch   2 TL Agavendicksaft
1 Kugel Bananeneis (siehe dort)

zum Garnieren:
2 Bananenscheiben, 2 Ananasstückchen, 2 Kirschen

Geben Sie alle Zutaten in den Mixer, mixen es kurz durch und füllen es in ein Glas.
Stecken Sie die Bananenscheiben, die Ananasstückchen und die beiden Kirschen auf einen Cocktailspieß und legen diesen zur Dekoration auf das Glas.
Hinweis: Falls Sie Kuhmilch-Allergiker sind, greifen Sie einfach auf Sojamilch zurück.

Kräutermilch
(1 Drink)

Zutaten:
200 g kalte Roh-. oder Sojamilch
1 TL frisch ger. Meerrettich
frisch gemahlener, weißer Pfeffer
2 Tropfen äth. Zitronenöl
3 EL kleingehackte Kräuter

Zum Garnieren: Beliebige frische Kräuter

Alle Zutaten im Mixer ca. 10 Sekunden durchmixen, in das Longdrinkglas geben und mit frischen Kräutern garnieren.

Erdbeermolke
(2 Drinks)

Zutaten:
250 g Erdbeeren
250 g frische, kalte Molke
4 EL Agavendicksaft
2 Tropfen äth. Zitronenöl

Waschen und entstielen Sie die Erdbeeren und legen zwei schöne Früchte zum Garnieren beiseite. Die restlichen Erdbeeren geben Sie mit dem Dicksaft und dem ätherischen Zitronenöl in den Mixer und pürieren alles ca. 15 Sekunden durch. Geben Sie nun die Molke hinzu und mixen alles nochmals ca. 10 Sekunden durch. Verteilen Sie die Mischung in zwei Gläser, stecken die beiden zur Seite gelegten Erdbeeren an den Glasrand und servieren die Drinks mit Trinkhalmen.

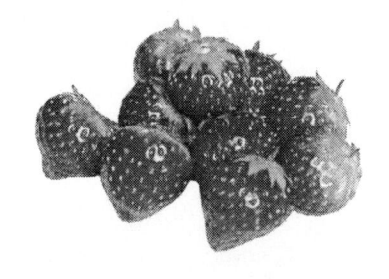

Kirsch-Milch-Drink
(1 Drink)

Zutaten:
75 g Süßkirschen 1 Tropfen äth. Zitronenöl
150 g kalte Roh- oder Sojamilch 1 EL Agavendicksaft

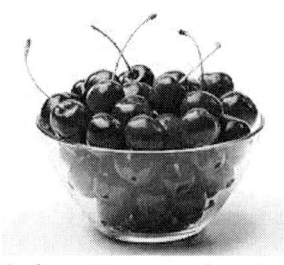

Waschen Sie die Kirschen und legen ein paar zur Garnierung bereit. Den Rest entsteinen Sie und geben ihn in den Mixer. Von der Milch geben Sie ein Viertel hinzu, ebenso den Dicksaft und das ätherische Zitronenöl und mixen alles ca. 15 Sekunden durch. Geben Sie nun den Rest der Milch hinzu und mixen es nochmals ca. 10 Sekunden gut durch. Gießen Sie nun die Mischung in das Glas und garnieren dieses mit den ganzen Kirschen.

Avocado-Mary
(1 Drink)

Zutaten:
½ Avocado 150 ml Tomatensaft
1 Eigelb 2 Tropfen äth. Zitronenöl
Selleriesalz frisch gem. schwarzer Pfeffer

Zum Garnieren:
Cocktailtomaten am Strunk Kresse

Nehmen Sie das Avocado-Fruchtfleisch mit einem Löffel aus der Schale heraus und geben es in den Mixer. Die restlichen Zutaten geben Sie ebenfalls hinein und mixen alles ca. 15 Sekunden gut durch. Gießen Sie die Mischung in ein Kelchglas und dekorieren Sie das Glas mit den Cocktailtomaten. Vor dem Servieren streuen Sie etwas Kresse auf den Drink.

Sanddorn-Milch-Drink
(2 Drinks)

Zutaten:

1 kleine Banane
1 EL Agavendicksaft
1 Eigelb
1 EL Sanddorn-Vollfrucht
(aus dem Reformhaus)
250 g kalte Roh- oder Sojamilch

Schälen Sie die Banane, schneiden sie in Stückchen und geben sie in den Mixer. Dazu geben Sie den Dicksaft, das Eigelb und den Sanddorn und mixen alles ca. 15 Sekunden durch.
Dann füllen Sie die Milch hinzu und vermischen alles noch einmal auf kleiner Stufe ca. 10 Sekunden gut durch.
Verteilen Sie die Mischung auf zwei Gläser und servieren die Drinks mit Trinkhalmen.

Mandelsprossenmilch
(2 Drinks)

Zutaten:

½ Tasse Mandelsprossen
½ Tasse Sonnenblumensprossen
2 Tassen klares Wasser
1 Prise Meersalz

Die Sprossen werden mit dem Wasser und Salz im Mixer zu einer feinen, liquiden Masse püriert, evtl. muß noch etwas Wasser zugegeben werden.
Diese Milch hat einen natürlichen Nußgeschmack und ist ein nahrhaftes Lebensmittel.
Und sie ist eine Alternative, wenn Kuhmilch nicht vertragen wird.

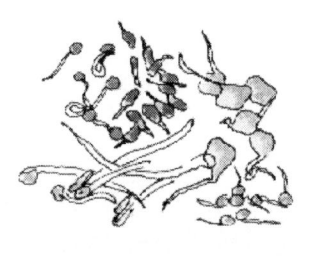

Süßes

Nicht nur die kleinen Leckermäuler sind sehr begeistert, wenn ein süßer Auflauf auf den Tisch kommt. Ob als sättigende Hauptmahlzeit in „ordentlich großen" Portionen für jung und alt oder als feines Dessert – sozusagen als süßes Tüpfelchen auf dem kulinarisch-basischen „i", das bleibt jedem selbst überlassen. Süße Sachen schmecken an sonnigen wie an kühlen Tagen. Sie werden heiß geliebt, warm gegessen oder auch kalt genossen. Mit süßen Aufläufen haben sie das ganze Jahr hindurch abwechslungsreiche und saisongerechte Alternativen zu Ihrem basischen Speiseplan.

Oder Sie genießen Ihr eigenes, hausgemachtes Eis. Die Zubereitung ist nicht schwierig. Reifes, süßes Obst gibt es den ganzen Sommer über im eigenen Garten, etwas Sahne und ein Süßungsmittel (Agavendicksaft, Ahornsirup o.ä.) dazu - probieren Sie es einfach mal.

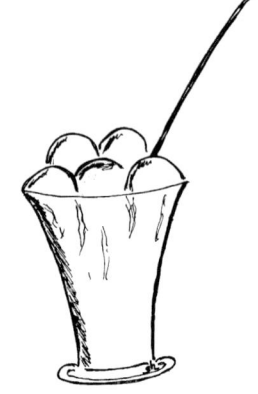

Aprikoseneis
(2 Personen)

Zutaten:

300 g reife Aprikosen	80 g Agavendicksaft
¼ Liter Sahne	1 Msp Delifrut

Halbieren Sie die voll ausgereiften Aprikosen, entfernen den Kern und ziehen die Haut ab. Dann mixen Sie sie mit dem Agavendicksaft und dem Delifrut und heben alles unter die steif geschlagene Sahne.

Füllen Sie die Eismasse in Gefrierboxen und lassen sie einen Tag gefrieren.

Bananeneis
(2 Personen)

Zutaten:

2 reife Bananen	80 g Agavendicksaft
¼ Liter Sahne	2 Tropfen äth. Zitronenöl

Zerdrücken Sie die geschälten Bananen mit der Gabel, schlagen sie schaumig und geben den Agavendicksaft und das ätherische Zitronenöl hinzu. Schlagen Sie nun die Sahne steif und rühren den Bananenbrei hinzu.
Füllen Sie alles in eine geeignete Form und stellen es in den Gefrierschrank.
Bitte benutzen Sie nur reines äth. Öl, kein synthetisches.
Reines äth. Öl ist in kleinen Mengen zum Verzehr (z.B. Kochen, Backen oder als geschmackvoller Zusatz zum Speiseeis) geeignet. Synthetiköl ist unnatürlich, bei Verzehr können Sie Gesundheitsschäden davontragen.
Der Bananenbrei kann eine leichte Braunfärbung annehmen, dies tut jedoch dem Geschmack keinen Abbruch.

Ingwereis
(2 Personen)

Zutaten:

¼ Liter Sahne	2 Msp gemahlenen Ingwer
3 Ingwer	100 g Agavendicksaft
1 Eidotter	oder Zuckerrübensirup

Lassen Sie den fein gescheibelten Ingwer über Nacht im Dicksaft bzw. Sirup liegen.
Schlagen Sie die Sahne steif und rühren den gescheibelten Ingwer mit dem Dicksaft, den gemahlenen Ingwer und den Eidotter dazu.
Geben Sie alles eine Gefrierform und lassen es mindestens einen Tag gefrieren.

Haselnußeis

Zutaten:
100 g Haselnüsse   4 EL Agavendicksaft
500 ml Sojamilch

Entfernen Sie von den Haselnüssen die Schale und reiben die um den Kern befindliche Haut mit einem groben Tuch ab.
Rösten Sie die Haselnußkerne in einer trockenen Pfanne unter ständigem Rühren leicht an und mahlen sie (z.B. in einer Kaffeemühle) fein. Mixen Sie nun die gemahlenen Haselnüsse mit dem Dicksaft gründlich und fügen während des Mixvorgangs langsam die Sojamilch zu. Die fertige Eismasse lassen Sie sofort gefrieren.
Hinweis: Sie können die Haselnüsse auch als Mus im Reformhaus oder Naturkostladen kaufen. Zur Verfeinerung des Geschmacks können Sie der Nußmasse einen Teelöffel Vanille zufügen. Ebenso können Sie Haselnüsse auch ungeröstet verwenden, der Röstvorgang verfeinert jedoch das Aroma.

Erdbeereis

Zutaten:
400 g reife, süße Erdbeeren   ¼ Liter Sahne
100 g Agavendicksaft   2 Eidotter
1 Msp Delifrut

Schneiden sie die Erdbeeren in feine Scheiben und zerdrücken sie dann mit der Gabel (nicht mixen).
Schlagen Sie nun die Sahne steif und mischen sie mit dem Eidotter und dem Agavendicksaft. Nun heben Sie die Erdbeeren unter und würzen die Masse mit Delifrut. Füllen Sie alles in Gefrierformen und lassen es mindestens 4 Tage gefrieren.

Apfel-Bananen-Auflauf
(4 Personen)

Zutaten:

100 g Basmati-Reis
80 g gehackte Haselnüsse
1 Vanilleschote
3 süße Äpfel
50 g Maisgrieß
80 g Butter (flüssig)
2 EL Agavendicksaft
4 Bananen

Den Maisgrieß mit dem fein gemahlenen Reis, etwa ¾ der gehackten Haselnüsse, dem Vanillemark und dem Agavendicksaft gut vermischen. Die Äpfel mit Schale grob raspeln und unter die Masse geben. Die in Scheiben geschnittenen Bananen untermengen und in eine gefettete Auflaufform verteilen. Die restlichen Haselnüsse über den Auflauf verteilen.

Die Auflaufform in den kalten Backofen schieben und bei 200° (Heißluft 180°) etwa 30 – 40 Minuten backen. Den Auflauf warm servieren.

Äpfel unter der Haube
(2 Personen)

Zutaten:

2 mittelgroße, süße Äpfel
3 Tropfen äth. Vanilleöl
1 EL Agavendicksaft oder Zuckerrübensirup
100 g Schlagsahne
1 EL Reis, grob gemahlen

Die Äpfel waschen, vierteln, das Kerngehäuse entfernen und raspeln. Die Sahne mit dem Vanilleöl steif schlagen, unter die Apfelschnitzel heben und in Schälchen füllen.
Den gemahlenen Reis in einer Pfanne trocken anrösten, mit dem Dicksaft vermengen und über die Apfelsahne geben.

Mais-Grießbrei
(3 Personen)

Zutaten:

125 g Maisgrieß	1 Ltr. Sojamilch
1 Msp. Meersalz	3 Tr. äth. Öl Zitronenschale
1 EL Butter	2 EL Agavendicksaft
1 Tasse Rosinen	1 EL Kokosflocken
1 EL geriebene Mandeln / Nüsse	

Kochen Sie die Sojamilch mit dem Salz unter mehrmaligem Umrühren auf. Rühren Sie nun den Maisgrieß mit dem Schneebesen in die kochende Milch und lassen sie einige Male aufwallen. Fügen Sie die gewaschenen Rosinen hinzu und lassen den Grieß auf kleiner Flamme ca. 15 Minuten ausquellen (hierbei ab und zu umrühren). Kurz vor Ende der Quellzeit können Sie - je nach Geschmack - einen geraspelten Apfel und/oder eine zerdrückte Banane hinzufügen und mitdünsten. Nehmen Sie den Topf vom Herd und rühren Butter, Dicksaft, ätherisches Zitronenöl sowie Kokosflocken, geriebene Mandeln oder Nüsse unter.

Statt Agavendicksaft können Sie auch Ahorn- oder Zuckerrübensirup verwenden.

Persönlicher Nachsatz:
Dieses Gericht wird von unseren Kindern (und natürlich auch von uns) sehr gern als Nachtisch oder auch als kühle Hauptmahlzeit während der warmen Jahreszeit gegessen.

Gebackene Banane
(1 Person)

Zutaten:

1 Banane	Lebkuchengewürz
gem. Haselnüsse u. Mandeln	Kokosraspeln
Agavendicksaft	Butter

Die längs halbierte (oder in Scheiben geschnittene) Banane in etwas Butter beidseitig kurz andünsten und mit Lebkuchengewürz (oder gemahlenem Zimt, Cardamom, Nelke) würzen und den gemahlenen Haselnüssen, Mandeln und Kokosraspeln bestreuen. Je nach Geschmack mit etwas Agavendicksaft (oder Ahorn- bzw. Zuckerrübensirup) süßen.

Als **Variante** können Sie zu der gebackenen Banane noch (eingeweichtes) kleingeschnittenes Trockenobst (Feigen, Aprikosen, Rosinen u.a.) oder auch geschnittenes Frischobst (Apfel, Birne) in die Pfanne geben und kurz mitdünsten.

Bratäpfel
(4 Personen)

Zutaten:

4 dicke Boskop-Äpfel	½ EL Butter
30 g gem. Nüsse	2 EL Agavendicksaft
30 g gem. Mandeln	2 Tropfen äth. Zitronenöl
30 g Kokosraspeln	1 TL Lebkuchengewürz
100 g Sahne	

Von den vier Äpfeln kleine Deckel abschneiden und das Kerngehäuse ausschneiden. Einen EL Agavendicksaft mit den restlichen Zutaten vermischen und in die Äpfel füllen. Die Deckel wieder darauf legen. In eine feuerfeste Form etwas Wasser mit einem EL Agavendicksaft (ersatzweise Zuckerrübensirup) verrühren und die Äpfel darin bei 200° etwa 30 – 40 Minuten backen.

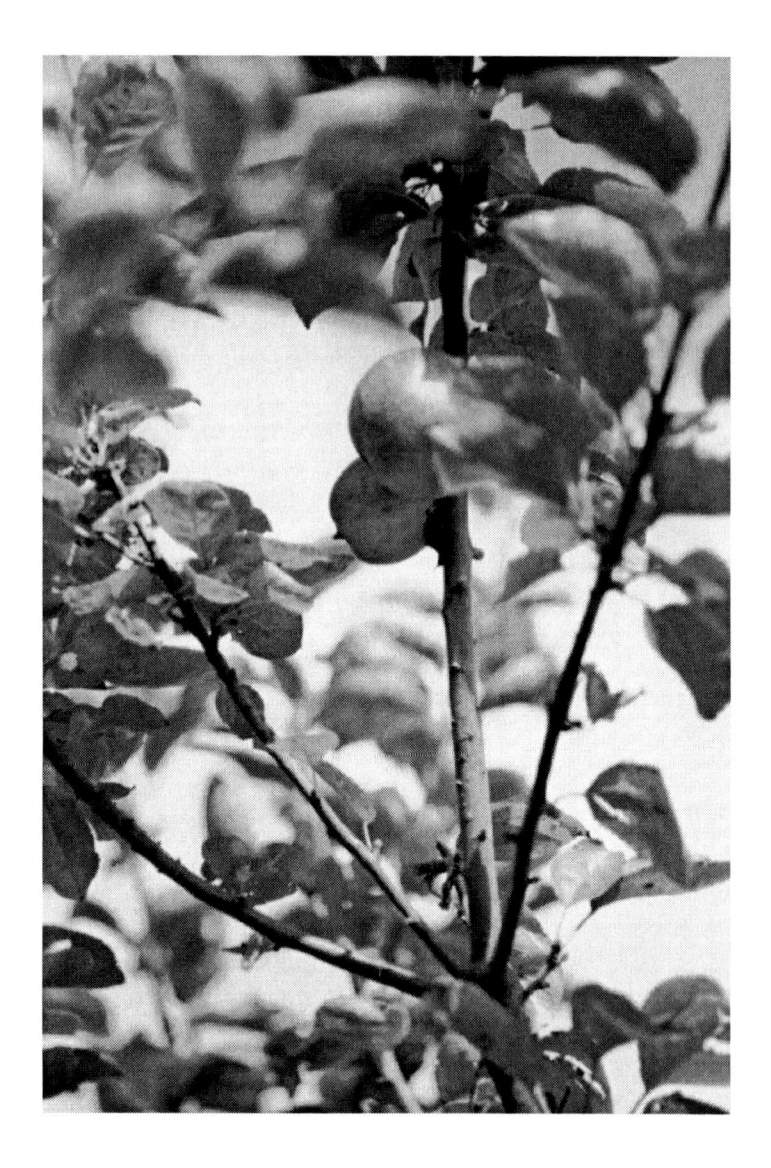

***Heimisches Obst,
am Baum gereift – von der Sonne verwöhnt***

Die Säure-Basen-Wertigkeit
unserer Nahrungsmittel

A) Säurereiche Lebensmittel:
(Lebensmittel, die Säuren beinhalten)

Fleisch, Fleischsuppen und -extrakte, Geflügel, Wild, Innereien, Wurstwaren, Fisch, Ei-Eiweiß.

Kochfette, Nußöl, gehärtete / raffinierte Öle, Schweineschmalz, Sauerrahmbutter, Kefir, alte Molke, Joghurt, saure Sahne, Quark, Käse, Schmelzkäse, Frischkäse, Senf.

Wenige Gemüsesorten wie Artischocken, Sauerampfer, Sauerkraut Tomaten, Hülsenfrüchte, milchsauer vergorenes Gemüse.

Unreife Früchte, Zitrusfrüchte, generell saures Obst, Beeren, geschwefelte Trockenfrüchte.

Getreide und Getreideprodukte, Knäckebrot, Getreideflocken, Nüsse, Kerne, Backhefe.

Kohlesäurehaltige Getränke, Coca-Cola, Essig.

Hinweis:
Alle Fette sollten äußerst sparsam verwendet werden, auch wenn der aktuelle Säure-Basen-Stand ausgewogen ist. Neben den Säuren enthalten sie auch zu viele Kalorien.

B) Säurebildende Lebensmittel:
(Lebensmittel, die keine Säuren beinhalten, jedoch während des Stoffwechsels Säuren bilden)

Weißmehl und Weißmehlprodukte, alle Brotsorten, Nudeln, geschälter Reis.

Raffinierter Zucker, Honig, Süßigkeiten und zuckerhaltige Limonaden.

Fruchtsäfte, Schwarz- und Früchtetees, Kakao, Kaffee, Alkohol.

Chemische Zusatzstoffe in Fertigprodukten und synthetisch (künstlich) hergestellte Medikamente.

Hinweis:
Es sollte beachtet werden, daß viele industriell hergestellte Nahrungsmittel Zucker enthalten, obwohl sie nicht süß schmecken. Und Zucker bildet Säuren im Körper.

C) **Basische Lebensmittel:**
(Lebensmittel, die Basen beinhalten)
Die meisten Gemüse, besonders Wurzel- und grünes Blattgemüse wie Spinat, Mangold und alle Kohlsorten;
Auberginen, Rote Bete, Blumenkohl, Brokkoli, grüne Bohnen, frische Erbsen, Eßkastanien, Gurken, Karotten, Kartoffeln, Kohlrabi, Kürbis, Lauch, Meerrettich, Paprika, Petersilienwurzel, Pilze, Sellerie, Sojabohnen, Spargel, Süßkartoffeln, Zucchini, Zuckerschoten;
Gemüsesäfte, Gemüsebrühen und -abkochungen;
Blattsalate, Chicorée, Löwenzahn, Oliven, Radieschen, Rettich; Meeresalgen; Brunnenkresse, Sprossen (mehrere Tage gekeimtes Getreide, gekeimte Hülsenfrüchte, Kürbis- und Sonnenblumenkerne); Rohkost aus basischem Gemüse; frische Kräuter;
Sojaprodukte und Tofu, Vollsojamehl, Kartoffelmehl.
Frische Rohmilch, Buttermilch, süße Sahne, frische Molke, Süßrahmbutter, Eidotter.
Süßes Obst, besonders süße Äpfel, reife Ananas, Aprikosen, Avocados, Bananen, Birnen, Feigen, reife Mangos, Melonen, Mirabellen, reife Papayas, Pflaumen, Pfirsiche, Rosinen, Trauben, ungeschwefelte Trockenfrüchte.

Hinweis:
Die Ernährung sollte generell aus einheimischen Produkten bestehen. Heimisches, am Baum gereiftes Obst ist gesünder und schmackhafter als solches, das in fernen Ländern unreif geerntet wurde und in irgendwelchen Lagerhallen künstlich nachgereift ist.

Lassen Sie es mich noch einmal kurz zusammenfassen:

Eine säurearme Ernährung bedeutet lediglich, daß mehr Basen als Säuren mit den Mahlzeiten gegessen werden sollten. Zu viele Basen schaden genauso wie zu viele Säuren. Ausgewogenheit ist Trumpf. Unsere Ernährung sollte zu 80 % aus basenüberschüssigen und zu 20 % aus säureüberschüssigen bzw. säurebildenden Lebensmitteln bestehen. Nur so kann ein gesundes Säure-Basen-Gleichgewicht erhalten werden.

Die vorgenannte Säure-Basen-Wertigkeit ist zur besseren Orientierung der Zugehörigkeit der einzelnen Nahrungsmittel erstellt. Auf genaue Wertangaben wurde verzichtet, da der Säure- bzw. Basengrad von der Art der Messung, des Reifegrades und des Anbaulandes des jeweiligen Nahrungsmittels abhängig ist.

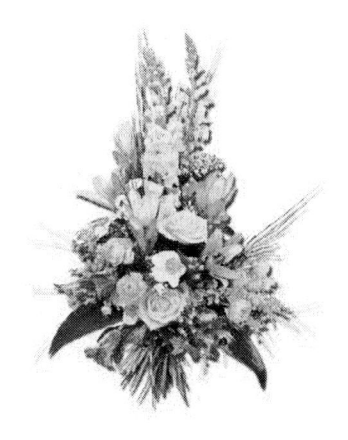

Gesundheit ist weniger ein Zustand als eine Haltung, und sie gedeiht mit der Freude am Leben.
(Thomas von Aquin)

Empfehlenswerte Literaturliste

Dr. med. Renate Collier:	*„Milchallergie !* *Eine unterschätzte Gefahr"* Verlag Ganzheitliche Gesundheit, Bad Schönborn
Dr. med. Renate Collier:	*„Wie neugeboren durch* *Darmreinigung"* Gräfe und Unzer Verlag, München
Dr. Rüdiger Dahlke / *Doris Ehrenberger:*	*„Wege der Reinigung"* Hugendubel-Verlag München
Peter Jentschura / *Josef Lohkämper*	*„Gesund durch Entschlackung"* Gesundheitsverlag Peter Jentschura
Christopher Vasey:	*„Das Säure-Basen-Gleichgewicht"* Midena-Verlag
Christopher Vasey:	*„Die Entgiftung des Körpers"* Midena-Verlag
Dr. Helmut Weiss:	*„Kranker Darm - kranker Körper"* Haug-Verlag, Heidelberg
Dr. Michael Worlitschek:	*„Der Säure-Basen-Haushalt* *- Gesund durch Entsäuerung - "* Haug-Verlag, Heidelberg
Harald Hosch:	*„Gesund durch Entsäuerung"* W. Jopp-Verlag
Wolfgang Spiller:	*„Dein Darm, Wurzel der* *Lebenskraft"* Waldhausen-Verlag
Dr. Beck / *I. Oetinger-P.:*	*„Durch Entsäuerung zu seelischer* *und körperlicher Gesundheit* Verlag Oetinger, Öhringen

Rezepte-Verzeichnis

Altdeutsche Kartoffelsuppe 297
Apfel-Bananen-Auflauf 333
Äpfel unter der Haube 333
Aprikoseneis 330
Aprikosenmilch mit Bananeneis 326
Asia-Auflauf, süß-sauer 269
Auberginen, gefüllt 214
Auberginencreme (Baba Ganush) 315
Auberginen-Hirse-Curry 180
Avocadocreme 314
Avocado-Mary 328
Avocados, gefüllte 155
Azuki-Bohnen-Suppe 310

Baba Ganush 315
Balkangemüse 153
Banane, gebacken 335
Bananeneis 331
Bananen-Flip 326
Bananengemüse 155
Basensuppe 302
Basi Goreng 201

Basischer Sandwich (MacRice) 143
Basische Mitternachtssuppe 311
Basmati-Reis mit Spinat 193
Blattspinat mit Sojakeimlingen 218
Blumenkohlsuppe 300
Blumenkohl-Kartoffel-Gemüse 169
Blumenkohl-Spinat-Pfanne 163
Bohnen, grüne, in Öl 152
Bratäpfel 335
Brokkoli-Tofu-Pfanne 218
Brokkoli, chinesisch 196
Bunte Gemüsepfanne 267
Bunte Gemüsespieße 156
Bunte Kokos-Gemüse-Pfanne 216
Bunter Kopfsalat 286
Bunter Sprossensalat 294
Buntes Kürbis-Gemüse 160
Buntes Sommergemüse 150
Butterreis 196

Champignon-Zucchini-Auflauf 148
Champignonragout 150
Champignongemüse 182
Champignon-Tomatensalat mit Kresse 292

Erbsensuppe 310
Erbsensprossen-Grundsuppe 309
Erdbeermolke 327
Erdbeereis 332

Fastensuppe, Waldkirchner 298
Fenchelgemüse 160
Folienkartoffeln, mexikanische 172
Frühlingsreis 198

Gebackene Banane 335
Gebratener Reis mit Räuchertofu 210
Gefüllte Auberginen 214
Gefüllte Avocados 155
Gefüllte Schmorgurken 211
Gefüllte Tomaten und Paprika 146
Gefüllter Wirsing 158
Gemüsecurry mit Mandeln 241
Gemüsepfanne, bunte 267
Gemüsepfanne, italienisch 151
Gemüsespieße, bunte 156
Gemüse-Rouladen 145
Gemüsespieße mit Curryreis 200
Geröstete Kartoffeln 168

Gewürzreis	*193*
Gewürzreis, exotisch	*199*
Gratin de pommes	*174*
Grießbrei (Mais-)	*334*
Grundsuppe für Erbsensprossen	*309*
Grüne Bohnen in Öl	*152*
Grüne Suppe	*305*
Grünkohlauflauf	*149*
Guacamole (Avocadocreme)	*314*
Gurken in Kerbelsauce	*157*
Gurkensuppe	*307*
Gurken-Tomaten-Gemüse	*152*
H*erbstsuppe, Mama's grüne*	*312*
Haselnußeis	*332*
Hirse-Gemüse-Auflauf	*179*
Hirsebratlinge	*183*
Hirsebrei mit Paprikagemüse	*180*
Hirseprossen-Müsli	*144*
Hummos (Kichererbsencreme)	*315*
I*ngwereis*	*331*
Italienische Gemüsepfanne	*151*

Kalifornischer Reis *194*

Karottengemüse *151*

Kartoffel-Auberginen-Gemüse, asiatisch *175*

Kartoffel-Auberginen-Gratin *174*

Kartoffelbrei-Bratlinge mit Brokkoli *171*

Kartoffelgratin mit Blattspinat *177*

Kartoffel-Hirse-Auflauf *181*

Kartoffelkuchen *172*

Kartoffel-Kichererbsen-Gemüse, asiatisch *176*

Kartoffel-Lauch-Gratin mit gefüllten Champignons *173*

Kartoffeln, (Folien-), mexikanische *172*

Kartoffeln, geröstet *168*

Kartoffeln mit Tomaten im Backrohr *170*

Kartoffeln und Zucchini im Backrohr *170*

Kartoffelpuffer im Waffeleisen *168*

Kartoffelpüree mit Rettichsprossen *268*

Kartoffelsuppe, altdeutsche *297*

Kichererbsencreme (Hummos) *315*

Kichererbsencreme mit Tahin *313*

Kichererbsen-Gemüsesuppe *301*

Kichererbsensprossensalat *292*

Kirsch-Milch-Drink *328*

Kohlrabi mit Sprossen *266*

Kokos-Gemüse-Pfanne, bunte *216*

Kopfsalat, bunter	*286*
Kopfsalat mit Spargel	*285*
Kopfsalat Taiwan	*287*
Kräutermilch	*327*
Kräuterpilze im Safranreisrand	*197*
Kresse-Kräuter-Suppe	*295*
Kressesuppe	*296*
Kürbiscremesuppe	*299*
Kürbisgemüse, asiatisch	*156*
Kürbisgemüse, buntes	*160*
Kürbis-Mais-Gemüse	*162*
Kürbissuppe	*306*
L*auch-Kartoffel-Suppe*	*296*
Linsensprossen-Zucchinisalat	*291*
M*ama´s grüne Herbstsuppe*	*312*
MacRice (Basischer Sandwich)	*143*
Mandelcremesuppe	*308*
Mandelsprossenmilch	*329*
Mais-Griesbrei	*334*
Mexikanische Folienkartoffeln	*172*
Milchreis	*195*
Mitternachtssuppe, basische	*311*

Möhrencurry mit Bockshornkleesprossen 266
Möhren-Tomaten-Suppe, pikant 298
Möhrensalat mit Sesamsprossen 289

Nußreis 242

Obstsalat, Winter- 288
Okragemüse in Öl 147
Olivenpaste 314

Paprika-Bananen-Reis 199
Paprikagemüse mit Basmati-Reis 200
Paprikaschoten mit Pilzfüllung 154
Pikante Möhren-Tomaten-Suppe 298

Quinoabratlinge 162

Reis-Gemüsesuppe 303
Reisauflauf mit Fenchel und Tomaten 202
Reis, gebraten, mit Räuchertofu 210
Reisgericht mit Gemüse 194
Reis, kalifornischer 194
Reisnudelsuppe mit Safran 306
Reispfanne, rustikale 217
Reis-Tomaten-Auflauf 214

Reissalat Hawaii 288
Reissprossensalat 293
Rosenkohlauflauf 215
Rustikale Reispfanne 217

Sahne-Aufstrich 313
Salat Kamasutra 286
Salat Tajmahal 285
Sanddorn-Milch-Drink 329
Sandwich, basischer 143
Schmorgurken, gefüllt 211
Sommergemüse, buntes 150
Sommersalat mit grünen Sojasprossen 290
Spargelragout mit Frühlingszwiebeln 240
Spargelsuppe mit Avocado 304
Spinatauflauf mit Pilze 216
Spinatgemüse, asiatische Art 153
Spinatsalat mit Linsensprossen 290
Sprossengemüse mit Banane 268
Sprossensalat, bunter 294
Staudensellerie in Currysauce 148

Tacoauflauf, mexikanische Art 212
Tofu-Gemüse in Misosauce 219

Tomaten-Brokkoli-Auflauf *161*
Tomaten mit Hirsefüllung und Bohnen *184*
Tomaten und Paprika, gefüllte *146*
Tomaten-Reis-Suppe *308*

Waldkirchner Fastensuppe *298*
Walliser Gratin *213*
Weißkraut-Kartoffel-Eintopf *300*
Winter-Obstsalat *288*
Wirsing, gefüllter *158*

Zucchiniauflauf mit Thymian *147*
Zucchinigratin *209*
Zucchinisuppe mit Tomaten *302*
Zucchini-Tomaten-Gemüse, asiatisch *159*

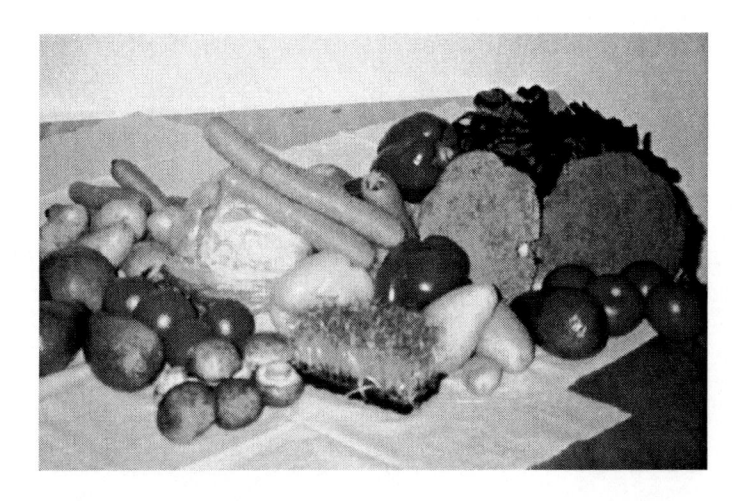

Wichtiger Hinweis:

Sie erfahren in diesem Ratgeber die Zusammenhänge von Darm und Gesundheit und werden u.a. auch über Darmreinigung und Ernährungsumstellung informiert. Falls Sie eigenständige Darmreinigungskuren und Fastenkuren durchführen wollen, dürfen Sie dies nur als gesunder Mensch und in eigener Verantwortung tun. Wenn Sie sich nicht sicher sind, sprechen Sie mit Ihrem Arzt oder Azidose-Fastenbegleiter. Menschen, die sich nicht gesund fühlen, regelmäßig Medikamente einnehmen oder chronisch krank sind, sollten keine Azidose-Kur selbständig durchführen.

Auch wenn Sie sich gesund fühlen, nicht in ärztlicher Behandlung sind und keine Medikamente einnehmen, sollten Sie vor der Durchführung einer Azidose-Fastenkur mit einem entsprechend fachkundig ausgebildeten Arzt oder Fastenbegleiter sprechen. Grundsätzlich ist es empfehlenswert, vor einer Entschlackungskur Ratschläge und Tipps einzuholen; besser noch, diese Kur unter Anleitung zu machen. Von einer eigenständigen, ohne fachliche Begleitung durchgeführten Entschlackungsaktion rate ich daher dringend ab.

Die vom Autor in vorliegender Schrift vertretene Auffassung kann teilweise von der allgemein anerkannten medizinischen Wissenschaft abweichen, die Informationen und Vorschläge sind daher kein Ersatz für medizinische Maßnahmen. Deshalb sollten Sie als mündiger Leser in eigener Verantwortung selbst entscheiden, ob und inwieweit die in dieser Schrift genannten Möglichkeiten und Anregungen für Sie eine Alternative zur Schulmedizin darstellen.

Autor und Verlag übernehmen keine Haftung für Schäden, die sich aus dem Gebrauch oder Mißbrauch der genannten Möglichkeiten ergeben.

Quellennachweis:

Peter Königs:	"Die Azidose-Therapie nach Dr. med. Renate Collier"
Dr. med. Renate Collier:	"Wie neugeboren durch Darmreinigung"
Dr. Erich Rauch:	"Die Darmreinigung nach Dr. F.X. Mayr
P. Jentschura / J. Lohkämper:	„Gesund durch Entschlackung"
Dr. Michael Worlitschek:	"Der Säure-Basen-Haushalt - Gesund durch Entsäuerung"
Dr. Rüdiger Dahlke / Doris Ehrenberger:	„Wege der Reinigung"
Dr. Beck / I. Oetinger-P.:	„Durch Entsäuerung zu seelischer und körperlicher Gesundheit"
Rose-Marie Nöcker:	„Körner und Keime"
Barbara Rias-Bucher:	„Vegetarisch genießen"
Barbara Rias-Bucher:	„Reisspezialitäten"
Ingrid Früchtel:	„Gemüse - gesund und raffiniert"
Tim Cole:	„Sommer-Drinks"
Dr. Oetker:	„Kartoffeln & Gratins"
Dr. Oetker:	„Aufläufe"
„Gemüseteller" S. 44:	Werkfoto Fa. Chrestensen

*„Dieses Buch mag vielleicht
nicht jedem Perfektionisten entsprechen,
aber es ist mit viel Liebe gemacht"
(Claudia)*

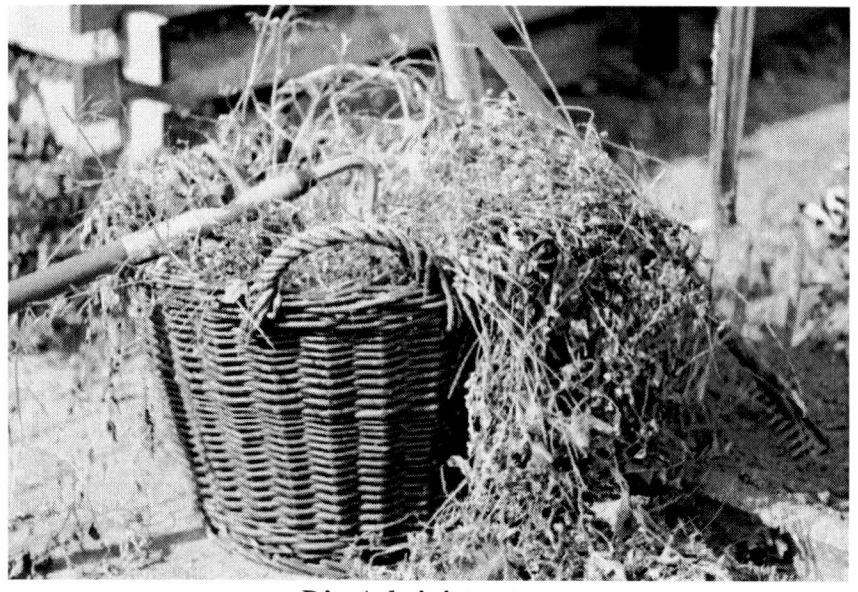

Die Arbeit ist getan